临床骨科诊治与影像诊断

李克涛　谭利新　王晓洁　钟庆童　薛建建　郭卫东◎主编

吉林科学技术出版社

图书在版编目（CIP）数据

临床骨科诊治与影像诊断/李克涛等主编. --长春：
吉林科学技术出版社，2024.3
ISBN 978-7-5744-1166-1

Ⅰ.①临…Ⅱ.①李…Ⅲ.①骨疾病-诊疗②骨疾病
-影象诊断Ⅳ.①R68

中国国家版本馆CIP数据核字（2024）第064616号

临床骨科诊治与影像诊断

主　　编　李克涛　等
出 版 人　宛　霞
责任编辑　梁丽玲
封面设计　树人教育
制　　版　树人教育
幅面尺寸　185mm×260mm
开　　本　16
字　　数　301千字
印　　张　13
印　　数　1~1500册
版　　次　2024年3月第1版
印　　次　2024年12月第1次印刷

出　　版　吉林科学技术出版社
发　　行　吉林科学技术出版社
地　　址　长春市福祉大路5788号出版大厦A座
邮　　编　130118
发行部电话/传真　　0431-81629529 81629530 81629531
　　　　　　　　　　81629532 81629533 81629534
储运部电话　　0431-86059116
编辑部电话　　0431-81629510
印　　刷　廊坊市印艺阁数字科技有限公司

书　　号　ISBN 978-7-5744-1166-1
定　　价　78.00元

编 委 会

主 编　李克涛（临沂市人民医院）

　　　　谭利新（临朐县人民医院）

　　　　王晓洁（昌乐齐城中医院）

　　　　钟庆童（昌乐齐城中医院）

　　　　薛建建（昌乐县人民医院）

　　　　郭卫东（诸城市石桥子卫生院）

目　录

第一章　骨科常用治疗技术

第一节　石膏固定

一、定义

熟石膏撒在绷带上做成石膏绷带,温水浸泡后聚合,放出热量。反应如下:$(CaSO_4)_2H_2O+3H_2O_2 \leftrightarrow (CaSO_4+2H_2O)+$热量。热量产生的多少与石膏用量和水温有关。石膏分子之间的绞锁形成决定了石膏固定的强度和硬度,在石膏聚合过程中如果活动将影响绞锁的过程,可使石膏固定力量减少77%。石膏聚合过程发生在石膏乳脂状期,开始变得有点弹性,逐渐变干、变亮。石膏干化的过程和环境的温度、湿度及通风程度有关。厚的石膏干化过程时间需要的更长些,随着干化过程的进行,石膏逐渐变硬。

二、适应证

1.用于骨折、脱位、韧带损伤和关节感染性疾病,用来缓解疼痛,促进愈合。

2.用于稳定脊柱和下肢骨折进行早期活动。

3.用来稳定固定关节,改善功能,比如桡神经损伤引起的腕下垂等。

4.矫正畸形。比如用于畸形足和关节挛缩的治疗。

5.预防畸形,用于神经肌肉不平衡和脊柱侧凸患者。

6.术后促进愈合及防止病理性骨折,如神经吻合术、肌腱移植、韧带修复、关节融合固定术、截骨术、关节移植、显微外科等术后。

三、禁忌证

1.全身情况差,尤其是心肺功能不全的高龄患者,不可在胸腹部包扎石膏绷带。

2.孕妇、进行性腹水者忌作胸腹部石膏。

3.有直接妨碍病情观察的特殊情况时。

四、原则

尽管石膏作为广泛应用的一种治疗方法已经有100多年的历史了,但不能把它看做是万能的。石膏固定的原则有以下两点。

1.三点固定原则

术者在肢体的两端用力塑形,第三个点则位于石膏定点的对侧。骨膜和其他软组织一般要求位于石膏夹板的凸侧来增加石膏的稳定性。

2.水压原则

如果一桶水放在一个坚硬的容器内,容器可克服水自身的重力而保持水的高度不变。在胫骨骨折时,如果石膏强度足够的话,那么在复位固定后,利用水压原则,长度就不会丢失。

五、注意事项

1.内置薄层内衬,保护骨突起部位。

2.水温适宜,以 25～30℃最佳。

3.待气泡完全停止排逸再排水,手握石膏绷带两端向中间挤,减少石膏丢失。

4.石膏绷带贴着肢体向前推缠,边缠边抹,松紧适宜。

5.100°～90°方法:如果欲将关节固定于90°屈曲位,则绑缠石膏时应屈曲100°,塑形前将其恢复至90°。

6.石膏厚度根据石膏绷带质量和性能而定,应掌握厚薄适宜。

7.石膏固定应包括邻近上下关节,避免过长或过短;如胫骨骨折后石膏固定,应包括踝关节。

8.留出肢体末端观察血液循环。

9.一般固定关节于功能位,如髋人字石膏固定,个别骨折为了防止复位后再移位,需要将关节固定于非功能位,但在 2 周左右初步愈合后,需要改为功能位固定。

10.石膏固定完毕,需在石膏上注明骨折情况和固定日期。

11.交待患者注意事项,患肢抬高,锻炼未固定的关节、肌肉功能。如出现肢体肿胀、疼痛、麻木或感觉异常,及时随诊。

第二节 牵引技术

利用持续的作用力和反作用力来缓解肌肉及其他软组织的回缩和紧张、挛缩等,以达到骨折及关节脱位的复位、制动和功能锻炼的目的。牵引力通常由重锤提供,反牵引力由人体重本身提供。下肢牵引时抬高床脚可加大反牵引力。两个成角的牵引力的合力的方向是其两边构成的平行四边形的对角线,牵引力大小则为两边牵引力的平方和平方根值。此外,定滑轮用于改变力的方向,动滑轮可省力一半。

牵引的功能:①整复骨折、脱位,并维持复位后的位置。②防止与矫正关节畸形,解除肌肉痉挛与疼痛。③治疗颈椎病、腰椎间盘突出、坐骨神经痛等疾病。④术中、术后的辅助治疗,如脊柱侧弯术前牵引,防止水肿,方便护理的术后管理等。⑤骨关节感染的牵引以利于制动、止痛,防止病理性骨折等。

一、牵引的分类

（一）按牵引用具及部位

1.皮肤牵引。

2.骨牵引。

3.枕颌带牵引。

4.骨盆悬吊牵引等。

（二）按牵引力学设计

1.固定牵引。

2.滑动牵引。

3.联合牵引。

（三）按牵引的特殊名称

1.Brown 架的牵引。

2.Russell 牵引。

3.Bryant 牵引等。

二、牵引的用具

1.牵引床。

2.床脚垫:通常制成高约 20～40cm 不等的方木块。

3.Brown 架、Thomas 架等特殊支架。

4.骨牵引针,如克氏针(Kirschner 针)、斯氏针(Steinmann 针)、颅骨牵引弓(Crutchfield 钳)、马蹄形牵引弓等。

5.滑车、牵引绳、牵引锤,各种特殊设计的牵引带,如枕颌带、骨盆悬带等。

6.皮牵引用的胶布、撑木或称扩张板及涂擦皮肤的乙醚、复方安息香酸酊等。

三、牵引的适应证

（一）皮肤牵引

1.儿童、年老体弱或肌肉不发达者的骨折、脱位。

2.稳定骨折或骨折已做内固定或外固定但尚需制动者。

3.暂时制动。

4.骨关节感染疾病的制动以期止痛,防止关节挛缩、病理性骨折等。

5.术前、术后的辅助性治疗,如瘢痕挛缩、陈旧性关节内骨折、脱位等。

(二)骨牵引

适用于不宜手法及手术复位的骨折、脱位,如:

1.粉碎性骨折。

2.肌肉发达者。

3.严重软组织损伤,开放性骨折。

4.肢体严重肿胀或感染等。

5.颈椎骨折、脱位,骨盆骨折等。

四、牵引方法

(一)皮牵引

1.贴胶布区域皮肤剃毛,涂乙醚或安息香酸酊。

2.长宽合适的胶布纵向贴于肢体。

3.扩张板置于肢体末端外 4～5cm 胶布中央,与牵引绳相连。

4.骨突起处垫少许棉花或纱布。

5.胶布外缠绷带。

6.牵引重量开始稍轻,后调整至治疗重量,一般不超过 5kg。

7.牵引时间不超过 1 个半月。

(二)骨牵引

1.颅骨牵引

①剃头、仰卧、头肩垫高,头略伸出床缘,扶正。②两乳突经颅顶额状线与鼻梁至枕骨粗隆连线的交点为中心,于其两旁 5cm 处做额状切口。③消毒、局麻后用颅骨钻与额状线成 45°钻穿颅骨外板。④安置牵引弓。⑤调整螺丝及牵引方向,牵引重量 3～12kg 不等(视情而定)。

2.胫骨结节牵引

①适用于股骨粗隆间骨折、股骨干骨折、髋关节脱位、骨盆骨折等。②穿针点为胫骨结节下、后一横指交叉点。③由外向内进针,以免伤及腓总神经。④牵引重量为体重的 1/10～1/7。

3.股骨髁上牵引

①适应证同胫骨结节牵引,但牵引力要比其大。②穿针点为髌上缘与腓骨小头上缘纵线交点。③由内向外进针以免伤及股血管。

4.跟骨牵引

①适用于胫腓骨骨折。②穿针点为内踝下、后各两横指交叉点。③由内向外进针以免伤及胫后神经血管。④牵引重量 3～6kg。

5.尺骨鹰嘴牵引

①适用于肱骨干或髁上骨折。②穿针点为曲肘 90°时尺骨鹰嘴下一横指处。③由内向外

进针以免伤及尺神经。④牵引重量为 2～3kg。

五、注意事项

1.牵引 2～3 天内应使骨折复位,以后维持牵引于此位置。

2.测量肢体长度或摄片以了解复位情况,过度牵引或牵引力不够均有害于骨折复位和愈合。

3.牵引下的护理。

4.调整牵引方向、力量,牵引器具的位置等。

5.牵引下的功能锻炼。

第三节　支具治疗

一、作用

1.防治畸形。

2.制动。

3.稳定关节。

4.有利于功能锻炼。

二、常用支具

1.上肢常用支具

(1)腕托:稳定腕关节。在腕托基础上附加弹性装置,使手指或腕关节被动伸直,可用于伸肌瘫痪患者的功能锻炼。

(2)对掌支具:制动拇指于对掌位。

2.下肢常用支具

(1)长腿支具或护膝装置:稳定膝关节,防止畸形。

(2)踝足支具:稳定踝关节,防止畸形。

(3)病理鞋:矫正足部畸形,稳定踝关节,补偿下肢短缩。

3.脊柱常用支具

(1)颈椎支具:常用塑料围领或头颅环装置,用于颈椎骨折脱位、颈椎不稳或颈椎术后固定。

(2)胸腰椎支具(Boston 支具):常用硬塑料制作,用于脊柱侧弯矫形或脊柱术后维持脊柱稳定性。

(3)颈-胸-腰支具(Milwaukee 支具)。

第四节 小夹板固定术

小夹板固定术是中医对骨折治疗的伟大贡献。它经历了从多个相连的窄小而坚硬的竹片到目前的 4～5 块软质木夹板、从单纯的夹板到加有各种压垫的演进历程,逐步地符合生物力学的原理,备受医生和患者的欢迎。通过 4～5 块夹板和压垫以及被固定肢体肌肉及上、下关节的活动,动态地帮助骨折复位,且有利于骨折的愈合而少有关节的僵硬发生。它操作简单、调整方便、经济实惠,不足之处是对关节附近的骨折不便使用。广义的小夹板还包括铁丝夹板、石膏夹板、塑料夹板等。

一、适应证

1.四肢骨折和损伤的治疗性固定和制动。

2.四肢骨折和损伤的临时性固定和制动以便转运。

3.四肢骨折内固定术后辅助性外固定。

4.四肢陈旧性骨折复位后的固定。

5.纠正畸形,如足内翻等畸形。

二、禁忌证

1.关节内或关节附近的骨折。

2.极不稳定的四肢骨折。

3.严重的开放性骨折以及有严重的软组织感染的骨折。

4.脊柱骨折。

5.软组织过度肿胀时暂时不宜。

三、小夹板的种类及制作

(一)制作材料

1.木制夹板:以柳木、杉树皮为佳,具有可塑性以利制成适应肢体的外形,有韧性抗折,有弹性以利肌肉的舒缩。其厚度多为 2.5～4mm,边缘光滑圆钝,接触皮肤的一面粘一毡垫,外包棉绳套或灯芯绒,可根据常规成批生产或临时修剪。

2.铁丝夹板:用直径 4mm 左右的铁丝制成矩形,矩形间用较细的铁丝缠绕成网状。用时衬上厚实的棉花,用绷带缠绕。此类夹板可临时塑成各种形状,多用于临时性固定。

3.石膏夹板。

4.厚纸板、竹片、铝片等制成的夹板。

（二）压垫

1.作用

夹板的力点。

2.材料

吸水、散热、无刺激的毛头纸为佳。

3.类型

①平垫。②塔垫。③梯垫。④高低垫。⑤抱骨垫。⑥葫芦垫。⑦横垫。⑧合骨垫。⑨分骨垫等。

（三）横带

横带宽1.5～2cm，长短以绕肢体2周能打结为度，亦可用4～6层绷带包扎，其作用是固定夹板并给夹板合适的压力。

四、小夹板操作

1.骨折手法复位。

2.通常对患肢进行松软的绷带包扎。

3.选择必要的压垫，如分骨垫、高低垫等，以利骨折复位及充填夹板与肢体间的较大空隙。

4.选择4～5块大小长度合适的夹板贴附于肢体表面。

5.于夹板上等距地搁上4～5条横带，松紧度以保持横带上下移动1cm为宜(此时压力为0.8kgf)。

6.小夹板亦应使用灵活，可有超关节夹板、特形夹板等。

五、注意事项

1.绑扎松紧适宜：太松固定无效，太紧可能导致肢体血循环障碍。因此，开始一周应随时调整夹板的松紧度。

2.鼓励肢体功能锻炼。

3.必要时定期拍片复查，以排除骨折移位。

六、小夹板固定术举例

1.前臂小夹板。

2.上臂小夹板。

3.大腿小夹板。

4.小腿小夹板

第五节　外固定架技术

一、定义

将骨折的远近端用骨针或钉穿过,在皮肤外将穿过骨折两端的骨针固定在外固定架上,从而达到使骨折复位和固定的目的,即外固定架技术。

二、作用

1.能保持骨折端的良好对位。

2.可牵开骨折两端以延长肢体。

3.可利用加压技术,促进骨折愈合。

4.可以纠正早期的成角畸形与旋转畸形。

三、适应证

1.开放性骨折及开放性骨折患者的转送,方便伤口处理。

2.治疗骨折不连。

3.肢体延长术。

4.多段骨折。

5.不稳定的粉碎骨折。

6.关节融合术。

四、种类

1.单边式半针外固定架。

2.双边式骨外固定架。

3.四边式骨外固定架。

4.半环、全环与三角式骨外固定架。

五、注意事项

1.熟悉解剖,避免损伤重要血管与神经。

2.严格无菌操作,针口处应用酒精敷料包扎。

3.慎选穿针的粗细及穿针部位,不能离骨折端太近或太远。

4.穿针在局麻下进行,穿针时宜使用慢速钻进针。

5.应每天检查外固定架连接部位有无松动以及针眼处有无感染。

6.根据骨折情况,指导患者早期进行功能锻炼。

第六节　骨折内固定术

一、内固定的发展

早在 16 世纪就有人陆续用金、铁、铜、银、铂等金属材料和硬质玻璃、象牙、牛骨等非金属材料来植入人体内,用以固定或填补骨缺损。19 世纪,Thomas Gluck 用象牙设计了各种骨折内固定物、关节和骨的替代物。后来虽然失败了,但他提出的一些应用植入物固定的原则至今仍有实用价值。1886 年,Hansmann 报道了应用接骨板治疗骨折的方法,以后 Lambotte (1909)、Sherman(1912)及 Inane(1914)陆续进行了报道,但多不成功。这些学者对内固定用具的形状、强度和组织相容性做了一些改进,这可称为第一代接骨板,现今已很少使用。在此基础上,Tounsend 和 Gilfillan(1943)、Eggers(1948)以及 Collison(1952)设计了槽式钢板,他们认识到骨折断端的接触及加压对骨折愈合有利,利用肌肉的强力和收缩力来消除因骨折断端骨折坏死、吸收形成的间隙以保持骨折端持续接触,以利于骨愈合。但由于接骨板不够牢固,未能推广使用。这就是第二代接骨板。第三代接骨板,即加压接骨板,是受到 Key(1932)和 Charnley(1948)膝关节加压融合术的影响而设计的。Damis 是真正加压接骨板的先驱,他所设计的接骨板,是利用接骨板内的一个附件装置,形成骨折端的互相压缩。其后,Venable (1951)、Boreau(1952)和 Bagby(1956)对其提出了一些改进,到 1961 年 Muller 骨板的应用,使 Damis 接骨板发生显著变化。其压缩力足而可靠,至今仍在应用。又有不少学者对 Bagby 设计的自动加压型或自身加压型接骨板进行了改进,如 Denham 自身加压接骨板,Kendo 和 Marumo 加压板和动力加压型接骨板(D.C.P)。

内固定的发展还包括髓内钉和加压螺钉的应用。1932 年,Smith-Petersen 用三翼针治疗股骨颈骨折,近年来有不少学者报道应用加压骨松质螺钉或滑行钉板治疗股骨颈骨折取得了较满意的结果,有取代三翼钉之势。髓内钉的应用是从 1940 年 Kuntscher 用它治疗股骨干骨折开始的,随后有许多形式的髓内针出现,近年又有加压髓内针的设计。

20 多年前,以瑞士 Muller 为首的 AO 学派在不断改进中研制出一套完整的内固定原则、方法和设备,取得了良好效果,使骨折的内固定术趋于完善,已在欧美各地广泛使用。

二、内固定原则

AO 学派制定了四项手术原则:①骨折特别是关节内骨折的解剖复位。②用无创性技术保留骨折块和软组织的血液循环。③设计牢固的内固定,使之能满足局部生物力学的要求。④骨折附近的肌肉和关节早期主动和无痛地活动,以预防"骨折病"。这四点中,良好的内固定最重要。AO 派认为只有骨折达到解剖复位和加压内固定后,骨折处间隙很小,中央管才可以直接增生、塑型,经由活的骨皮质跨过死的皮质骨在骨折处直接架桥,形成"一期愈合"。若固定物与骨之间有活动,则骨被吸收而致内固定松动不利于骨折愈合。

三、内固定的适应证和禁忌证

1.骨折治疗是手法复位还是切开复位内固定,需结合患者全身情况、局部病变以及技术力量、物质条件、经验教训等综合因素考虑,以下内固定的适应证可供参考:

(1)凡是手法难以复位或复位后难以固定的骨折,最终难达到功能复位的标准而严重影响功能者。

(2)骨折端有肌肉、肌腱、骨膜或神经等软组织嵌入,手法难以复位者。

(3)有移位的关节内骨折,手法复位很少能达到解剖复位,如不行内固定,日后必将严重影响关节功能。

(4)有严重移位的撕脱骨折,一般因有肌肉、韧带、关节囊等软组织牵拉,复位较困难,如髌骨、鹰嘴、肱骨大结节等处骨折。

(5)有严重移位的骨骺分离或骨折,必须正确复位、紧密接触、牢固固定,否则易发生不愈合,畸形愈合及骨骺发育停止。某些骨折甚至进行内固定也不愈合,应事先解释清楚。

(6)骨折并发主要的血管或神经损伤(包括断肢再植),需先内固定骨折部,而后吻合血管、神经。但 Conndly 和一些学者认为,开放复位内固定不但费时,且增加了手术创伤、术后感染的几率,应先集中精力修复血管损伤。如有可能应用牵引、外固定架、石膏托等处理,这种意见恐怕只能提供参考,再根据具体情况酌情使用。

(7)一骨多折或多处骨折为便于护理和治疗,防止并发症,可选择适当部位切开复位内固定。此外,骨折合并身体其他部位或器官的损伤特别是严重的颅脑损伤,为了治疗和护理的方便,也需行内固定。

(8)无论是开放方法还是闭合方法治疗后发生的骨不连接或骨延迟愈合者。

(9)病理性骨折:特别是大肢体的长骨病理性骨折,切开复位即可治疗骨折又可清除病灶。

(10)开放性骨折:在内固定处理上意见不一致,一般不超过 6~8 小时。损伤部位轻、技术设备条件好,可以施行内固定,否则延期固定,但火器伤和电击伤禁忌内固定。

2.禁忌证

(1)手法复位即可达到功能复位或解剖复位而无需切开内固定者,如无移位骨折或对位好的嵌入骨折等。

(2)难以应用内固定或内固定不牢固者,如骨折片太小或骨质弱、软等。

(3)伴有活动性感染或骨髓炎者。

(4)局部软组织条件不佳,如严重烧伤、瘢痕和软组织感染者。

(5)全身一般情况差,不能耐受麻醉或手术者。

四、骨固定的时机选择

切开复位内固定的时机视病情和局部骨折情况而定。某些骨折患者常伴有颅脑损伤或胸腹伤,合并严重休克,应优先处理危及生命的损伤,然后再处理骨折。开放性骨折或脱位或伴有血管损伤的骨折均应紧急手术。对一般的闭合性骨折则可择期手术。因骨折早期一般伴有皮肤水疱、水肿、青紫、瘀斑,甚至裂伤,应待皮肤创面愈合,水疱、水肿、瘀斑消退后再行手术,可延迟3～4天甚至2～3周。不少学者认为,延迟1～2周实行内固定,不但可增加愈合的机会,而且可增加愈合的速度,但有时延迟过久,卧床时间过长会使全身一般情况很快变差。如髋部骨折的老年患者,应争取在24～48小时内手术。一般的骨折,如延迟至4～6周手术,则骨折已初步愈合,已有部分骨痂形成,局部损伤的肌肉发生纤维化,使复位更为困难,同时晚期手术对骨折愈合干扰很大,应当尽量避免。

五、内固定的选择与使用方法

1.螺钉

有普通螺钉和加压螺钉之分。

(1)普通螺钉:普通螺钉螺纹致密,其前端多有一纵形沟槽,使用时一般需先用钻头在骨面钻孔,然后再施入螺钉。骨内螺纹是自行攻出的,因而也称"自攻螺钉"。使用普通螺钉时应注意所选钻头应稍小于螺钉,在骨皮质太大则不起固定作用,太小则难以旋入或使螺帽破碎;在骨松质可更小或不钻孔以便增加螺钉的固定作用。此外,普通螺钉也可作为加压螺钉应用,只是近侧骨皮质扩孔要够大,使螺钉在近侧骨皮质无作用,只抓住远侧骨皮质而起到加压固定作用。

(2)加压螺钉:又称 AO 螺钉或 ASIF 螺钉。标准加压螺钉一般较粗,螺纹比普通螺钉更水平、更深,其前端无沟槽,螺纹不能自行攻出,因而又称"非自攻螺钉"。在放入螺钉前,必须用螺丝攻旋出阴螺纹,然后才能旋入螺钉。加压螺钉钉帽呈六角形凹槽,需用六角形螺丝锥。加压螺钉一般又分为:①骨皮质螺钉:全长螺纹可做一般内固定用,如近侧皮质扩孔过大,则可起加压螺钉作用,用于断端间的加压固定。②骨松质螺钉:半螺纹,能牢固抓住骨松质,常用于干骺端。钉尾需有一宽垫圈,否则钉尾将陷入骨质。③踝部螺钉:主要为内踝骨折而设计,其尖端锐利,不用预先钻孔即能旋入,也可应用于干骺端。

螺钉必须穿过双侧骨皮质,钉头露出 2～3mm 为好,上钉前需用探测器测量深度,选用长短合适的螺钉。螺钉旋入时,螺丝刀需紧压钉尾,与钉成一直线,然后旋入。与接骨板一起使用时,螺钉先不完全拧紧,待全部螺钉拧入后,再逐一拧紧,但不可拧过头以免滑丝,反而失去了固定作用。使用骨松质螺钉时,远端螺纹全穿过骨折线方能起到加压作用。

2.接骨板

分为普通接骨板、带槽接骨板和加压接骨板。

(1)普通接骨板:多由铬镍不锈钢制成,包括 Lane 板。Sherman 板和一般直形板,而以直形板最常用。直形板其横断面略有弧度,强度较高,骨板长度需为所固定骨干直径的4～5倍。目前国产钢板规格基本为五种,即8孔、长6孔、短6孔、长4孔和短4孔,分别用于股骨、胫骨、肱骨及尺骨、桡骨。对掌指骨骨折还有特制的小型2孔钢板及螺钉。

（2）带槽接骨板：其上、下段各有一沟槽，特别设计的螺钉经沟槽固定于骨折两段，由于肌肉的收缩和张力，使断端不断接触和压缩，消灭间隙，促进愈合。但固定不牢靠，可造成螺钉和钢板松动，滑脱或折断。现已为加压钢板所代替。

（3）加压接骨板：多选用强度较高的植入材料，较一般钢板宽、厚、短，根据其使用的加压机制，可分为两型：①加压器型：骨折复位后钢板一端先以螺钉固定，然后在另一端使用加压器使两骨折端加压，然后用螺钉固定钢板。②自动加压型：将钢板钉孔做成一定形状的斜面，随着拧紧螺钉的过程，钉帽檐钉孔的斜面向骨折端方向滑动，在断端产生加压作用。

3.髓内针

种类较多，而应用较广的是"V"形和梅花形两种，皆是根据其横断面不同而分的。髓内针有三个角，可打入髓腔内，有三个点卡在髓腔内壁，骨折断端不易发生旋转，固定牢靠。其最好的适应证是发生于髓腔峡部的横形、短斜形或短螺旋形以及一骨多处骨折，还可用于骨折延迟愈合、畸形愈合、不愈合以及病理性骨折。长骨畸形截骨术后、长管状骨良性肿瘤切除术后或骨折后需大量植骨者。选择使用髓内针时还应考虑患者的年龄，年老或年幼均不宜使用。年老者骨质疏松，髓内针固定后易松动，不易达到牢固固定之目的，且在操作过程中易发生劈裂。年幼患者骨骺生长快，一旦未及时拔针，髓内针相对短缩，针缩至骨内会造成拔针困难，且操作时有可能伤及骨骺。髓内针的使用方法有闭合性和开放性两种：

（1）闭合性髓内针固定：需在电视X线机监视下进行，髓内针经骨折端的小切口进入髓腔，经骨折处直达远折端足够深度固定骨折。此法无须切开骨折部，不剥离骨膜，对骨折愈合有利，但技术难度大。

（2）开放性髓内针固定：在骨折部做切口，暴露骨折端，直视下复位。分逆行法和顺行法：①逆行法开放髓内针固定：暴露骨折端后，将针尾插入上折段髓腔，针尖套上嵌插器，将髓内针打入上折段至针尾穿出近折端骨质至皮下，切开皮肤把髓内针向上打出至针尖露出骨折端外仅 0.5cm 左右，将下折端套在髓针尖上，复位后将嵌插器套在针尾将髓内针打入下折段，针尾留 1cm 左右有孔部于骨外。②顺行法开放髓内针固定：与逆法不同的是，针尖从骨折近端上端打入越过骨折线进入下折段。

使用髓内针时应注意：①髓内针的长度和粗细：使用前应精确测量长骨骨髓腔的长度及峡部的宽度，选择合适的髓内针，太细固定不牢靠，太粗往往因"卡壳"而进退两难。②针的方向："V"形针和梅花针都应开口向内，背崎向外，便于以后拔针。③针尾：原则上在不影响拔出时越短越好，一般留置 1cm 左右。④注意打入时发生骨质劈裂、骨折端分离。

4.不锈钢丝

不锈钢丝可用于以下各种情况：

（1）髌骨、尺骨鹰嘴、股骨大转子等处骨折，可用不锈钢丝环扎固定或与克氏针联合应用。

（2）粉碎性长骨干骨折，在髓内针固定后，也可用钢丝环绑大的碎片。

（3）某些短管状骨如指骨、掌骨、跖骨，可用不锈钢丝缠绕骨折部。

（4）C_1、C_2 脱位行切开复位，可用钢丝将环椎后弓与 C_2 或 C_3 棘突固定。

使用不锈钢丝时应将其拉直，不应扭曲、打褶。为增强张力可绞成双股或多股。钢丝环扎时要有张力，将其拧紧，剪去多余部分，将残端弯成圆圈使其紧贴骨面，埋入软组织内，以免损伤组织，产生疼痛。

5.骨针以骨圆针多见，少有呈三棱形

骨针有粗细长短不同的规格，细的用于固定掌指骨，粗的可用于做骨牵引，小于 1.5mm 直径的称为克氏针，粗于 1.5mm 的称斯氏针。骨针在骨科应用很广，除可用做骨牵引外，尚可单独使用固定骨折，如指骨、掌骨、距骨、尺骨、桡骨、肱骨颈与股骨颈等的骨折。

第二章 上肢骨折

第一节 锁骨骨折

锁骨包括两个弯曲的长骨,位置表浅,桥架于胸骨与肩峰之间,是肩胛带同上肢与躯干间的骨性联系。锁骨呈"∽"形,内侧段前凸,且有胸锁乳突肌和胸大肌附着,外侧段后凸,有三角肌和斜方肌附着。锁骨骨折较常见,多发生在中 1/3 处,尤以幼儿多见。

一、病因病机

多因摔倒时肩外侧或手部着地,外力经肩部传达至锁骨而发生,以短斜行骨折居多。骨折后,内侧段可因胸锁乳突肌的牵拉向后上方移位,外侧段则由于上肢的重力和三角肌以及胸大肌牵拉而向前下方移位,相互重叠。

直接暴力多引起横断或粉碎骨折,临床较少见。骨折严重移位时,锁骨后方的臂丛神经和锁骨下动、静脉可能合并损伤。

二、诊断要点

因锁骨位于皮下,骨折后局部肌肉痉挛、肿胀、疼痛、压痛均较明显,可摸到移位的骨折端,故不难诊断。患肩内收下垂,常以健手托着患侧肘部,以减轻上肢重量牵拉,头向患侧倾斜,下颌偏向健侧,使胸锁乳突肌松弛而减少疼痛。幼年患者缺乏自诉能力,且锁骨部皮下脂肪丰厚,不易触摸,尤其是青枝骨折,临床表现不明显,易贻误诊断,但在穿衣、上提其手或从腋下托起时,会因疼痛加重而啼哭,常可提示诊断。X 线正位片可显示骨折类型和移位方向。根据受伤史、临床表现和 X 线检查即可作出诊断。

锁骨外侧 1/3 骨折时,需要判断喙锁韧带是否已损伤,因为该韧带损伤与否直接关系到治疗方法的选择和预后。不能肯定诊断时,可拍摄双侧应力 X 线片。即让患者坐位或站立位,以手腕各悬挂 2.25～6.75kg 的一个重物(不是提在手中),放松上肢肌肉,然后拍摄双肩正位 X 线片。如患肩喙锁韧带断裂,则 X 线片显示为骨折移位加大,并且喙突与锁骨之间距离增宽。锁骨的胸骨端或肩峰端关节面的骨折,常规 X 线片有时较难确定诊断,必要时需行断层 X 线检查。

诊断骨折的同时,应详细检查患肢末梢血液循环、肌肉活动及皮肤感觉,以除外锁骨下神经、血管的损伤。

三、治疗

幼儿无移位骨折或青枝骨折可用三角巾悬吊患侧上肢。有移位骨折,虽可设法使其复位,但实际上没有很好的方法维持复位,最终锁骨总要残留一定的畸形。外形虽不雅观,但一般不影响肩关节的功能。婴幼儿由于骨塑形能力力强,因此,一定的畸形在发育中可自行矫正,不必为取得解剖复位而反复整复,不宜随意采用手术治疗。有移位骨折可按以下方法治疗。

1.整复方法

患者坐位,挺胸抬头,双手叉腰,术者将膝部顶住患者背部正中,双手握其两肩外侧,向背侧徐徐牵引,使之挺胸伸肩,此时骨折移位即可复位或改善,如仍有侧方移位,可用提按手法矫正。

2.固定方法

在两腋下各置棉垫,用绷带从患侧肩后经腋下,绕过肩前上方,横过背部,经对侧腋下,绕过对侧肩前上方,绕回背部至患侧腋下,包绕8～12层。包扎后,用三角巾悬吊患肢于胸前,即为"∞"字绷带固定法;亦可用双圈固定法。一般需固定4周,粉碎骨折可延长固定至6周。大多数病例均可达临床愈合。

3.手术治疗

采用切开复位内固定术应慎重,手术创伤加之骨膜的广泛剥离,可导致骨折延迟愈合甚至不愈合。对粉碎骨折移位严重、开放性骨折、多发骨折或断端骨片损伤锁骨下神经、血管及有刺破皮肤可能时,可行切开复位,克氏针或钢板螺丝钉内固定术。

4.药物治疗

初期宜活血祛瘀,消肿止痛,可内服活血止痛汤或肢伤一方加减,外敷接骨止痛膏或双柏散;中期宜接骨续筋,内服可选用新伤续断汤、续骨活血汤、肢伤二方,外敷接骨续筋药膏;中年以上患者,易因气血虚弱,血不荣筋,并发肩关节周围炎,故后期宜着重养气血,补肝肾,壮筋骨,可内服六味地黄丸或肢伤三方,外贴坚骨壮筋膏。儿童患者骨折愈合迅速,如无兼证,后期不必用药。

5.练功活动

初期可作腕、肘关节屈伸活动,中后期逐渐作肩部练功活动,重点是肩外展和旋转运动,以防止肩关节因固定时间太长而致功能受限制。

第二节　肱骨外科颈骨折

肱骨外科颈骨折是指发生于肱骨解剖颈下2～3cm处的骨折。本骨折多见于中、老年患者,尤其有骨质疏松者,骨折发生率增高。

一、病因病机

外科颈位于解剖颈下，为松质骨与皮质骨交界处，是应力上的薄弱点，易发生骨折。大、小结节间沟内有肱二头肌长头肌腱通过，骨折后若整复不良，可并发肱二头肌长头肌腱腱鞘炎。紧靠肱骨外科颈内侧有腋神经向后进入三角肌内，臂丛神经、腋动静脉通过腋窝，故骨折严重移位时可合并神经血管损伤。

肱骨外科颈骨折多数为间接暴力所致。跌倒时手掌或肘部着地，传达暴力导致肱骨外科颈部发生骨折。患肢在受伤时所处的位置不同，可发生不同类型的骨折。临床常分为以下5型。

1.裂缝骨折

肩部外侧受到直接暴力打击，可造成肱骨大结节骨折合并肱骨外科颈裂缝骨折，系骨膜下无移位骨折。

2.嵌插骨折

受传达暴力所致的肱骨外科颈骨折，两断端互相嵌插。

3.外展型骨折

患者跌倒时，上肢处于外展位，导致骨折处两断端外侧嵌插，内侧分离，骨折端向前、内侧突起成角，此型骨折多见。若骨折远端向内侧移位明显时，常伴有肱骨大结节撕脱骨折。

4.内收型骨折

患者跌倒时，上肢处于内收位或轻度外展位，导致骨折处两断端内侧嵌插，外侧分离，骨折端向外侧突起成角，此型骨折少见。

5.肱骨外科颈骨折合并肩关节脱位

当上肢处于外展外旋位时遭到较大暴力，可导致骨折及肱骨头向前下脱位。此类骨折脱位，整复困难，若处理不当易造成患肢严重功能障碍。

二、诊断要点

有明显外伤史，伤后局部疼痛、肿胀明显，功能障碍。检查时在上臂内侧可见明显瘀斑，肱骨外科颈局部有环形压痛和纵轴叩击痛，除无移位骨折外，可有畸形、骨擦音和异常活动。合并肩关节脱位者，可出现"方肩"畸形，在腋下或喙突下可扪及肱骨头。X线检查可确定骨折类型及移位情况。

根据受伤史、临床表现和X线检查可作出诊断。

三、治疗

无移位的裂缝骨折或嵌插骨折，仅用三角巾悬吊患肢3～4周即可。有移位骨折常闭合复位后固定治疗。

（一）整复

患者取仰卧位，一助手在伤侧肩外展 45°、前屈 30°、上臂中立位、屈肘 90°位，沿肱骨纵轴向下牵引，另一助手用布带绕过患侧腋下并向上提牵，纠正短缩、成角移位，然后术者根据不同类型采取不同手法复位。

1.外展型骨折

待骨折重叠错位被纠正后，术者双手握骨折部，双拇指按于骨折近端的外侧，余指抱骨折远端内侧向外捺正，助手同时在牵拉下徐徐内收上臂即可复位。

2.内收型骨折

待骨折重叠错位被纠正后，术者双拇指压住骨折的外侧向内推，其余四指拉骨折远端向外，助手同时在牵拉下徐徐外展上臂即可复位。如骨折部向前成角畸形明显者，应改为两拇指推挤骨折远端，其余四指按住成角处，逐渐将上臂上举过头顶即可纠正。

3.合并肩关节脱位

可先持续牵引，使盂肱关节间隙增大，手法纳入肱骨头，然后整复骨折。

（二）固定

超肩关节夹板固定法：选用四块夹板，其中内侧夹板较其他三块稍短，且在该夹板的一端用棉花包裹呈蘑菇状大头垫，其余三块顶端穿孔系以布带，以便做超关节固定用。

外展型骨折固定时，大头垫应顶住腋窝部，并在骨折近端外侧放一平垫；内收型骨折则大头垫应放于肱骨内上髁的上部，并在外侧成角突起处放一平垫；其余三块夹板分别放在上臂的前、后、外侧，使夹板近端超肩关节，远端达肘部，用三条扎带将夹板捆紧；一短布带穿过三块超肩关节夹板顶端的布带做环状结扎，再用一长布带系于环内侧，并绕对侧腋下（用棉花垫好）打结。将患肢屈肘悬吊于胸前，固定 4～6 周。

外展型骨折应使肩关节保持在内收位，切不可做肩外展活动，尤其在固定早期更应注意这一点，以免骨折再移位。内收型骨折早期固定在外展位，勿使患肢做内收动作。对移位明显的内收型骨折，除夹板固定外，可配合皮肤牵引 3 周，肩关节置于外展前屈位，其角度视移位程度而定。

（三）功能锻炼

固定早期可做握拳，屈伸肘、腕关节，舒缩上肢肌肉等活动。3 周后练习肩关节各方向活动，活动范围循序渐进，每日练习十余次。解除夹板固定后，应配合中药熏洗，以促进肩关节功能恢复。功能锻炼对老年患者尤为重要。

（四）药物治疗

按骨折治疗三期用药原则进行内外用药，解除固定后可用海桐皮汤等熏洗，以促进肩关节恢复功能。

第三节 肱骨干骨折

一、发病

肱骨干骨折可发生于任何年龄,以成人多见,多为直接暴力所致,如产伤、机器卷压伤等。投掷、跌倒等间接暴力亦可致伤。以横形和螺旋形骨折多见,桡神经损伤可发生在肱骨中 1/3 骨折。

二、诊断要点

1.上臂肿胀、疼痛、侧突畸形,不能高举。

2.有挤压痛、假活动、骨擦音和肘部冲击痛。

3.正侧位 X 线片,可明确骨折部位、类型及移位程度。

4.如有腕下垂,手不能伸直,虎口背侧感觉丧失,应考虑到桡神经损伤。

三、相关解剖

肱骨干近端起于胸大肌止点的上缘,远端至肱骨髁上。肱骨干近端部分呈圆柱形,远端的 1/3 更近似于三棱柱形。3 条边缘将肱骨干分成 3 个面:前缘,从肱骨大结节嵴到冠状突窝;内侧缘,从小结节嵴到内上髁嵴;外侧缘,从大结节后部到外上髁嵴。前外侧面有三角肌粗隆和桡神经沟,桡神经和肱动脉从此沟经过。前内侧面形成平坦的结节间沟。前外侧面和前内侧面远端相邻的部位为肱肌的附着点。后面形成一个螺旋形的沟,容纳桡神经由此通过,此沟的外上方和下方分别为肱三头肌的外侧头和内侧头附着点。内侧和外侧的肌间隔将上臂分成前、后两个肌间隔。肱二头肌、喙肱肌、肱肌、肘肌、肱动脉和静脉,以及正中神经、肌皮神经和尺神经均在前肌间隔内。后肌间隔内包括肱三头肌和桡神经。肱骨干的血液供应来自肱动脉的分支。从肱动脉发出的一支或多支营养血管、肱深动脉或旋肱动脉,提供肱骨干远端和髓内的血液供应。骨膜周围的血液循环也是由这些血管和许多小的肌支,以及肘部动脉吻合构成的。在手术治疗骨折的时候必须小心避免同时破坏骨膜周围的血液供应。

四、骨折分类分型

AO 分类法是一种被大家公认的比较好的解剖分类方法。所有骨干骨折均可按 2 块主要骨折块的接触情况分为 3 类:A.接触大于 90% 为简单型骨折,骨折为横断、螺旋或斜形;B.部分接触:为楔形骨折或蝶形骨折,合并一附加的骨折块;C.无接触:复杂螺旋骨折、双段骨折或粉碎骨折。每一种骨折类型又根据骨折的解剖位置分为 1,2,3 三个亚型。

五、切开复位内固定的适应证

1.保守治疗不能达到满意的对位和对线。

2.合并的肢体损伤需要早期活动。

3.大段骨折。

4.病理性骨折。

5.骨折伴有大血管损伤。

6.在 Holstein 和 Lewis 所描述的那种肱骨远端螺旋骨折中,采用手法复位和夹板或石膏后出现桡神经麻痹。

7.伴发损伤的治疗要求卧床休息。有些肱骨干骨折伴有肘关节骨折,需要早期活动该关节,是内固定的相对适应证。内固定用于闭合复位的严重的神经功能障碍,如不能控制的帕金森病,也可能是手术的适应证。

同时做上肢和下肢牵引常很困难,在这种情况下,对肱骨干骨折也可选用切开复位内固定治疗。

六、手术入路

1.前外侧入路

前外侧入路通常用于肱骨干近 1/3 和中 1/3 的骨折,它也可以同时用于远端骨折。此外,当使用前外侧入路治疗远端骨折时,桡神经则更容易暴露。

患者采取仰卧位,肩下垫枕以支撑肩胛骨。铺单时应该暴露颈部、肩部、肘部和前臂。肩关节外展 45°~60°。皮肤定位标志包括喙突、三角肌胸肌肌间沟、肱二头肌外侧沟和外上髁。皮肤切口从喙突远端 5cm 开始,沿着三角肌胸肌肌间沟走行。切口顺着二头肌外侧缘向下延续至肘关节上方 7.5cm。分离浅筋膜和深筋膜,注意保护肱骨头静脉。通过三角肌和胸大肌之间可以暴露肱骨干的近端。再往远端,将二头肌牵向内侧,暴露肱肌。沿着肱肌长轴向深方纵行切开(中线偏外侧)暴露肱骨干。由于肱肌的外侧部分受桡神经支配,内侧部分由肌皮神经支配,因此在应用此入路时要保护好支配肱肌的神经。屈曲肘关节,沿着肱肌内侧起点的前方附着部分分离,有助于更好暴露肱骨。虽然桡神经绕着肱骨干走行,但是通过肱肌的外侧部分可以保护桡神经。再往远端,仍然通过肱肌的内侧和外侧暴露肱骨。操作中应该避免损伤外侧的桡神经和内侧的前臂外侧皮神经。

2.后侧入路

后侧入路是通过切开肱三头肌暴露从鹰嘴窝到中上 1/3 的肱骨。在单纯的肱骨远端骨折中,后侧入路非常有用。同时它也适用于需要对桡神经损伤进行探查和修复的手术。

患者取俯卧位或者侧卧位,上臂外展 90°,肘关节处于休息位。铺单时暴露肘和肩关节。采用直切口从肩峰后外侧缘到鹰嘴尖。典型的切口是从三角肌的游离缘到鹰嘴尖近端 4cm。

近端顺着肱三头肌长头腱和外侧头腱之间钝性分离。远端要从肱三头肌腱进行锐性分离,保护臂外侧皮神经。在内侧头的近端,肱深动脉和桡神经沿着螺旋沟走行,应该仔细暴露和保护。近端暴露受到腋神经和肱骨后方血管丛的限制。

此入路最大的缺点是桡神经和肱深动脉穿越切口区域,因而存在损伤的风险。

3.外侧入路

扩大的外侧入路除了具有外侧入路可以暴露肘关节的优点外,还可以进一步暴露肱骨近端。患者取卧位,在肱三头肌和臂部前侧肌群之间的肌肉平面暴露远端 2/3 的肱骨。桡神经可以在臂部远端完全暴露。如果需要的话,将肱三头肌后侧切开,切口可进一步向近端或前外侧延长(通过三头肌间隙)。

4.前内侧入路

通过肌间隔的后侧可以暴露肱骨干的前内侧面,切口可以从内髁向近端延长。需要从肱三头肌内游离尺神经并牵向内侧。肱三头肌从内侧肌间隔和邻近肱骨干的后表面游离。在暴露的过程中有伤及正中神经和肱动脉的危险。在骨折的固定中很少使用这种切口;然而在伴有血管损伤的治疗时却很有用。

七、内固定

肱骨干骨折可应用钢板螺丝钉、髓内钉内固定或外固定器。横行或短斜行骨折,可使用 4.5mm 的 AO 加压钢板。用 6 孔或 8 孔钢板固定。这类骨折通常很牢固,术后仅需要用吊带悬吊支持上肢 3~4 周。3.5mm 等较小的钢板尤其适用于更为远端的骨折。长斜行和螺旋形骨折可使用拉力螺丝固定,但必须加用某种类型的外固定如肱骨外展支架。若技术条件允许,这种情况使用髓内钉更好。

八、钢板和髓内钉临床应用对比

从目前发表的文献看,肱骨干骨折后使用钢板没有发现肩和肘的问题。发生骨不连、术后神经麻痹、继发感染的患者不到 5%。相比而言,使用顺行髓内钉的研究中,20%的患者存在肩部问题,10%的患者出现骨不连。使用钢板可以将并发症降到最低。

九、并发症

桡神经损伤:桡神经是肱骨干骨折最容易损伤的神经,因为它呈螺旋形经过骨干中部背侧,它在上臂远端穿过上臂肌间隔前行进入前臂的位置相对固定。通常桡神经损伤是挫伤或轻度牵拉伤,随着骨折愈合,神经损伤有可能恢复。虽然神经有被尖锐的骨块边缘切断、损伤的可能,但这种情况很少发生。如骨折已经愈合,经过 3~4 个月神经损伤没有恢复,可做神经探查。因为通常桡神经损伤是挫伤或轻度牵拉伤,常规探查有可能增加不必要的手术和并发症。早期探查和修复断裂的神经的效果并不比后期修复效果好。

第四节　肱骨髁上骨折

肱骨下端较扁薄，髁上部处于松骨质和密骨质交界处，后有鹰嘴窝，前有冠状窝，两窝之间仅为一层极薄的骨片，两髁稍前屈，并与肱骨纵轴形成向前30～50°的前倾角，髁上部是应力上的弱点，容易发生骨折。前臂完全旋后时，上臂与前臂纵轴呈10～15°外翻的携带角，骨折移位可使此角改变而呈肘内翻或肘外翻畸形。肱动脉和正中神经从肱二头肌腱膜下通过，桡神经通过肘窝前外方并分成深浅两支进入前臂，肱骨髁上骨折时，易被刺伤或受挤压而合并血管、神经损伤。肱骨髁上骨折多见于儿童。

一、病因病理

肱骨髁上骨折多为间接暴力所致，如爬高墙、攀树跌下，嬉戏追逐跌倒，或不慎滑跌等。根据暴力和受伤机理不同，可将肱骨髁上骨折分为伸直型和屈曲型两种，其中伸直型最多见，约占髁上骨折的90%以上。

（一）伸直型

肘关节伸直位或近于伸直位跌倒，手掌先着地，暴力经前臂传达至肱骨髁部将肱骨髁推向后上方，由上而下的身体重力将肱骨干推向前方，使肱骨髁上骨质薄弱处发生骨折。骨折线由前下斜向后上，骨折远端向后上方移位而骨折近端向前方移位，骨折严重移位时，向前移位的骨折近端常穿过肱前肌，甚至损伤正中神经和肱动脉。肱动脉损伤可引起筋膜间隙区综合征，若处理不当或处理不及时，则前臂屈肌群肌肉发生缺血坏死，继而纤维化形成缺血性肌挛缩。受伤时肱骨下端除遭受前后方暴力外，还同时伴有来自尺侧和桡侧的侧方暴力，造成骨折远端同时伴有侧方移位。根据骨折远端侧方移位的不同，又可分为尺偏型和桡偏型。尺偏型为骨折远端向尺侧移位，尺侧骨皮质可有小碎片或嵌压塌陷，尺侧骨膜多被剥离而桡侧骨膜多断裂，骨折整复后远端还容易向尺侧再移位，即使达到解剖对位，仍因尺侧骨皮质压挤缺损而向尺侧倾斜，故此型肘内翻畸形发生率较高。尺偏型临床占大多数。桡偏型为骨折远端向桡侧移位，桡侧骨皮质受挤压而塌陷，桡侧骨膜多被剥离，尺侧骨膜多断裂，骨折整复后若远端向桡侧倾斜较严重，则会遗留肘外翻畸形，但临床发生率较低。受伤时肱骨下端还可出现旋转暴力，造成骨折远端旋前或旋后移位。一般尺偏型远端多旋前移位，桡偏型多旋后移位。骨折远端侧方或旋转移位严重时，还可损伤桡神经和尺神经，但多为挫伤。

（二）屈曲型

肘关节在屈曲位跌倒，肘尖先着地，暴力经尺骨鹰嘴把肱骨髁由后下方推至前上方，而造成肱骨髁上屈曲型骨折。骨折线由后下方斜向前上方，骨折远端向前上方移位。此型很少发生血管、神经损伤，骨折远端亦可因侧方暴力和旋转暴力造成侧方移位和旋转移位。根据骨折远端侧方移位的不同，亦可分为尺偏型和桡偏型。

若以上暴力较小,可发生青枝骨折或裂缝骨折,或呈轻度伸直型和屈曲型骨折移位。若肱骨下端受到压缩性暴力,则发生粉碎型骨折,尺骨半月切迹向肱骨下端劈裂,而于髁上骨折同时伴有髁间骨折,内、外两髁分成两块骨片,故又称肱骨髁间骨折。若骨折严重移位,亦可损伤肱动脉及桡、尺、正中神经。

一般来说骨折类型与受伤姿势有关,但并非是必然的因果关系。

二、诊断要点

无移位骨折肘部可有肿胀、疼痛,肱骨髁上处有压痛,功能障碍。骨折有移位者,肘部疼痛、肿胀较明显,甚至出现张力性水泡,有畸形、骨擦音和异常活动。伸直型肱骨髁上骨折肘部呈靴状畸形,但肘后肱骨内、外上髁和鹰嘴三点关系仍保持正常,这一点可与肘关节后脱位相鉴别。此外,还应注意桡动脉的搏动、腕和手指的感觉、活动、温度、颜色,以便确定是否合并神经或血管损伤。神经损伤表现为该神经支配范围的运动和感觉障碍。若肘部严重肿胀,桡动脉搏动消失,患肢剧痛,手部皮肤苍白、发凉、麻木,被动伸指有剧烈疼痛者,为肱动脉损伤或受压,处理不当则发展形成缺血性肌挛缩。骨折畸形愈合的后遗症以肘内翻为多见,肘外翻少见。粉碎型骨折多遗留肘关节不同程度的屈伸活动功能障碍。肘关节正侧位 X 线片可显示骨折类型和移位方向。伸直型骨折远端向后上移位,骨折线多从前下方斜向后上方。屈曲型骨折远端向前上方移位。骨折线从后下方斜向前上方。尺偏型远端向尺侧移位,桡偏型远端向桡侧移位。粉碎型骨折两髁分离,骨折线呈"T"型或"Y"型。根据受伤史、临床表现和 X 线检查可作出诊断。

三、治疗方法

无移位骨折可置患肢于屈肘 90°位,用颈腕带悬吊 2～3 周,有移位骨折应整复固定治疗。粉碎型骨折或软组织肿胀严重,水泡较多而不能手法整复或整复后固定不稳定者,可在屈肘 45°～90°位置进行尺骨鹰嘴牵引或皮肤牵引,重量 1～2kg,一般在 3～7 天后再进行复位。并发血循环障碍者,必须紧急处理,首先应在麻醉下整复移位的骨折断端,并行尺骨鹰嘴牵引,以解除骨折端对血管的压迫,如冰冷的手指温度逐渐转暖,手指可主动伸直,则可继续观察。如经上述处理无效,就必须及时手术探查肱动脉损伤情况。合并神经损伤一般多为挫伤,在 3 个月左右多能自行恢复,除确诊为神经断裂者外,不须过早地进行手术探查。尺偏型骨折在治疗过程中应注意预防肘内翻畸形。

(一)整复方法

肱骨髁上骨折整复手法较多,现将临床上常用的两种整复手法介绍如下:

1.患者仰卧,两助手分别握住其上臂和前臂,作顺势拔伸牵引,矫正重叠移位。若远端旋前(或旋后)应首先矫正旋转移位,使前臂旋后(或旋前)。然后术者两手分别握住骨折远近端,自两侧相对挤压,矫正侧方移位。矫正上述移位后,若整复伸直型骨折,则以两拇指从肘后推远端向前,两手其余四指重叠环抱骨折近段向后拉,并令助手在牵引下徐徐屈曲肘关节,常可感到骨折复位时的骨擦感;整复屈益型骨折时,手法与上相反,应在牵引后将远端向背侧压下,并徐徐伸直肘关节。

2.患者仰卧,助手握患肢上臂,术者两手握腕部,先顺势拔伸,再在伸肘位充分牵引,以纠正重叠及旋转移位。整复伸直型尺偏型骨折时,术者以一手拇指按在内上髁处,把远端推向桡侧,其余四指将近端拉回尺侧,同时用手掌下压,另一手握患肢腕部,在持续牵引下徐徐屈肘。这样,尺偏和向后移位同时可以矫正。尺偏型骨折容易后遗肘内翻畸形,是由于整复不良或尺侧骨皮质遭受挤压,而产生塌陷嵌插所致。因此,在整复尺偏型肱骨髁上骨折时,应特别注意矫正尺偏畸形,必要时可矫枉过正,以防止发生肘内翻畸形。

(二)固定方法

伸直型骨折复位后固定肘关节于屈曲 90～110° 位置 3 周。夹板长度应上达三角肌中部水平,内外侧夹板下达(或超过)肘关节,前侧板下至肘横纹,后侧板远端呈向前弧形弯曲,并嵌有铝钉,使最下一条布带斜跨肘关节缚扎时不致滑脱;采用杉树皮夹板固定时,最下一条布带不能斜跨肘关节,而在肘下仅扎内外侧夹板。为防止骨折远端向后移位,可在鹰嘴后方加一梯形垫;为防止肘内翻,可在骨折近端外侧及远端内侧分别加塔形垫。夹缚后用颈腕带悬吊。屈曲型骨折应固定肘关节于屈曲 40～60° 位置 1～2 周,前后固定垫位置应与伸直型相反,余同伸直型固定,以后逐渐屈曲至 90° 位置 1～2 周。如外固定后患肢出现血循环障碍,应立即松解全部外固定,置肘关节于屈曲 45° 位置进行观察。

(三)练功活动

骨折复位固定后,即可开始练功活动,应多作握拳、腕关节屈伸等活动,粉碎骨折应于伤后 1 周在牵引固定下开始练习肘关节屈伸活动,其他类型骨折应在解除固定后,积极主动锻炼肘关节伸屈活动,严禁暴力被动活动,以免发生损伤性骨化,影响肘关节的活动功能。

(四)药物治疗

肱骨髁上骨折的患者以儿童占大多数,且骨折局部血液供应良好,愈合迅速。内服药治则,早期重在活血祛瘀、消肿止痛。肿胀严重、血运障碍者加用三七、丹参等药物,并重用祛瘀、利水、消肿药物,如茅根、木通之类。中、后期内服药可停用;成人骨折仍按三期辨证用药。合并神经损伤者,应加用行气活血、通经活络之品。早期局部水泡较大者,可用针头刺破,或将泡内液体抽吸,并用酒精棉球挤压干净,外涂紫药水。解除夹板固定以后,可用中药熏洗,以舒筋活络、通利关节,预防关节强直。

第三章 下肢骨折

第一节 股骨颈骨折

股骨颈骨折系指股骨头下与股骨颈基底部之间的骨折。多见于老年人,以 50～70 岁者最多,女性略多于男性。

一、病因病机

股骨颈、头和髋臼构成髋关节。股骨颈与股骨干两轴线之间形成一向内的倾角,称为颈干角,正常值在 110°～140°之间。颈干角随着年龄的增长而减小,儿童为 151°,至成人颈干角在 125°～135°,平均 127°。颈干角大于正常值为髋外翻,小于正常值为髋内翻。股骨颈的中轴线与股骨两髁中点间的连线形成一个夹角,称为前倾角,正常值在 12°～15°。在治疗股骨颈骨折时,必须注意保持正常的颈干角和前倾角,特别是颈干角,否则会遗留髋关节畸形而影响髋关节的功能。

股骨头、颈部的血运主要来自三个途径:①关节囊小动脉:由旋股外动脉、旋股内动脉、臀下动脉和闭孔动脉的吻合部经关节囊进入股骨头、颈,形成外骺动脉的上、下干骺动脉,供应股骨颈和大部分股骨头的血运。②股骨干滋养动脉:此路血运仅达股骨颈基底部,少部分与关节囊的小动脉有吻合支。③圆韧带的小动脉:由闭孔动脉发出的一支小动脉,叫内骺动脉,比较细,仅供股骨头内下部的血运,与前述外骺动脉之间有吻合支。股骨头的血运主要来自关节囊和圆韧带的血管,若其中一组血管受到破坏,可通过另一组血管的吻合代偿维持股骨头的血运。如果吻合不好,代偿不完全或两组血管同时受到破坏,将使股骨头发生缺血性坏死及继发创伤性关节炎。

股骨颈部细小,处于松质骨和皮质骨交界处,负重量大;又因老年人肝肾不足,筋骨衰弱,骨质疏松,即使受轻微的直接外力或间接外力,如平地滑倒、髋关节旋转内收、臀部先着地,也可引起骨折。青壮年、儿童多由车祸、高处坠下等强大暴力致伤。

股骨颈骨折按骨折部位分为 3 类:头下部、颈中央部和基底部骨折。前两种骨折线在关节囊内,为囊内骨折,其骨折线高,股骨头血运较差,易造成骨折不愈合,股骨头缺血性坏死的发生率较高。基底部骨折骨折线的后部在关节囊外,故叫囊外骨折,因其骨折线低,对股骨头颈血供无影响,骨折易愈合。

股骨颈骨折按损伤姿势及 X 线摄片还可分为外展型和内收型两类。外展型骨折常在下肢处于外展位跌倒,多为头下部骨折,移位少,骨折常互相嵌插,骨折线与股骨干纵轴线的垂直线所成的倾斜角往往小于 30°,骨折局部剪力小,较稳定,血运破坏较少,故愈合率较高。内收型骨折常为下肢处于内收位跌倒所致,多为颈中央部骨折,亦可发生在头下部或基底部,移位多较明显,极少嵌插,骨折线与股骨干纵轴线的垂直线所成的倾斜角往往大于 50°,骨折处剪力大,极不稳定,骨折远端多内收上移,血运破坏较大,骨折愈合率低,股骨头缺血性坏死率较高。临床上外展嵌插型骨折若不给予有效的制动或固定,亦可转变为严重的内收型骨折。

股骨颈骨折还可根据骨折移位程度分类,常采用 Garden 分型,分为 4 型:不完全骨折,骨完整性仅有部分出现裂纹;完全骨折但不移位;完全骨折,部分移位且股骨头与股骨颈有接触;完全移位的骨折。这种分类方法对估计预后较为合理。

二、诊断要点

老年人跌倒后诉髋部疼痛,不敢站立或行走,应考虑股骨颈骨折的可能。

伤后髋部有自发疼痛,做被动或主动活动均能引起患处剧痛。纵轴叩击痛阳性,患侧腹股沟韧带中点下方有压痛。多数患者伤后即出现髋关节功能丧失,不能坐起、站立和行走,但有部分无移位的线状骨折或嵌插骨折患者,伤后仍可站立、行走甚至骑自行车,对这些患者要特别注意。有移位骨折伤肢外旋、短缩,髋、膝关节轻度屈曲。囊内骨折因受关节囊束缚,外旋角度较小,约 45°～60°;囊外骨折则外旋角度较大,常达 90°。可扪及大转子上移至内拉通线之上,患侧布赖恩特三角较健侧缩短。

摄髋关节正、侧位 X 线片可明确骨折部位、类型和移位情况。

根据受伤史、症状、体征及 X 线检查等可作出诊断。

三、治疗

股骨颈新鲜无移位或嵌插骨折,断端稳定,无需复位,一般仅需卧床休息,局部制动。对新鲜有移位的骨折,采用闭合手法复位,加压螺纹钉或 130° 角钢板固定,此法简便安全可靠,治疗效果好,对老年人囊内骨折亦可考虑行人工股骨头置换术。

(一)复位

1.骨牵引逐步复位法

在局麻下,行患肢外展中立位胫骨结节骨牵引,一般牵引重量 4～8kg,牵引 2～3 日后,将患肢由中立位改为微内旋位,以便纠正骨折端向前成角,使复位的骨折端紧密扣住,并在床旁摄髋关节正、侧位 X 线片,如发现尚未复位,则调整内收或外展角度,或适当调整牵引重量,至获得满意复位为止,一般应在 1 周内完成。若仍有残余移位,则采用手法整复纠正。

2.屈髋屈膝复位法

患者仰卧,助手按压两侧髂骨嵴,固定骨盆。术者立于患侧,用对侧肘托腘窝部,同侧手握患侧小腿远端,将患侧髋、膝关节屈曲 90°,沿股骨干纵轴向上牵引,纠正短缩畸形,然后伸髋内旋外展,纠正向前成角,并使骨折端扣紧,最后使患肢伸直。复位后做手掌试验,如患肢外旋畸形消失,说明复位成功。

(二)固定

发生无移位或嵌插型骨折,患者卧床休息,将患肢置外展中立位,患足穿丁字鞋固定,亦可行轻重量皮肤(外展位 10°~15°)牵引 6~8 周。对移位的骨折,可选用持续牵引维持固定或加压螺纹钉或 130°角钢板固定,并保持患肢外展中立位或稍内旋位。

(三)功能锻炼

早期可做患侧踝、足趾关节屈伸活动,逐步开始股四头肌舒缩活动,以防止肌肉萎缩、关节僵硬及骨质脱钙等。解除固定和牵引后,逐渐加强患肢髋、膝关节的屈伸活动。3 个月后拍摄 X 线片复查认可后,扶双拐不负重步行锻炼。若有内固定可早期离床活动。

(四)药物治疗

按三期辨证用药。股骨颈骨折多属于老年患者,因此早期应注意并发症的防治。若老年患者出现便秘、腹胀者,不可攻下太过,服麻子仁丸润肠通便即可,若中期局部肿痛不甚,可提前使用补肝肾、壮筋骨药物。

第二节　股骨转子间骨折

股骨转子间骨折又称股骨粗隆间骨折,是指股骨颈基底至小转子水平以上部位所发生的骨折。患者多为高龄老人,男多于女,青壮年发病者较少。股骨转子部的结构主要是松质骨,周围有丰富的肌肉层,血运丰富,骨折后很少发生骨折不愈合或股骨头无菌性坏死,其预后远较股骨颈骨折为佳。

一、病因病机

发病原因及受伤机制与股骨颈骨折相同。因转子部骨质松脆,故多为粉碎骨折。股骨颈和股骨干之间形成一个内倾角,亦称颈干角,正常值在 110°~140°之间。颈干角大于正常值为髋外翻,小于正常值为髋内翻。股骨颈的中轴线与股骨两髁中点间的连线形成一个角度,称前倾角或扭转角,初生儿为 20°~40°,随年龄增长逐渐减少,成人为 12°~15°。

根据转子间骨折线的方向和位置,临床上可分为三型:顺转子间骨折、反转子间骨折、转子下骨折。

1.顺转子间骨折

骨折线自大转子顶点开始,斜向内下方行走,达小转子部。根据暴力的情况不同,小转子或保持完整,或成为游离骨片,但股骨上端内侧的骨支柱保持完整,骨的支撑作用还比较好,髋内翻不严重,移位较少。远端因下肢重量而轻度外旋。粉碎型则小转子变为游离骨块,大转子及其内侧骨支柱亦破碎,髋内翻严重,远端明显上移,患肢呈外旋短缩畸形。

2.反转子间骨折

骨折线自大转子下方斜向内上方行走,达小转子的上方。骨折线的走向与转子间线或转子间骨嵴大致垂直。骨折近端因外展肌与外旋肌群的收缩而外展、外旋,远端因内收肌群与髂腰肌的牵引而向内、向上移位。

3.转子下骨折

骨折线经过大小转子的下方。骨折近端受外展、外旋肌群牵拉处于外展外旋位;远端受内收肌群牵拉而内收上移。

骨折的稳定关键在于内侧骨皮质的状态。其中,顺转子间粉碎骨折、反转子间骨折及转子下骨折均破坏内侧皮质的完整,造成皮质的碎裂或小粗隆的游离,导致内侧皮质支柱作用消失,易形成髋内翻,均属不稳定骨折。

二、诊断要点

伤后局部剧烈疼痛、肿胀明显,患者不能站立或行走,患肢明显短缩、内收、外旋畸形。股骨转子间骨折和股骨颈骨折均多见于老年人,临床表现和全身并发症也大致相仿。但股骨转子部血运丰富,肿胀明显,有广泛的瘀斑,压痛点多在大转子处,预后良好;而股骨颈骨折瘀肿较轻,压痛点在腹股沟中点,囊内骨折愈合较难。双髋X线正位及患髋侧位片可明确诊断和骨折类型。

三、治疗

治疗关键在于避免髋内翻,减少并发症。

1.整复方法

无移位骨折无须整复,有移位骨折应采用手法(与股骨颈骨折同)整复或骨牵引整复,整复时必须注意纠正股骨颈干角和股骨颈前倾角,避免遗留髋关节内翻及旋转畸形,影响髋关节的功能。

2.固定方法

无移位的骨折采用丁字鞋固定。有移位的骨折应采用持续牵引与外展石膏固定结合,牵引重量为6～8kg,固定患肢于外展中立位6～8周。

3.手术治疗

少数不稳定骨折、不宜长期卧床或经手法复位不理想者,可行内固定治疗。方法用侧方钉板或髓内针固定。

4.药物治疗

根据骨折三期辨证用药,早期应注意活血化瘀,消肿止痛,对年老体衰、气血虚弱者,不宜采用桃仁、红花之类,宜用三七、丹参等活血止痛之品,使瘀祛而又不伤新血。

5.练功活动

固定期间,应鼓励患者早期在床上进行全身锻炼,嘱患者每天作踝关节屈伸运动与股四头肌舒缩锻炼,预防气血瘀滞。解除固定后,先在床上作髋膝关节的功能活动,以后可扶双拐作不负重步行锻炼,待 X 线片证实骨折愈合后方可逐步负重。

第三节 股骨干骨折

股骨干骨折是骨科临床上最常见的骨折,约占全身骨折的 6%,由于股骨是下肢主要的负重骨,如果复位不当,骨折可引起长期的功能障碍及严重残疾。股骨干骨折多为高能创伤所致,常合并多系统损伤。目前有数种治疗股骨干骨折的方法,骨科医师必须了解每一种方法的优缺点及适应证,为每例患者选择恰当的治疗。骨折的部位和类型、骨折粉碎的程度、患者的年龄、社会和经济需求以及其他因素均可影响治疗方法的选择。

不管选择哪种治疗方法,下面的治疗原则已获得一致认可:恢复肢体的对线、旋转和长度;保存血液供应,以促进骨折愈合并防止感染;促进患肢及全身的康复。

一、应用解剖

股骨是人体中最长的管状骨。骨干由骨皮质构成,表面光滑,后方有一股骨粗线,是骨折切开复位对位的标志。股骨干呈轻度向前外侧突的弧形弯曲,其髓腔略呈圆形,上中 1/3 的内径大体一致,以中上 1/3 交界处最窄。

股骨干为三维肌肉所包围,其中伸肌群最大,由股神经支配;屈肌群次之,由坐骨神经支配;内收肌群最小,由闭孔神经支配。由于大腿的肌肉发达,股骨干直径相对较小,故除不完全性骨折外,骨折后多有错位及重叠。

股骨干周围的外展肌群,与其他肌群相比其肌力稍弱,外展肌群位于臀部附着在大粗隆上,由于内收肌的作用,骨折远端常有向内收移位的倾向,已对位的骨折,常有向外弓的倾向,这种移位和成角倾向,在骨折治疗中应注意纠正和预防。否则内固定的髓内钉、钢板,可以被折弯曲、折断,螺丝钉可以被拔出。

股动、静脉在股骨上中 1/3 骨折时,由于有肌肉相隔不易被损伤。而在其下 1/3 骨折时,由于血管位于骨折的后方,而且骨折断端常向后成角,故易刺伤该处的动、静脉。

股骨大转子、股骨外髁、髌骨和膝关节间隙是股骨主要的体表标志。股骨外侧最主要的软组织结构是阔筋膜、髂胫束和股外侧肌,它们共同作用形成张力带。根据手术进路的选择,股外侧肌常向腹侧回缩而远离股骨粗线或它可被轻柔提起形成微创内固定技术所谓的"通道"。骨盆和胫骨的额外骨性标志对评估肢体成角、旋转和长度很重要。粉碎性骨折时,健肢也应铺巾,以便手术中进行比较。

二、分 类

1.根据骨折的形状可分为

(1)横行骨折:大多数由直接暴力引起,骨折线为横行。

(2)斜行骨折:多由间接暴力所引起,骨折线呈斜行。

(3)螺旋形骨折:多由强大的旋转暴力所致,骨折线呈螺旋状。

(4)粉碎性骨折:骨折片在 3 块以上者(包括蝶形的),如砸压伤等。

(5)青枝骨折:断端没有完全断离,多见于儿童。因骨膜厚,骨质韧性较大,伤时未全断。

2.Winquist 将粉碎性骨折按骨折粉碎的程度分为 4 型

Ⅰ型:小蝶形骨片,对骨折稳定性无影响。

Ⅱ型:较大碎骨片,但骨折的近远端仍保持 50% 以上皮质接触。

Ⅲ型:较大碎骨片,骨折的近远端少于 50% 接触。

Ⅳ型:节段性粉碎骨折,骨折的近远端无接触。

三、诊 断

一般有受伤史,伤后肢体剧痛,活动障碍,局部肿胀压痛,有异常活动,患肢短缩,远端肢体常外旋。根据成角畸形、短缩、反常活动和疼痛等临床症状,就能明确诊断股骨干骨折、股骨转子下骨折。

软组织损伤评估应该是临床完整体检不可缺少的一部分。由于大腿软组织覆盖很厚,因此股骨开放性骨折较少见。大腿损伤表皮完整,但深部肌层可撕裂。不要忽略皮下组织脱套损伤,需仔细检查神经血管功能。

X 线片检查可以作出诊断。标准 X 线检查包括 2 个平面摄片。摄片需包括相邻关节,以免遗漏患肢股骨颈或胫骨近端骨折。年轻患者股骨骨折往往是遭受严重暴力所致,因此常可伴其他损伤。多发性损伤或可疑伴有骨盆、脊柱、膝关节损伤,需仔细检查以明确诊断,这些创伤会影响整个治疗方案的选择。

四、治 疗

1.术前规划

单一骨折术前准备无特殊,粉碎骨折需仔细分析,需要 2 个平面的高质量 X 线片。骨干近端或股骨转子下骨折常极不稳定且伴疼痛,应在健髋屈曲 90°后,水平摄侧位片。使用髓内钉时,需拍摄高质量的骨盆和股骨近端 X 线片,排除股骨颈和转子的隐匿骨折。有了 X 线片,即可制订手术方案。粉碎骨折时,健肢正位片可作相互比较。

肢体长度及对线(向前成角、内翻和外翻、旋转畸形)的恢复与纠正是治疗的主要目标。简单骨折不必解剖复位就可纠正长度。根据 X 线片和临床检查即可判断向前成角、内翻和外翻。

术中髋膝关节被铺巾覆盖,但将关节屈曲 60°就可观察肢体有无旋转畸形。

2.体位和复位

依术者的经验和偏好,可在普通可透射 X 线的手术床或骨科牵引床上进行手术,患者可以仰卧也可以侧卧。髓内钉手术时,C 形臂电透机需获得 2 个平面的图像。

用骨科牵引床牵引或骨骼牵开器可闭合复位股骨干骨折。根据骨折的不同平面,可方便地采用骨骼牵开器纠正肢体的内收、外展畸形。髓内钉手术时用短的髓内钉采用所谓的"操纵杆技术"可控制近端股骨移位。粉碎性骨折可经韧带牵引复位。

3.手术切口

顺行髓内钉手术时,在股骨大转子顶点近端12～15cm 处做 3～5cm 纵向切口即可。根据各种不同品牌髓内钉设计,其进钉点有所不同。常规的顺行带锁髓内钉用于股骨中 1/3 骨折和股骨远端骨折。用 C 形臂电透机确保进钉点在正、侧两平面上均在股骨髓腔中央是最重要的。

对于手术切开安放接骨板时,手术切口应在大腿外侧的股骨大转子和股骨外髁之间连线上。切开阔筋膜,沿肌间隔牵开股外侧肌,应保护股动脉穿支。

如采用微创技术放置接骨板,手术切口在股骨外髁前外侧 3～5cm。骨折间接复位(用股骨牵开器)后,在肌腹下沿股骨干用骨膜剥离器分离并插入接骨板,接骨板的固定螺钉经小切口拧入。

4.内植物的选择

选择内植物的依据很多,包括:①骨折部位及形态。②髓腔大小,有无其他内植物(假体)。③软组织状况。④患者情况(多发性损伤,ISS 评分)。⑤个人经验和爱好。⑥内植物的有效性、手术器械和术中 X 线检查。

股骨转子下骨折可用髁接骨板、动力髁螺钉(DCS)、股骨近端髓内钉(PFN)和带螺旋刀刃的实心股骨髓内钉。股骨干骨折是髓内钉的指征。单纯股骨中 1/3 骨折适用于通用髓内钉或新型的扩髓空心带锁髓内钉。对于复杂的骨折、股骨上下 1/3 骨折,实心或空心髓内钉均可使用。少数病例可用宽的有限接触加压接骨板、长的髁接骨板或动力髁螺钉。

无论是开放性还是闭合性损伤,如有严重软组织创伤,建议使用外固定支架、不扩髓髓内钉或有限扩髓髓内钉治疗。鉴于外固定支架对患者局部和全身影响最小,推荐在多发性损伤患者、ISS 评分超过 40 时采用。为避免钉道感染,可在 1～2 周内更换更可靠的内固定。

5.股骨干骨折是扩髓或不扩髓髓内钉的最好适应证之一

实心股骨髓内钉可以是传统髓内钉,也可以是带锁髓内钉。不扩髓股骨髓内钉须在远端和近端进行带锁固定。

股骨干骨折也可用接骨板固定,如股骨干骨折伴股骨颈骨折,多发性损伤和截骨矫形手术,可以用切开技术或半切开技术施行接骨板手术操作。

由于股骨骨折常伴有膝关节的韧带损伤,笔者建议在骨折固定后,在麻醉状态下全面进行同侧膝关节物理检查。

6.术后护理

近端股骨骨折内固定后,应伸展髋关节以防屈曲挛缩。股骨干骨折内固定术后,肢体应取90°～90°(髋关节屈曲90°,膝关节屈曲90°)位置,防止挛缩,便于膝关节活动。股骨远端内固定后,应将膝关节屈曲30°～60°置于CPM操练机上,以便活动。要及时开始理疗,不迟于术后第二天。

根据患者全身情况、伴随损伤和依从性,术后几天即可开始行走。如患者能遵从医嘱,几乎所有病例均可部分负重(10～15kg)。依照骨折类型和内固定方式,医生应根据患者个体情况逐渐增加负重。

五、并发症

1.髓内钉手术

髓内钉手术中至关紧要的是股骨大转子的髓内钉进钉点,特别是股骨近端或转子下骨折。需详细了解不同类型髓内钉使用方法。术中应特别注意骨片旋转移位,这是骨折错位或畸形愈合最常见的原因。

2.接骨板内固定

接骨板内固定术中,最应引起重视的是解剖复位时骨片游离失活。只有简单骨折方可解剖复位坚强内固定。严重粉碎骨折需用长接骨板桥式固定,使骨折部位不受干扰。股骨转子下骨折的治疗难题是接骨板疲劳,尤其是在无内侧骨皮质支撑时。植骨可在内固定失败之前使骨折愈合。

3.外固定支架

股骨骨折用Schanz螺钉复位相当困难,而采用组合式三套管技术或套管对套管连接持骨钳很容易达到骨折复位,即使是术后也易于调整。如多发性损伤,作为临时性固定装置,钉道不应妨碍以后的手术,也不应影响股外侧肌。螺钉应从股骨外侧肌间隔平面自后向前打入股骨干。

第四节　髌骨骨折

髌骨骨折占全部骨折损伤的10%,大部分髌骨骨折由直接及间接暴力联合所致。由于髌骨位于膝前皮下,易受到直接暴力损伤,如膝部撞在汽车的仪表上或摔倒时膝前部着地等。这些损伤常导致粉碎性或移位性骨折,也可使股骨下端及髌骨的软骨受到损伤。间接损伤所致的骨折常由膝关节屈曲位股四头肌强烈收缩所致,这些骨折一般是横形的,且可以合并内外侧支持带的撕裂。大部分髌骨骨折是由直接和间接暴力联合作用所致。髌骨骨折造成的最重要的影响为伸膝装置的连续性丧失及潜在的髌股关节不匹配。

髌骨骨折常合并关节积血及局部触痛。如果骨折移位或伴有支持带撕裂,可出现一可扪及的缺损区,患者不能主动伸直受伤的膝关节,提示伸膝装置断裂及支持带撕裂,需手术治疗。

一、应用解剖

髌骨略呈三角形,尖端向下被包埋在股四头肌肌腱内,其后方是软骨面,与股骨两髁之间软骨面成关节。其下极为粗糙面,在关节外。髌骨后方之软骨面有两条纵嵴,中央嵴与股骨髁滑车的凹陷相适应,并将髌骨后软骨面分为内外两部分,内侧者较厚,外侧者扁宽。内侧嵴又将内侧部分为内侧面及内侧偏面,髌骨下端通过髌腱连于胫骨结节。

髌骨是人体中最大的籽骨,它是膝关节的一个组成部分。切除髌骨后,在伸膝活动中可使股四头肌力减少 30% 左右,因此,髌骨能起到保护膝关节、增强股四头肌肌力、伸直膝关节最后 10°～15° 的滑车作用。除不能复位的粉碎性骨折外,应尽量保留髌骨。髌骨后面是完整的关节面,其内外侧分别与股骨内外髁前面形成髌股关节。在治疗中应尽量使关节面恢复完整,减少髌股关节炎的发生。横断骨折有移位者,均有股四头肌腱扩张部断裂,至股四头肌失去正常伸膝功能,治疗髌骨骨折时,应修复肌腱扩张部的连续性。

致伤机制:骨折为直接暴力和间接暴力所致。直接暴力多因外力直接打击在髌骨上,如撞伤、踢伤等,骨折多为粉碎性,其髌前筋膜及髌两侧腱膜和关节囊多保持完好;骨折亦可为横断型骨折。间接暴力,多由于股四头肌猛力收缩,所形成的牵拉性损伤,如突然滑倒时,膝关节半屈曲位,股四头肌骤然收缩,牵髌骨向上,髌韧带固定髌骨下部,而股骨髁部向前顶压髌骨形成支点,三种力量同时作用造成髌骨骨折。间接暴力多造成髌骨横行骨折,移位大,髌前筋膜及两侧扩张部撕裂严重。

二、分类

1.无移位的髌骨骨折

约占 20%。

2.有移位的髌骨骨折

约占 80%。

(1)髌骨横行骨折:髌骨中 1/3、髌骨下 1/3 骨折。

(2)髌骨粉碎性骨折。

(3)髌骨下极粉碎性骨折。

(4)髌骨上极粉碎性骨折:较少见。

(5)髌骨纵行骨折。

三、诊断

髌骨骨折系关节内骨折。骨折后，关节内大量积血，髌前皮下淤血、肿胀，严重者皮肤可发生水疱。有移位的骨折，可触及骨折线间的间隙。有明显外伤史，有压痛，较易诊断，髌骨正侧位 X 线片可确诊。对可疑髌骨纵行或边缘骨折，须拍轴位片证实。边缘骨折，多为一侧，而副髌骨多发生在髌骨的外上角，骨块边缘整齐、光滑、多对称存在，以此鉴别之。

髌骨骨折应拍摄前后位、侧位及轴位 X 线片，对骨折进行影像学检查和评估，横形骨折在侧 X 线片上最清楚，而垂直型骨折、骨软骨骨折及关节面不平滑，最好在轴位 X 线片上观察，有时需要对观察对侧膝关节的 X 线片，以便将急性髌骨骨折与二分髌骨相鉴别，二分髌骨是由髌骨上外侧部分未融合所致，一般为双侧。

四、治疗

1.非手术治疗——石膏固定

此法适用于无移位髌骨骨折，骨折移位较少，关节面不平整轻（分离小于 3～4mm；关节面不平小于 2mm），伸肌支持带损伤者，不需手法复位，抽出关节内积血，包扎，用长腿石膏托或管型固定患肢于伸直位 4～6 周。在此期间，练习股四头肌收缩，去除石膏托后练习膝关节伸屈活动。

急性髌骨骨折的最初治疗应包括：患肢伸膝位或轻度屈膝位夹板固定，膝部用冰袋冷敷，为防止软组织损害，冰袋不应直接与皮肤接触。骨折移位轻微，关节面略有不平且伸肌支持带完整闭合性骨折，非手术治疗可获得成功。

2.手术治疗

合并伸肌支持带撕裂的骨折、开放性骨折以及超过 2～3mm 移位或关节面不平的骨折，最好采用手术治疗。治疗目的是：恢复关节面的外形，修复伸膝装置并确切固定，以允许早期活动。皮肤正常时，应尽快施行手术治疗。延迟手术可影响患者的康复，并对患者的预后产生一定程度的不利影响。如果皮肤存在挫伤或裂伤，最好是在接诊后立即或稍后很快施行急诊手术。一旦裂伤或擦伤部位出现感染，手术必须延迟 7～10 天，直至手术伤口被污染的危险减至最小。

髌骨骨折最佳的治疗方法仍有不同的观点。认可的方法包括：各种钢丝技术、螺钉固定、部分髌骨切除术、全髌骨切除术。开放性髌骨骨折属于外科急症，应该立即进行清创和冲洗，早期的软组织覆盖（5 天内）可减少感染的发生率。治疗闭合性髌骨骨折的方法也可成功地用于治疗开放性髌骨骨折。

钢丝固定最常用于横形骨折。粉碎性骨折如果骨折块足够大，并且用拉力螺钉固定可使其成为横形骨折，则也可用钢丝固定。最牢固的固定方法是改良张力带钢丝固定。如果早期活动,建议应将钢丝直接固定在骨内,而不是将其穿绕髌骨周围的软组织固定。聚酯纺织线和纺织钢缆也已应用,似乎能够提供类似不锈钢丝的固定。也有报道应用关节镜辅助经皮螺钉固定治疗移位的横形骨折。

由于对髌骨切除术存有异议,因此,如果切实可行,我们尽力保留所有的髌骨,至少髌骨近端或远端的1/3。选择髌骨部分切除术时,应尽可能多地保留髌骨。可将较大的骨折片拉力固定在一起,以增加残余髌骨的体积。

手术方法:髌前横弧形切口,长约12.5cm,弧顶部朝向远侧骨折块,此切口可提供足够的显露,以便进行骨折复位及修复伸肌扩张部和滑膜的破裂。也可采用正中纵行切口或髌旁外侧切口,特别是在粉碎性骨折或预期将来需行关节置换时更宜选择这样的切口。如果一部分皮肤有严重挫伤,应尽可能避开或切除小的挫伤区,因为该部位皮肤缝合无明显困难。将皮肤及皮下组织向远、近侧牵开,显露髌骨前面的全貌、股四头肌和髌肌腱。如果骨折块明显分离,意味着有伸肌扩张部的撕裂,必须仔细地探察内侧和外侧。去除所有小的游离骨折块,检查关节内面,尤其是髌股沟部位有无骨软骨骨折。行关节内彻底冲洗,以去除血凝块和小的碎骨片。用大的巾钳或合适的持骨钳将骨折块解剖复位,然后根据外科医生所主张的内固定方法将骨折固定。骨折复位固定后检查关节面,确保骨折解剖复位。仔细地用间断缝隙缝合方法由靠外侧的末端向关节的中线修复滑膜、破裂的关节囊及伸膝装置。

(1)环绕髌骨周缘的环形丝固定:环绕髌骨周缘的环形钢丝固定是以前最常用的方法,通过沿髌骨周围软组织环扎的钢丝难以达到坚强的固定,故若使用这种方法,必须延迟3~4周后才能开始膝关节活动。

(2)张力带钢丝固定:对于髌骨骨折的固定,AO组织已经应用并且建议张力带钢丝固定原则。将钢丝置于适当的位置可将造成骨折块移位的分离力或剪切力转换为骨折部位的压应力,从而加速骨折愈合并允许膝关节术后立即活动和功能锻炼。

(3)改良张力带钢丝固定:用两组钢丝固定,一组钢丝于紧靠髌骨上极的股四头肌肌腱的止点处横穿过,然后向下经过髌骨的止点。将钢丝收紧,使骨折轻微复位过度或关节面张开。第二组钢丝横向穿过在髌骨的上、下极偏前面所钻的横孔,然后将其收紧。

3.髌骨粉碎性骨折的治疗

较为常见的是,只有在髌骨下极发生粉碎性骨折,而留下一个较大且相对正常的近侧骨折块,这个骨折块是构成伸膝装置的重要部分,应予以保留。以往曾经过分强调该骨折块后来可能引发髌股关节炎,应细心观察将髌肌腱缝合在骨折块上的具体操作,以防止骨折块发生倾斜,倾斜的骨折块中磨损髌沟。

全髌骨切除术适用于不能复位、不能部分切除的严重粉碎性骨折。切除粉碎骨块时,应尽量保护其骨膜及股四头肌腱膜。切除后缝合撕裂的扩张部及关节囊,使其恢复到正常松紧度。然后,将股四头肌腱下拉与髌腱缝合。不能直接缝合者,可用股四头肌腱翻转修补缝合。在股四头肌腱上做倒V形切口,把切下的腱瓣下翻,修补切除髌骨后新形成的缺损。也可用股外侧肌及股四头肌腱的外侧部的腱膜瓣向下翻转修补切除髌骨处的缺损,术后石膏托固定 4 周,练习膝伸屈活动。

五、并发症

1.创伤性髌骨关节炎

常由于原发损伤重或关节面复位后不平整所致。表现膝关节疼痛,X 线片显示关节间隙变窄,关节周围骨密度。

2.髌骨再骨折

发生率 1%～5%,由于骨愈合后短期内股四头肌腱控制膝关节稳定作用尚未完全恢复,加之髌骨内固定不够坚强,膝关节制动时间不足,当患者锻炼或行走时,在保护不充分的情况下,患膝突然腿打软,股四头肌猛力收缩,造成再骨折,若骨折后骨块分离大,髌旁腱膜组织撕裂,仍需切开复位后进行内固定。

3.髌骨骨折延迟愈合或不愈合

髌骨骨折骨不愈合发生率低,为 2.4%～4.8%。

治疗:对无症状或症状轻微者采用非手术治疗,虽然骨折不愈合,但是患膝功能尚可;对于有明显症状的患者采用手术治疗,根据具体情况做切开复位张力带钢丝固定,髌骨部分切除或髌骨全切除,术后大部分患者功能明显改善。

第四章　躯干骨骨折

第一节　肋骨骨折

肋骨骨折是常见的骨折之一,多见于 18～50 岁,儿童极为罕见。

一、病因病机

肋骨与胸骨、胸椎共同构成胸廓,有支持和保护胸腔脏器的作用。严重的肋骨骨折可合并血气胸以及胸腔内脏器或肝、脾的损伤。肋骨骨折多发生第 4～7 肋。因第 1～3 对肋骨短小,且受锁骨、肩胛骨的保护;第 8～10 肋连于肋软骨弓,缓冲较大;第 11～12 肋是浮肋,弹性大,均不易骨折。

肋骨骨折可因直接暴力、间接暴力及肋间肌急骤强力收缩造成。①直接暴力:如拳棒打击、车撞等直接作用于肋骨而致骨折,呈横断或粉碎性,骨折端多向内移位,此类骨折易伤及胸膜和肺脏,造成气胸、血胸的机会较多。②间接暴力:如塌方、重物前后夹挤等,胸廓受到前后对挤的暴力,腋中线处肋骨被压向外弯曲加大,最后发生骨折,骨折多为斜形,骨折端向外突出,偶尔刺破皮肤而造成开放性骨折,刺破胸膜的机会较少。③肌肉收缩:肋间肌急骤强力的收缩可造成下部肋骨骨折。可见于严重咳嗽、喷嚏时,均发生在长期患病脱钙的患者,为病理性骨折。

肋骨骨折中可分为:①单处骨折:只有一处骨折;②多处骨折:为肋骨两处或两处以上折断者。多根肋骨多处骨折时,可使该处胸廓失去支持,吸气时胸内负压增加而向内凹陷,呼气时胸腔压力增高而向外突出,恰与正常呼吸相反,称为“反常呼吸”。

肋骨骨折后,因有肋间肌交叉固定,发生移位的较少。当暴力强大或作用时间较长时,骨折端可发生严重的移位,造成胸膜、肺脏损伤,空气进入胸腔,则并发气胸。临床可见:①闭合性气胸:胸膜穿破口已闭合,不再有空气进入胸膜腔。②开放性气胸:胸膜穿破口未闭合,空气仍自由进出胸膜腔。③张力性气胸:在胸膜穿破口形成活瓣,吸气时空气从穿破口进入胸膜腔,呼气时空气不能排出胸膜腔,胸膜腔内压力不断增高,对肺、纵隔的压力愈来愈大,病情危急,称为“张力性气胸”。若骨折断端刺破血管,还可并发血胸,严重者可合并休克,危及患者生命。

二、诊断要点

伤后局部肿胀、疼痛，有血肿或瘀斑。说话、打喷嚏、咳嗽、深呼吸和躯干转动时疼痛加剧。检查时患者多能指出最痛点，骨折处有压痛或畸形，有时可有骨擦音。胸廓挤压征阳性。多根双处肋骨骨折时，出现反常呼吸，因影响呼吸和循环功能，表现呼吸困难、发绀，甚至休克等症。若并发闭合性气胸时，可出现胸闷、气促等症。检查可见伤侧呼吸运动减弱，叩诊呈鼓音，呼吸音减弱或消失。开放性气胸患者，可出现呼吸困难、发绀、血压下降，脉细数，伤侧呼吸音低微或消失，并能听到有气体出入创口时发出的嘶嘶声响，肺部叩诊为鼓音。若合并张力性气胸，可产生严重的呼吸困难、发绀和休克，有时气体由胸膜腔挤入纵隔和皮下组织，可在头颈、胸、上肢触到皮下气肿。

并发血胸时，小量的胸膜腔积血，常无自觉症状；但大量积血可出现面色苍白、气促、发绀、脉细数。检查时可见肋间隙饱满，叩诊呈浊音，呼吸音及语颤明显减弱，胸腔穿刺可明确诊断。若胸腔内破裂血管继续出血，症状加重，为"进行性血胸"。

X线正、侧位片，可确定骨折部位和移位情况，还可查明有无气胸或血胸。如气胸气体量多时，患侧肺脏可被压缩，纵隔向健侧偏移。血胸血量少时，肋膈角消失；血胸血量大时，则全肺被液体阴影所掩盖。若出现气血胸时，则出现液平面。如肋骨骨折无移位，特别是骨折发生在骨与软骨交接处，早期X线检查可能阴性，可2周后复查。

根据受伤史、症状、体征和X线检查，可作出诊断。

三、治疗

对单纯性肋骨骨折可手法整复，对位后用胶布或宽胸壁布带固定；对开放性肋骨骨折可行清创术；合并气、血胸者可胸腔穿刺行闭式引流；对骨折合并有内脏损伤者，视损伤情况，紧急手术处理。

（一）复位

1.立位整复法

嘱患者靠墙站立，术者与患者相对，并用双足掌踏住患者双足，双手通过患者腋下，交叉抱于背后，然后双臂扛起肩部，使患者挺胸，骨折断端自然复位。

2.坐位整复法

嘱患者正坐，助手立于患者背后，将一膝顶住患者背部（膝顶部位与患者骨折部等高），双手握患者两肩，缓缓用力向后方拉开，使患者挺胸，术者立于患者前方，一手扶健侧，一手按定患侧，用推按手法将高凸部分按平。若后肋骨骨折，助手扶住胸前，命患者挺胸，术者在患者背后，用推按手法将断骨矫正。

3.卧位整复法

又称气鼓整复法，嘱患者仰卧位，助手双手平按患者上腹部，令患者用力吸气，至最大限度时再用力咳嗽,同时助手用力按压上腹部,术者以拇指向下按压突起之肋骨骨折端,即可复位。若为凹陷性骨折,令患者咳嗽的同时,术者双手对挤患部两侧,使下陷的骨折端复起。

(二)固定

1.胶布固定法

适用于第5~9肋骨骨折。患者正坐,在贴胶布的皮肤上涂复方苯甲酸酊。患者两臂外展,做深呼气使胸围最小时,然后屏气,用宽7~10cm的氧化锌胶布,自健侧肩胛中线处绕过骨折部紧贴至健侧锁骨中线处,然后以叠瓦状(后1条盖住前1条的1/2)从下向上、从后向前粘贴胶布,以跨越骨折部的上、下各2条肋骨为宜。固定时间3~4周。对多根双处肋骨骨折、老年、肥胖者不宜用。

2.宽绷带固定法

适用于患者皮肤对胶布过敏者,患者体位同"胶布固定法"。在骨折部外敷消瘀膏或双柏膏,嘱患者做深呼气,在胸围最小时,用宽绷带多层环绕包扎固定或多头带包扎固定(打结处应垫一软垫),3~4日换药并重新包扎固定,固定时间3~4周。

3.肋骨牵引固定法

多根双处肋骨骨折,必须迅速固定胸部,减少反常呼吸引起的生理障碍。范围较小的经过加压包扎固定法可达到目的。范围较大或多根多段肋骨骨折时,须采用肋骨固定术。患者常规消毒后,在浮动胸壁的中央,选择1~2条坚硬的肋骨,在局麻下,用手巾钳夹住内陷的肋骨,通过滑动牵引来消除胸壁浮动,牵引重量0.5~1kg,牵引时间一般为1~2周。

(三)并发气血胸的处理

1.气胸的处理

闭合性气胸而胸腔积气较少,不需特殊处理,1~2周内可自行吸收。若积气量较多,有胸闷、气急、呼吸困难者,可自第2肋间锁骨中线处行胸腔穿刺抽出积气。开放性气胸应尽快将其处理(凡士林纱布堵塞或行清创术)为闭合性气胸,然后行闭式胸腔引流术。张力性气胸急救时,于前胸第2肋间锁骨中线处,用大针头行胸腔穿刺减压,继之插入引流管进行水封瓶闭式胸腔引流。

2.血胸的处理

首先应防治休克。对进行性血胸除输血补液抗休克外,同时请胸外科专家会诊。非进行性血胸可在损伤12~24小时后施行胸腔穿刺术,在腋后线第6~7肋间穿刺抽吸积血。如积血多可分次吸出,每日1次,量不超过1000mL,每次抽吸后可注入抗生素,预防感染。抽吸时患者若出现胸痛、咳嗽等不适,应停止抽吸。

(四)功能锻炼

整复固定后,病情轻者可下地自由活动。重症需卧床者可取半坐卧位(斜坡卧位),肋骨牵引者取平卧位,进行腹式呼吸运动,待骨折处基本稳定方可下地活动。有痰者应鼓励患者扶住伤处轻声咳痰,并用化痰药。若痰稠难于咯出者,可采用超声雾化吸入。

(五)药物治疗

初期治宜活血祛瘀、理气止痛。内服复元活血汤或活血止痛汤等加减。中期治宜理气活血,接骨续筋,可选用接骨丹或接骨紫金丹。后期胸胁隐隐作痛,筋络不舒者,宜化瘀和伤、理气止痛,可选用三棱和伤汤、黎洞丸;气血虚弱者用八珍汤。

第二节　脊柱骨折

脊柱是躯干的中轴。是负重、运动、吸收震荡及平衡肢体的重要结构,具有保护及支持内脏、脊髓的作用。

脊椎由 33 个椎骨组成,其中颈椎 7 节,胸椎 12 节,腰椎 5 节,骶椎 5 节及尾椎 4 节。成人骶椎已融合为一体,尾椎亦合成一个尾骨。因此,成人椎骨只有 26 个,能活动的只有 24 个椎体。椎体与椎体间借椎间软骨盘连接,共有 23 个椎间盘。

人类直立的脊柱有四个弯曲的类似弹簧作用的生理弧度,即颈段前凸、胸段后凸、腰段前凸、骶尾段后凸,借椎间盘和生理弧度,以缓冲外力对脊柱的冲击和震荡。

脊柱的运动和稳定,依赖于脊柱周围的肌肉舒缩和固定作用,使脊柱能作出各种灵活动作。因此,可以认为肌肉是脊柱稳定的外在平衡,两者是相辅相成的。故在脊柱损伤时,应考虑两者的关系。

脊髓有两个膨大部分,一个在第 4 颈椎至第 1 胸椎椎体之间,上肢的运动和感觉中枢集中于此;一个在第 10 胸椎至第 1 腰椎椎体之间,下肢运动和感觉中枢以及膀胱自主排尿中枢集中于此。因此,当脊髓膨大部或膨大部以上的脊椎发生骨折脱位,造成脊髓损伤,可引起损伤部位以下瘫痪。

脊柱骨折为骨科常见骨折。其发生率占全身骨折的 5%～6%,以胸腰段骨折发生率高,其次为颈、腰椎,胸椎最少,常伴有脊髓或马尾神经损伤。

一、病因病机

1.依据损伤机制分类

(1)屈曲型损伤:脊椎在屈曲位受到暴力作用或暴力造成脊柱过度屈曲所致。外力集中到椎体前部,使脊柱相应部位椎体前半部受到上下位椎体、椎间盘的挤压而发生压缩性骨折,其后部的棘上韧带、棘间韧带、关节突关节囊受到牵张应力而断裂,上位椎体向前下方移位,引起半脱位,椎体后部的附件包括椎板、椎弓根、关节突、横突与棘突,可发生撕脱、断裂、脱位或绞锁,严重者常并发脊髓损伤,但椎体后侧皮质并未压缩断裂。屈曲型骨折占所有脊椎骨折脱位的 90%以上,其中大部分发生在胸腰段。活动范围较大的下段颈椎和胸腰椎结合部(第 11 胸椎～第 2 腰椎)最为多见。

(2)过伸型损伤:脊柱在过伸位受到暴力作用或暴力迫使脊柱过伸造成的损伤。当患者从高处仰面摔下,背部或腰部撞击木架或地面坚硬物体上,被冲击的部位形成杠杆支点,使脊柱骤然过伸,造成前纵韧带断裂,椎体前下或前上缘撕脱骨折,棘突椎板相互挤压而断裂,严重时上位椎体可向后移位。

(3)垂直压缩型损伤:脊柱受到垂直暴力作用而发生的损伤。如高处掉落的物体纵向打击头顶,或跳水时头顶垂直撞击地面,以及人从高处坠落时臀部触地,均可使椎体受到椎间盘挤压而发生粉碎骨折,骨折块向四周"爆裂"移位,尤其是椎体后侧皮质断裂,骨折块突入椎管造成椎管变形,脊髓损伤。

(4)侧屈型损伤:暴力迫使脊柱侧屈而发生的损伤。如高处坠落时一侧臀部触地,或因重物压砸使躯干向一侧弯曲,而发生椎体侧方楔形压缩骨折,其对侧受到牵张应力,引起神经根或马尾神经牵拉性损伤。

(5)水平剪力型损伤:又称安全带型损伤,多属屈曲分离型剪力损伤。高速行驶的汽车在撞车瞬间患者下半身被安全带固定,躯干上部由于惯性而急剧前移,以前柱为枢纽,后、中柱受到牵张力而破裂张开,造成经棘上棘间韧带-后纵韧带-椎间盘水平断裂;或经棘突-椎板-椎体水平骨折,往往移位较大,脊髓损伤多见。

(6)撕脱型损伤:由于肌肉急骤而不协调收缩,造成棘突或横突撕脱性骨折,脊柱的稳定性不受破坏,骨折移位往往较小。

老年人由于内分泌功能减退而致骨质疏松,尤其是妇女停经以后,骨质明显疏松。椎体对负重受压的承受力差,稍受外力挤压时,即可引起压缩性骨折,椎体多呈现鱼椎骨状的双凹形改变。如蹲下提重物、滑倒着地,或乘车颠簸,虽然外力较轻也可致骨折。

2.依据骨折形态分类

(1)压缩骨折:椎体前方受压缩呈楔形变。压缩程度常以椎体前缘高度与后缘高度的比值计算。分度则以前缘高度与后缘高度之比。Ⅰ度为1/3,Ⅱ度为1/2,Ⅲ度为2/3。

(2)爆裂骨折:椎体呈粉碎骨折,骨折块向四周移位,向后移位可压迫脊髓及神经。椎体前后径和横径均增宽,两侧椎弓根距离加宽,椎体高度减小。

(3)撕脱骨折:在过伸及过屈位损伤时,在韧带附着点发生撕脱骨折,或旋转损伤时的横突骨折。

(4)骨折脱位:脊柱骨折合并脱位。脱位可为椎体向前或向后移位,并有关节突关节脱位或骨折;也可为旋转脱位,一侧关节突绞锁,另一侧半脱位。

根据损伤后脊柱的稳定程度分为稳定性损伤与不稳定性损伤。无论是搬运或脊柱活动,骨折无移位趋向者,称为稳定性损伤,如单纯椎体压缩性骨折不超过1/3、单纯横突棘突骨折等。在严重外力作用下,除椎体、附件骨折外,还常伴有韧带、椎间盘损伤,使脊柱的稳定因素大部分被破坏,在搬运中易发生移位而损伤脊髓或马尾神经,称为不稳定性损伤,如骨折脱位、椎体爆裂性骨折、压缩性骨折超过1/2者。

二、诊断要点

1.外伤史

患者有明显的外伤史,如高处坠落、车祸、重物砸伤、坍塌事故等均可能发生脊柱损伤。应详细了解暴力作用过程和部位、受伤时的姿势及搬运情况。在颅脑外伤、醉酒意识不清时,应特别注意排除颈椎损伤。

2.临床表现

伤后脊柱疼痛及活动障碍为主要症状。脊柱可有畸形,脊柱棘突骨折可见皮下瘀血。伤处局部有疼痛,如颈项痛、胸背疼、腰痛或下肢疼痛等。棘突有明显浅压痛。脊背部有肌痉挛,骨折部有压痛和叩击痛。颈椎骨折时,屈伸运动或颈部旋转运动受限。胸椎骨折时,躯干活动受限,如伴肋骨骨折者可有呼吸受限或呼吸音减弱。腰椎骨折时,腰部有明显压痛,伸、屈下肢时腰痛。腰部活动明显受限。因腰椎骨折引起腹膜后血肿者,可伴腹部胀痛、胃纳不佳、肠鸣音减弱、便秘、腹部有压痛或反跳痛,舌苔薄白或黄腻,脉弦数等瘀血内阻的里实证。脊柱骨折时每因活动或搬动引起局部剧痛。

颈、胸椎骨折可并发脊髓损伤,腰椎骨折可并发脊髓圆锥和马尾神经损伤。可致患者四肢瘫、截瘫和大小便功能障碍等。

3.影像学检查

(1)X线检查:对确定脊柱损伤的部位、类型和程度,以及在指导治疗方面具有极为重要的价值,是诊断脊柱损伤的首选方法。任何脊柱损伤均应摄正侧位X线片,或加拍斜位片,应注意查看骨折或脱位的部位和类型;椎体压缩、前后左右移位、成角和旋转畸形及其程度;椎管管径改变;棘突间距增大及椎板、关节突、横突、棘突骨折及其程度;如陈旧性损伤判断其是否稳定,应拍摄损伤节段的前屈、后伸侧位片。

(2)CT扫描:能清楚地显示椎体、椎骨附件和椎管等结构复杂的解剖关系和骨折移位情况,其突出的优点是不受自身影像重叠及周围软组织掩盖影响,对周围软组织具有很高的分辨率。对于观察椎管周围的附件损伤,特别是用一般X线检查很难显示的寰枕部、颈胸段损伤,更具优越性。但如果CT扫描层面间距过大,可遗漏病变区域。另外,不能发现多节段损伤也是其缺陷。CT的三维成像可进一步表达骨折的具体情况。

(3)MRI:具有多平面成像及很高的软组织分辨力,能非常明确地显示脊髓和椎旁软组织是否损伤及损伤的具体细节,是脊髓损伤最有效的影像学检查手段。可通过观察脊髓内部信号改变和椎管内其他结构的创伤情况,来判断脊髓损伤程度,对制订治疗方案、评估预后有较大的指导意义。

4.电生理检查

包括肌电图和体感诱发电位(SEP)检查等,能确定脊髓损伤的严重程度,帮助预测功能恢复情况,并对脊柱脊髓手术起到监护脊髓功能的作用。当伤后仍有或伤后不久就出现体感诱发电位者,其恢复的可能性较大,而且体感诱发电位的改善往往先于临床体征。如伤后体感诱发电位完全消失,多预示脊髓的完全性损伤。

三、治疗

1.急救处理

脊柱骨折和脱位的正确急救处理,对患者的治疗及预后有重要意义。在受伤现场应就地检查,首先要明确脊柱损伤的部位。其次要观察伤员是否有截瘫并确定截瘫部位。以此作为搬运时的依据。搬运过程中,原则上脊柱保持平直,避免屈曲和扭转。可采用两人或数人在患者一侧,动作一致地平托头、胸、腰、臀、腿的平卧式搬运,或同时扶住患者肩部、腰、髋部的滚动方式,将患者移至硬性担架上。对颈椎损伤者,应由一人专门扶住头部或用沙袋固定住头部,以防颈椎转动。切忌用被单提拉两端或一人抬肩、另一人抬腿的搬运法,因其不但会增加患者的痛苦,还可使脊椎移位加重,损伤脊髓。由于导致脊柱损伤的暴力往往巨大,在急救时应特别注意颅脑和重要脏器损伤、休克等的诊断并优先处理,维持呼吸道通畅及生命体征的稳定。

2.整复方法

根据脊柱损伤的不同类型和程度,选择不同的治疗方法。胸腰椎压缩骨折较稳定。如属年老体弱、骨质疏松的患者,一般不主张手法复位,仅需卧床休息 3 个月左右或适当的功能活动即可。如系年轻患者,功能要求高,恢复后要从事体力劳动,故应采取及时复位、良好的固定和积极的功能活动,才能获得满意疗效。复位方法总的原则是逆损伤的病因病理并充分利用脊柱的稳定结构复位。屈曲型损伤应伸展位复位,过伸型损伤应屈曲位复位。在复位时应注意牵引力的作用方向和大小,防止骨折脱位加重或损伤脊髓。颈椎损伤伴关节绞锁时,应首选颅骨牵引复位法,胸腰椎损伤则可选用下肢牵引复位法或垫枕,腰背肌锻炼复位法。在复位过程中,为了减少患者的痛苦和松弛痉挛的肌肉,可以适当给予止痛药物。

(1)屈曲型脊椎骨折

1)牵引过伸按压法:患者俯卧硬板床上,两手抓住床头,助手立于患者头侧,两手把持腋窝处,一助手立于足侧,双手握双踝,两助手同时用力,逐渐进行牵引,至一定程度后,足侧助手在牵引的基础上,逐渐将双下肢提起悬离床面,使脊柱呈现过伸位,得到充分牵引和后伸,使肌肉松弛、椎间隙及前纵韧带被拉开后,术者双手重叠,压于骨折后突部位,用力下压,借助前纵韧带的伸张力,将压缩之椎体拉开,同时后突畸形得以复平。

2)二桌复位法:用高低不等的二桌,高低差为 25~30cm,平排在一起,将患者置于二桌上,患者头部朝高桌,然后将高桌边逐渐移至上臂中段近下颏处,将低桌渐移至大腿中段处,借助患者体重,使胸腰部悬空。此时术者可用手掌托住患者的腹部,慢慢下沉,以减轻疼痛,达到脊柱过伸的目的,2~5 分钟后,脊柱的胸腰部明显过伸,此时前纵韧带被拉紧,被压缩之椎体得以复位后,立即采用石膏背心或金属胸腰过伸支架固定。石膏背心要求上至胸骨上缘,下至耻骨联合。骨突处放一衬垫以防压伤,注意三点(胸骨部、耻骨部、下腰部)的固定和塑形。

3)两踝悬吊复位法:患者俯卧于复位床上,将两踝悬空吊起。如没有复位床,亦可在屋梁上装一滑轮,将双足向上吊起,徐徐悬空,使胸腰段脊柱过伸,其原理与二桌复位法相同。复位后同样用支架固定脊柱于过伸位。

4)垫枕法:让患者仰卧于手术台上,胸腰段置于肾托上,然后逐渐摇起肾托,将患者的胸腰段挺起呈拱桥形,使脊柱后伸。复位后,可在腰部置软枕,仰卧位休息。

5)自身复位功能疗法:本法简便安全,效果可靠,患者恢复快,合并症少。同时能发挥患者在复位和治疗中的主动作用。以背伸肌为动力。增加前纵韧带及椎间盘前部纤维环的张力,使压缩的椎体逐渐张开。骨折畸形逐渐得以矫正。背伸肌力的加强,即形成一个有力的肌肉夹板,对脊柱的稳定起重要作用。此法可以免除长期石膏固定的痛苦,避免了骨质疏松。由于坚持背伸肌锻炼,骨折的后遗症也明显减少,同时也可改善全身血液循环。早期消除全身症状,增加饮食,恢复体力,有利于患者的康复。其具体方法如下:患者仰卧于硬床上,骨折处垫一软枕,如疼痛者可服中药或给止痛剂,待疼痛缓解后即可进行腰背肌锻炼。

6)持续牵引法:对于轻度移位、无关节绞锁的颈椎骨折,一般采用枕颌布托牵引法。将其套住枕部与下颌部,通过滑轮进行牵引,头颈略后伸,牵引重量2~3kg,持续牵引4~6周。如颈椎骨折伴有关节绞锁者,需用颅骨牵引。牵引重量逐步增加,并及时摄片了解复位情况,一般采用5~10kg可将绞锁整复,牵引方向先略加前屈,复位后,牵引方向改为后伸,重量可逐渐减至1~2kg,继续牵引4~6周后换带颈托或石膏围领。

(2)伸直型脊椎骨折:颈椎部损伤时,可采用颈椎中立位枕颌布托牵引法,必要时可使颈椎稍向前屈曲位。无脊髓损伤者,持续牵引4~6周后,换颈托或石膏围领保护。腰椎部损伤时,应避免脊柱后伸,根据需要将脊柱保持于伸直或略屈曲的位置。

3.固定方法

一般单纯性胸腰椎压缩骨折,须仰卧硬板床,骨折部垫软枕。卧床时间为3~4周。对于不稳定胸腰椎骨折,可采用脊椎骨折夹板或石膏背心、金属支架固定,固定时间4~6个月,必要时也可手术治疗。颈椎骨折脱位者,屈曲型损伤用颅骨牵引结合头颈伸展位固定,过伸型损伤则需保持颈椎屈曲20°~30°位;另外头一胸支架、头颈胸石膏、颈围领等均适用于颈椎损伤固定。

4.药物治疗

(1)初期:由于筋骨脉络的损伤,血离经脉,瘀积不散,经络受阻,局部肿胀、剧烈疼痛,故治宜活血化瘀,消肿止痛。若局部持续疼痛,腹满胀痛,大便秘结,苔黄厚腻,脉弦有力,证属血瘀气滞,腑气不通,治宜攻下逐瘀,方用桃核承气汤或大成汤加减。

(2)中期:肿痛虽消而未尽,筋骨未复,故治宜活血和营,接骨续筋为主,方用续骨活血汤、接骨丹、接骨紫金丹。

(3)后期:腰酸腿软,四肢无力,活动后局部隐隐作痛,属肝肾不足,气血两虚,治宜补益肝肾,调养气血,方用六味地黄汤、八珍汤或健步虎潜丸和续断紫金丹,外贴万应膏或狗皮膏。

5.手术治疗的适应证

对于骨折脱位移位明显,闭合复位失败,或骨折块突入椎管压迫脊髓者应选择手术切开复位,在直视下观察脊柱损伤的部位和程度,复位准确,恢复椎管管径,解除脊髓压迫,重建脊柱稳定性,利于患者尽早康复训练,并且可减轻护理难度,预防并发症的发生。

6.练功活动

屈曲型胸腰椎压缩骨折可采用下述方法。

(1)仰卧式

1)五点支撑法:在木板床上,患者仰卧,用头部、双肘及足跟支撑起全身,使背部尽力腾空后伸。伤后早期即可采用此法。

2)三点支撑法:患者双臂置于胸前,用头部及双足跟撑在床上,使全身腾空后伸。本法是五点支撑法的基础上发展,适用于中后期。

3)四点支撑法:用双手及双足支撑,全身后伸腾空如拱桥式。此种练功法难度较大,青壮年患者经过努力,在伤后 5~6 周可以达到练功要求。

(2)俯卧式

第一步:患者俯卧,两上肢置于体侧,抬头挺胸,两臂后伸。使头、胸及两上肢离开床面。

第二步:在双膝关节伸直的同时,后伸下肢,并使其尽量向上翘起,两下肢也可先交替后伸翘起,而后再一同后伸。

第三步:头、颈、胸及两下肢同时抬高,两臂后伸,仅使腹部着床,整个身体呈反弓形,如飞燕点水姿势。

练功法作为复位的一个重要部分,必须坚持早期进行练功,循序渐进,持之以恒,只要全身情况允许,一般伤后 1~2 天,即要指导伤员进行练功。并向患者讲明练功要领及必要性。解除患者的思想负担,充分调动患者的积极因素。一般经过 2 周后,骨折可大部分复位,4 周后基本恢复,8~12 周后骨折愈合。本法对合并附件骨折或不全脱位之不稳定骨折亦能达到复位目的,疗效满意。通过功能锻炼椎体在压缩 1/3 或不到 1/2 者,可基本恢复正常高度,后期脊柱功能恢复满意。

第三节　骨盆骨折

骨盆损伤大多是因为高能量外伤造成的,随着交通业及建筑业的蓬勃发展,交通伤及建筑伤也迅速增加。国外报道 50% 的骨盆骨折是由于交通事故造成的,且损伤重,死亡率及致残率也高,严重影响现代人们的健康生活。为此,国内外许多学者和医生对骨盆损伤进行了大量的研究和探索。

一、概述

尽管骨盆损伤的严重性和复杂性是全世界共认的问题,且骨盆和髋臼损伤的诊断和治疗已成为骨科创伤学中的重要分支,但是 30 多年前,由于对骨盆和髋臼损伤的认识有限,分型不明,手术技术及内固定材料的滞后,因此,处理上常以保守治疗为主,死亡率及致残率也居高不下。随着医学知识及技术的快速发展,近 30 多年以来,人们对骨盆和髋臼解剖的深入了解,对其损伤的充分认识,已有了统一的广被接受的损伤分型,并对手术指征、入路及技术有了相应的掌握,使手术治疗成为主要的治疗手段。

国外骨科医生对骨盆和髋臼骨折的关注始于 20 世纪 40 年代,但报道的病例较少,且多为个案报道,治疗方法也多以保守治疗为主;20 世纪 60 年代至 70 年代,骨盆损伤的临床研究也随着骨盆损伤的病例逐年增加而大大深入,取得了许多可喜的研究成果;20 世纪 80 年代开始,人们对骨盆损伤的机制、分型、手术入路的认识加深和内固定材料的发展,骨盆骨折的诊断和治疗技术逐渐成熟;20 世纪 90 年代至今,国内外骨科同道对复杂的骨盆骨折能进行熟练的规范化手术治疗。

Holdsworth 于 1948 年首先报道了 50 例骨盆骨折病例,并总结出骨盆损伤的力学机制。他指出:"对于任何骨折,解剖关系的重建很容易判断,但不一定很重要,而功能是很重要的。"Peltier 于 1964 年报道了 186 例骨盆骨折病例,强调了后方骨盆负重区域对维持骨盆环稳定的重要性,有负重区域的骨盆骨折患者并发症的发生率和死亡率均较高。1966 年,Raf 报道了 1 组 101 例骨盆"不稳定骨折",随访了其中的 65 例,大部分行骨牵引治疗后方骨折端向上移位,骨盆悬吊牵引治疗前方骨盆环断裂,但是并发症发生率高。Slatis 和 Huittinen(1972 年)报道了 65 例不稳定骨折的晚期并发症。71% 的患者有伴发伤,死亡率为 6.7%,晚期并发症与损伤有关,取决于骨盆后方骨折的愈合情况。1976 年,Looser 和 Crombie 报道了 1 组 100 例严重骨盆损伤的病例,死亡率和神经损伤并发症分别高达 18% 和 50%。Riska(1979 年)采用了单臂外固定支架治疗 51 例骨盆骨折病例,其中 43 例疼痛消失,5 例残留骶髂关节疼痛,5 例(10%)死亡。

在过去 10 年中,有许多文献对骨盆骨折外固定和内固定的治疗效果进行了比较,结果垂直不稳定的骨盆骨折采用前方外固定支架固定时,稳定性差而容易发生受伤侧骨盆再移位;如果垂直方向稳定,而旋转不稳定的骨盆骨折,使用前方外固定支架外固定时骨盆稳定性良好。

Kellam 等(1987 年)报道了 53 例不稳定骨盆骨折病例,全部使用前方外固定支架固定。所有旋转不稳定的骨盆骨折复位良好,但垂直不稳定的骨盆骨折患者仅有 27% 复位良好。因此认为单独使用前方外固定支架不能稳定后方骨盆结构,骶髂关节复位程度和骨盆环的稳定性是决定最终治疗效果的决定因素。

Gansslen 等(1996 年)调查了德国创伤学会的多个研究中心的 2551 例患者,共 21.6% 的患者进行了手术治疗,其中 C 型骨折为 46.7%。总的死亡率为 13.4%,但复合伤患者死亡率高达 31.1%。

二、骨盆的应用解剖

骨盆的解剖应分为骨性解剖和软组织解剖。骨盆是一个环形结构,由骶骨、尾骨和两块髋骨构成,髋骨又由髂骨、坐骨和耻骨构成。软组织对于维持骨盆环的稳定是非常重要的。稳定性是骨盆最重要的解剖特征。

骨盆环由骶骨和髋骨连接而成,由前方耻骨联合和后方骶髂关节构成。因为人体重要负重线通过骶髂关节传导至股骨颈,所以说骨盆的主要稳定结构位于后方。骶髂关节是由骶骨与髂骨在后方直接接触而成,借助关节面上的许多隆起与凹陷部分使关节面密切相嵌。骶髂关节的微动受到许多韧带限制,如骶髂韧带、骶髂后韧带、骶髂前韧带、骶结节韧带、骶棘韧带、腰骶外侧韧带等,更增加了关节的稳定性。耻骨联合由两侧耻骨体构成,为一半关节,关节面覆盖以透明软骨及较厚的纤维软骨,另外在耻骨联合的周围还有上、下、前、后四组韧带,进一步稳定耻骨联合。

骨盆内主要为髂内动脉,后者共有 5 个壁支,5 个脏支。壁支供应盆壁及阴部血运:①腰动脉供应髂肌、腰大肌、腰方肌。②骶外侧动脉供应骨盆内肌,与骶中动脉相吻合。③臀上动脉营养臀肌和髋关节。④闭孔动脉则分支分布于闭孔外肌、髂骨、髂肌、膀胱、股骨头等,与旋股内动脉和腹壁下动脉相吻合。脏支供应盆腔脏器:膀胱、前列腺及输尿管下段,女性则为阴道壁及阴道,阴部内动脉分布于会阴肌肉、皮肤及外生殖器。盆腔内静脉的特点为:壁支动脉及阴部内动脉均由两条伴行静脉,其余脏支动脉皆无伴行静脉,均由丰富的静脉丛取代,分别为膀胱丛、直肠丛、子宫阴道丛;阴部丛,由神经丛汇合成神经干,再汇入髂内静脉。由于盆腔内血运丰富,血管密布的特点,使骨盆骨折后极易发生致命性大出血。骨盆的出血源主要有骨盆壁附近的主要血管、骨盆壁静脉丛、骨盆壁肌肉、骨盆内脏及骨盆骨折本身。

盆部的神经主要为骶丛和内脏神经。腰骶干和第 1～4 骶神经前支组成骶丛,位于梨状肌前面,其分支经梨状肌上、下孖肌出盆,分布于臀部、会阴及下肢。行经盆部的由腰丛所组成的神经如生殖股神经、骨外侧皮神经、闭孔神经、股神经等。骶丛由腰骶干和第 1～3 骶神经前支与第 4 骶神经前支的一半构成。其贴于骨盆后壁,在梨状肌与其筋膜之间,位于骶髂关节盆面之前,分支有坐骨神经、阴部神经、臀上神经、臀下神经、股后皮神经等。盆腔的内脏神经主要有骶交感干、盆内脏神经、肠系膜下丛、上腹下丛和下腹下丛(盆丛)等。

三、骨盆骨折的分类

科学的骨盆骨折分类对骨盆骨折的手术治疗提供可靠依据,指导我们正确地选择手术入路、有效的手术方法和正确的手术器械和内固定材料,从而取得更令人满意的疗效。鉴于上述分类的重要性,国内外许多学者基于对骨盆骨折的研究和丰富的临床实践,提出了许多骨盆骨折分类方法,也在一定程度上为我们诊治骨盆骨折提供了依据。到目前为止,骨盆骨折的分类方法很多,但尚没有一种放之四海而皆准的分类方法让大家完全接受。常用的分型有以下几种:

既往根据骨折部位分为:①撕脱性骨折。②骨盆环孤立性骨折。③骨盆环的双骨折或骨折脱位。④骶骨、尾骨骨折。⑤髋臼骨折合并股骨头中心性脱位。这种分型对合并损伤和估计预后有一定指导意义,但不够科学细致。

AO 分型:将骨盆骨折按照严重程度被分为 A、B、C 三型,每型又分为许多亚型。该分类分型方法既结合了损伤机制,又结合了骨盆稳定性程度,也考虑到软组织损伤程度、骨折旋转移位以及后方的垂直移位等因素,是一种比较完善的分类方法。

Tile 分型：根据垂直面的稳定性、后方结构的完整性以及外力的作用方向将骨盆骨折分为 A、B、C 三型，每型又分为若干亚型。最近这些分型又被 Helfet 和 SICOT 委员会及 OTA 委员会进一步完善。具体分型如下：

A 型（稳定型）：骨折仅有轻度移位。

A_1 型：骨盆边缘骨折，不累及骨盆环。如髂前上棘或髂前下棘骨折、坐骨结节骨折、髂骨翼骨折等。

A_2 型：骨盆环有骨折或轻度移位，但不影响骨盆环的稳定性。如耻骨支或坐骨支单侧骨折或双侧骨折（骑跨骨折）等。

A_3 型：骶骨和尾骨的横断骨折，不波及骨盆环。如骶骨无移位横断骨折、移位横断骨折或尾骨骨折。

B 型（部分稳定型）：旋转不稳定，但垂直稳定。此类损伤的骨盆后侧张力带和骨盆底仍保持完整，髋骨可发生旋转不稳定，但无迟滞不稳定。

B_1 型：骨盆呈开书样损伤，外旋损伤，由前后方向挤压暴力或外旋暴力作用于骨盆上，造成耻骨联合分离，使骨盆呈翻书样张开。

B_2 型：骨盆侧方挤压损伤或髋骨内旋损伤。

C 型（不稳定型）：骨盆为不稳定性骨折，骨盆在旋转和垂直方向均不稳定。

C_1 型：骨盆的单侧损伤。

C_2 型：骨盆双侧不稳定，各为侧方挤压性损伤。

C_3 型：双侧 C 型损伤，临床上骨盆环破裂合并髋臼骨折，也称为 C_3 型骨折。

Young-Burgess 分类：分为 3 个类型：

1.前后挤压型损伤

又可分为 3 个亚型：Ⅰ型，耻骨联合分离不超过 2.5cm，有单侧或双侧耻骨支的垂直骨折或骨盆环的破裂；Ⅱ型，耻骨联合分离大于 2.5cm，伴有骶髂关节的分离，但是仍保留有垂直稳定性；Ⅲ型，前方和后方结构的完全破裂，伴有明显的骶骨分离或垂直方向的骨折移位。该类型稳定性差，常伴有严重的复合伤。

2.侧方挤压损伤

也有 3 个亚型：Ⅰ型，后方应力是骶骨受到冲击，呈稳定性骨折。Ⅱ型，前方应力导致后部结构破裂，但是垂直稳定性仍然被保留，可能伴有骶骨方挤压伤。这两种损伤常常并发许多其他创伤，包括颅脑及腹腔内脏损伤。Ⅲ型，侧方暴力持续通过骨盆产生双侧半骨盆的损伤，与被挤压或碾压引起的孤立性损伤类似。这种损伤一般不伴有严重的复合伤。

3.垂直不稳定型骨折或剪力型损伤

复合机制损伤导致不稳定骨折，常伴有严重的腹膜后出血。

四、骨盆骨折的诊断

骨盆骨折常常由高能量损伤造成，如严重的车祸或高处坠落伤等，常伴有复合伤而危及生命。因此,在积极抢救生命及处理与生命相关的合并伤的同时对骨盆骨折作出快速的了解和判断,待生命体征平稳后再行相关检查。除了了解受伤机制和暴力情况外,要注意骨盆的畸形,有无伤口,局部肿胀情况,而影像学诊断在骨盆骨折的诊断中有着重要地位,对骨折的分型及指导后续的治疗起着重要作用。

(一)X 线检查

应包括 3 个标准的骨盆像:

1.前后位

球管垂直于骨盆拍片,能显示骨盆骨折的基本征象。

2.入口位

球管向头侧倾斜 45°,显示骨盆环的完整性,半骨盆环的前后移位,其中不稳定征象有:坐骨结节撕脱,骶髂关节骨折和脱位,半骨盆向后方或后上方移位大于等于 1.0cm,说明半骨盆骶髂后韧带及骨间韧带全部损伤。

3.出口位

球管向足侧倾斜 45°,显示骶骨、髂骨翼、髋臼和髂耻隆突部位间骨折。不稳定的征象有:腰 5 横突骨折、髂骨翼骨折大于等于 5cm、耻骨联合分离大于等于 2.5cm 等。

对怀疑合并髋臼骨折和软组织损伤者另加照闭孔斜位、髂骨斜位,以便更清楚地显示髋臼的前柱、后柱、前壁及后壁情况。

(二)CT 检查

其显示骨盆整体不如 X 线好,但能较好地显示局部微小损伤,如骶骨裂缝和椎板骨折等,同时可以显示软组织阴影,如骶髂后部韧带损伤、骨折血肿、周围脏器及大血管等。CT 检查为骨盆骨折的诊断提供了更大的帮助,对进一步治疗了解损伤的程度和范围,判断是否存在继续出血有重要意义。其缺点是二维平扫图像缺乏主体和直观感,使医生难以做出正确诊断及准确分类。

(三)螺旋 CT 三维重建技术

该技术利用表面轮廓重建技术或容积性重建性技术,将保留的 CT 扫描物体的表面数据或扫描物体的内、外部所有数据,经过软件处理,以不同的灰白度、颜色透明度来衡量密度,从而形成了清晰逼真的三维立体图像,将骨盆完整、直观地展示在医生面前,并可使图像任意轴向和角度旋转,选择暴露病变的最佳视角观察,对于判断骨折的类型及决定治疗方案均有重要的指导意义。多层螺旋 CT 提供更多的分辨率和精确的骨折相对位置。

(四)旋转数字成像

该技术可显示骨盆及髋臼的多斜位影像,可提供最佳的闭孔斜位及髂骨斜位像,快速系列可提供一个三维构像,尤其适合于对髋臼骨折的诊断和分型。

五、骨盆骨折的急诊处理

严重的骨盆骨折,常因失血性休克等原因而死亡,出血的来源主要是由于骨折处断面松质骨,腹膜后丰富的静脉丛或动脉断裂及脏器损伤等,出血量大,有时出血凶猛而造成失血性休克而死亡。骨盆骨折常合并复杂而严重的合并伤,因此死亡发生率相当高,骨盆骨折的急救就显得相当重要。但对于工作在急救第一线的创伤外科医生来讲,骨盆及髋臼的急救处理是很棘手的,这是由于骨盆及髋臼骨折本身的复杂性、多变性和严重性,也是因为骨盆与髋臼骨折往往又是复合伤及多发伤的一部分。有资料报道,如果骨盆与髋臼骨折是开放的或者合并主要的血管损伤,其死亡率可达到50%,主要是因失血性休克造成的。骨盆与髋臼骨折的严重性不仅与其骨折本身的严重程度有关,也与其他系统的合并伤有关,要求包括神经外科、普外科、泌尿外科、妇产科、内科、ICU和麻醉医师的多学科协作处理。因此,急诊接诊医生对病情的正确、及时判断就显得尤其重要。尤其在受伤后数小时至24小时内的正确判断、及时有效的处理,将大大减少并发症,降低死亡率及提高治疗优良率。

一线工作的创伤骨科医生应从以下几个方面进行评估:意识、呼吸、血压、脉搏、尿量、出血情况、脊柱损伤、四肢损伤及骨盆骨折等。治疗原则是:首先救治危及生命的内脏损伤及失血性休克等并发症,其次才是骨盆骨折本身。对较大动脉损伤者,有条件的单位可行介入栓塞止血,对静脉丛及骨折本身的出血,应及早暂时性稳定骨折,以中止或减少出血,常用外固定支架固定来完成,或骨盆捆扎及沙袋侧方挤压。内脏或空腔脏器损伤,应在抗休克的基础上早期探察治疗。

六、骨盆骨折的后续治疗

骨盆骨折的治疗原则是:①恢复骨盆环完整性。②解剖复位,防止畸形,减少患者痛苦,以促进康复。

(一)稳定性及轻度移位骨折

属 Tile 分类中的 A 型骨折,骨折稳定,移位极少,损伤后血液动力学的不稳定也较轻。治疗原则包括:对症治疗,保护下负重活动,观察骨折的稳定及愈合情况,一般需卧床 4～6 周及对症处理。

此类骨折的特点是骨盆环尚完整,包括撕脱骨折,髂骨翼骨折,耻骨支骨折;A_3 型骨折包括骶骨骨折,尾骨骨折等,几乎不对骨盆环的稳定性产生影响。

(二)有移位的稳定骨折

该类型的骨盆骨折以旋转不稳定为特征,在垂直方向及后方无明显移位,可分为 2 种类型:外旋型(B_1 型、开书型),内旋型(B_2 型、闭书型)。

开书型骨折的处理原则:①钢板的固定。②闭合复位,外固定支架固定 6 周。优点是可以早期活动及负重行走。缺点:针道感染等。③骨盆悬吊,此法仅适用于儿童。

外侧压缩骨折(闭书型骨折)的处理原则:大部分可以保守治疗,有下列情况者需手术复位及内固定:①下肢短缩大于 2.5cm,手法或外固定支架复位。②骨折块突入会阴部或盆腔,需要开放复位并行内固定治疗。

(三)有移位的不稳定骨折

属于 Tile 分类中的 B 型或 C 型骨折,骨折多不稳定,移位较大,血液动力学的不稳定情况明显,C 型骨折中除了旋转不稳定外尚有纵行不稳,因此多需要手术治疗。

1.骶骨翼骨折合并前方骨折

骶骨棒固定后方的骨折,外固定支架或钢板螺钉固定前方的骨折。如果后方皮肤及软组织条件差者尽量不用骶骨棒固定,可选用螺钉钢板固定。

2.骶髂关节脱位

经皮螺钉固定(需 SEP 监测下进行),或前路钢板固定骶髂关节脱位。同侧的前方骨折或耻骨联合分离则用钢板内固定,外固定支架则行对侧或双侧前方骨折固定。

3.合并髋臼固定

一般情况稳定后处理髋臼骨折,否则先处理髋臼骨折。

4.开放性骨折

是较高并发症发生率和死亡率的严重创伤。治疗原则:①控制出血。②彻底清创。③固定骨折。④对伴有严重大血管及重要神经损伤者,可考虑手术修复。

七、内固定治疗的选择

(一)时机及手术适应证

20 世纪 80 年代后期,骨盆骨折内固定技术有了长远的发展,手术治疗可以矫正畸形,早期活动,预防晚期骨不连和骨盆不稳,争取达到无痛和功能满意。至于手术时机,一般认为在伤后 5~7 天为宜,术前首先处理危及生命的损伤,待患者全身情况稳定后再考虑手术治疗骨盆骨折,一般不宜超过 3 周,否则骨折复位困难,疗效降低。但也有伤后超过 3 个月后手术的报道,那时多为矫形手术,手术难度大,损伤也大大增加,术后效果也大打折扣。

1988 年,Tile 提出内固定手术的指征:①垂直不稳定骨折为绝对的手术适应证。②合并髋臼骨折。③外固定支架固定后残留较大移位。④韧带损伤导致骨盆不稳定,如单纯骶骨后韧带损伤等。⑤闭合复位失败。⑥无会阴污染的开放性后部损伤。

Matta 等认为,骨盆后环结构损伤稳定超过 1cm 者,耻骨移位并骨盆后侧失稳,患肢短缩超过 1.5cm 者可采取手术。

Olson 认为,在 B_1 和 B_2 型骨折,如出现:①患肢短缩 1.5cm 以上者(包括 1.5cm)。②下肢内旋畸形导致外旋障碍大于等于 30°。③下肢外旋畸形造成内旋障碍者。均应行切开复位和内固定术。

（二）手术方法和器材

Tile 还提出后环损伤内固定的方法：①骶骨棒固定，利用骶骨棒将损伤骨盆同对侧的骨盆固定，同时使用骨钉固定骶髂关节以加强固定。②骶髂关节前方钢板固定。③使用或不使用钢板的松质骨螺钉固定。

前环骨折内固定的方法有：①钢板固定。②长螺钉固定。

完全不稳定骨盆骨折的患者只有在前路加后路固定的基础上才能取得较好的疗效。

用于骨盆骨折治疗的复位与内固定器械种类繁多，且不断发展，目前常用的器械有：①复位器械：大小骨盆复位钳、尖端复位钳（各种型号）、复位巾钳及 Farabeaf 复位钳。②内固定器械：3.5mm、4.5mm 直的和弯的重建钢板是骨盆常用的内固定材料，目前还有自锁重建钢板（LCP）、骶骨棒、"Ⅱ"棒系统。

手术治疗和临床应用（二）

第五章　脱位

第一节　上肢脱位

一、肩关节脱位

肩关节是一个典型的球窝关节，肱骨头大，呈半球状，关节盂小而浅，约为肱骨头关节面的1/3，关节囊和韧带薄弱松弛，形成了肩关节的灵活性和不稳定性。

肩关节脱位较多见，好发于 20～50 岁的男性。多为间接暴力所致。

根据肩关节脱位后时间的长短和是否复发，可分为新鲜、陈旧和习惯性三种。根据脱位后肱骨头的位置又可分为前脱位和后脱位两大类。前脱位还可分为喙突下、盂下、锁骨下脱位三型。前脱位较为常见，其中又以喙突下脱位最多见。后脱位极少见，故予忽略。

（一）新鲜肩关节脱位

1.病因病理

当肩关节处于外展外旋位跌倒时，手掌或肘部触地，外力沿肱骨纵轴向上传至肱骨头，肱骨头向肩胛下肌与大圆肌之间的薄弱部分冲击，顶破关节囊的前下部，进入喙突下间隙，形成喙突下脱位。若暴力较大，肱骨头可被推至锁骨下，而形成锁骨下脱位。若肱骨颈受到肩峰的阻挡，成为杠杆的支点，使肱骨头向下、向外移位，冲破紧张的关节囊下壁突入盂下间隙内，形成盂下前脱位。肱骨头有时因胸大肌和肩胛下肌的牵拉，滑至肩前部喙突下，可使盂下脱位转为喙突下脱位。极个别情况，由于暴力强大，肱骨头冲破肋间隙而进入胸腔，形成胸腔内脱位。

2.诊断要点

（1）有明显外伤史，肩部疼痛、肿胀和功能障碍等一般损伤症状。

（2）体征：患者常用健手扶托伤肢前臂。伤肩失去圆而膨隆的外形，肩峰显著突出，形成"方肩"畸形，并弹性固定于肩外展 20°～30° 位置，在喙突下或腋窝内或锁骨下可触及肱骨头。伤侧肘关节贴着胸前壁，伤肢手掌不能触摸健侧肩部，即搭肩试验（Dugas Sign，即杜加征）阳性的表现。盂下脱位时伤肢较健侧为长。合并肱骨大结节撕脱骨折者，局部肿胀明显，可有瘀斑及骨擦音。腋动脉栓塞者，上肢变冷，桡动脉消失。腋神经被肱骨头牵拉，可出现三角肌麻痹及肩后部感觉减退。X线检查可明确诊断，肩关节脱位常合并肱骨大结节撕脱骨折。

3.治疗方法

新鲜脱位应尽可能争取早期手法复位,整复操作要在麻醉无痛情况下进行,操作手法要轻柔准确,切忌暴力,以免发生合并伤。

(1)手法复位

1)拔伸足蹬法(Hippocrates,即希波克拉底法):患者仰卧。术者立于伤侧,用两手握住伤肢腕部,并以足(右侧脱位用右足,左侧脱位用左足)伸入腋窝内,在肩外旋、稍外展位置沿伤肢纵轴方向缓慢而有力地牵引,继而徐徐内收、内旋,利用足跟为支点的杠杆作用,将肱骨头挤入关节盂内,当有回纳感觉,复位即告完成。在足蹬时,不可用暴力,以免引起腋窝部血管、神经损伤。若经此法而肱骨头尚未复位,可能系肱二头肌长腱阻碍,可将伤肢进行内、外旋转,使肱骨头绕过肱二头肌长腱,然后再按上法进行复位。

2)拔伸托入法:患者坐位,第一助手立于患者健肩后,两手斜形环抱(也可用布带套住)固定患者,第二助手一手握住患者肘部,另一手握住腕上部,由轻至重地向前外下方作拔伸牵引。在第一助手和第二助手作对抗拔伸牵引的同时,术者立于伤肩的外侧,以两手拇指压住其肩峰,其余四指插入(也可用布带套住)腋窝,将肱骨头向外上方钩托,第二助手逐渐向内收、内旋位继续拔伸,直至肱骨头有回纳感觉,复位即告完成。

3)屈肘旋转法:患者坐位或仰卧位。术者立于伤侧。以右肩关节前脱位为例,术者右手握住伤肢腕部,左手握住肘部,在屈肘90°位沿肱骨纵轴牵引,逐渐将上臂外展外旋,使肱骨头转到关节盂的前缘,继而在牵引下逐步内收上臂,肘部与胸壁接触,肱骨头由关节盂前缘向外移,将关节囊的破口张开,然后,将上臂内旋并迅速向外上方推送,肱骨头即可通过张开的关节囊破口滑入关节盂。此法应力较大,故多在其他手法失败后应用,但操作需轻稳谨慎,因肱骨颈受到相当大的扭转力量,若用力过猛,可引起肱骨外科颈螺旋形骨折,尤其是骨质疏松的年老患者更应注意。

4)推按肩胛骨法:患者俯卧于诊床上,患侧上肢悬于床边,肩前垫一枕头,助手将患侧肘关节屈曲,一手握其腕部,另一手握肘部并向下按压。术者立于患者一侧,以双手扣住肩胛骨并将其向内(脊柱侧)、向上推按肩胛骨,助手同时将患肢上臂轻轻内旋,可听到关节入臼声,复位成功。

脱位整复后肩部隆起丰满,方肩变为圆肩,喙突下或肩胛盂下摸不到肱骨头,伤侧上臂紧贴胸壁时,其手掌可触及对侧肩部(Dugas征阴性),肩关节被动活动无功能障碍,X线照片检查肱骨头已复位正常。合并肱骨大结节撕脱骨折有移位者,当肩关节脱位获得复位时,往往亦同时得到复位,一般不必另行处理。

(2)固定方法

复位后必须进行固定,使受伤的软组织得以恢复,以防日后形成习惯性脱位。一般可用胸壁绷带固定法,即在伤侧腋窝垫一棉垫,此棉垫中穿一绷带并系在对侧肩上以作固定,外敷消肿散,上臂保持在内收、内旋位,肘关节屈曲60°~90°,将上臂用绷带包扎固定于胸壁,前臂用颈腕带或三角巾悬托于胸前。固定时间为2~3周。

（3）练功活动

在固定期间,伤肢未固定的关节均应及时作主动活动锻炼。解除固定后应逐步作肩关节各方向主动活动锻炼,并作推拿按摩、针灸、理疗,以防肩关节软组织粘连。禁止作强力的被动牵伸活动,以防并发外伤性骨化性肌炎。

（4）药物治疗

早期疼痛肿胀明显,宜活血祛瘀、消肿止痛,可内服舒筋活血汤或肢伤一方加减,外敷消肿散、消瘀退肿药膏或双柏散等。肿痛减轻后,宜舒筋活血、强筋壮骨,可内服壮筋养血汤加菟丝子、补骨脂或左归丸,外洗药可选用骨科外洗一方、上肢损伤洗方煎汤熏洗。

（二）陈旧性肩关节脱位

肩关节脱位超过 2~3 周以上未复位者,称为陈旧性肩关节脱位。

1.病因病理

肩关节脱位后,关节囊内、外血肿机化,形成大量的疤痕组织,关节囊破裂口因疤痕组织逐渐形成而封闭,关节囊与关节盂、肩袖、三角肌粘连,三角肌与内旋肌群挛缩,使肱骨头被坚强的纤维组织固定在脱位的位置上。这些病理改变都是阻碍肱骨头复位的原因。此外,合并肱骨大结节撕脱骨折畸形愈合,产生多量骨痂,亦可阻碍复位。

2.治疗方法

陈旧性肩关节前脱位手法复位疗效虽较好,但操作比较困难,处理不当,会造成严重的并发症如臂丛神经损伤、肱骨外科颈骨折等。手术切开整复则关节功能多严重受累,效果常不理想。因此,对陈旧性肩关节前脱位的治疗,应根据年龄、职业、局部病变、脱位时间和临床症状等不同情况,选择不同的治疗方法。

（1）年老体弱,脱位已超过 2~3 个月,无血管、神经压迫症状和局部疼痛,不需作特殊治疗。

（2）成年体质强壮者而脱位已超过 2~3 个月,若关节功能尚可,上臂能外展 70~90°,亦可听其自然,或采用药物熏洗与功能锻炼,以期进一步改善。

（3）年轻而脱位已超过 2~3 个月但局部病变严重,除关节脱位外,尚合并骨折及有大量疤痕组织形成,X 线照片显示关节周围有大量钙化阴影者,不宜采用手法复位,可作手术切开整复。

（4）对其他病例,尤其是年轻患者,脱位时间不太久（3 个月以内）,无并发骨折（肱骨大结节撕脱骨折、外科颈骨折）、外伤性骨化性肌炎、腋神经损伤等症状,肱骨头仍有一定活动范围者,可试行手法复位。手法复位失败,可采用手术治疗。

手法复位步骤:

1)牵引:成年人可用尺骨鹰嘴骨骼牵引,儿童可作皮肤牵引,在肩外展位牵引 1 周左右。在牵引期间应逐步变动牵引方向,使关节周围挛缩的肌肉能逐渐松弛和延伸,使肱骨头尽可能拉至关节盂附近,牵引重量要适当。必要时可加用推拿按摩和舒筋活络的中草药煎汤熏洗。如脱位时间短,关节活动受限较轻,可缩短牵引时间或不作持续牵引。

2)松解：患者仰卧于手术台上，在全身麻醉下，助手固定两肩部，术者一手握其前臂，另一手握腕上部，作肩关节屈、伸、内收、外展、旋转等各方向被动运动，力量由轻而重，范围逐渐增大，缓慢而持续有力。通过手法，可以进一步松解这些肌群、韧带、关节囊疤痕组织挛缩和粘连，但在操作时须耐心细致，切勿操之过急，否则容易造成骨折、血管神经损伤等并发症。有时操作可长达1~2小时左右。

3)复位：当肱骨头周围疤痕组织与粘连已被松解，挛缩的软组织已进一步延伸，关节活动已有显著增加时，即可进行手法复位。复位时第一助手用宽布套住患者胸廓向健侧牵引，第二助手用一手扶住竖立于台旁的木棍，另一手固定健侧肩部。第三助手牵引患肢，外展到120°左右。术者双手把握住肱骨头，三个助手同时用力，第三助手徐徐内收患臂，利用木棍为杠杆的支点迫使肱骨头复位。在复位的过程中各方用力要适当，动作要缓慢。复位后摄X线片检查。由于陈旧性脱位手法复位后关节组织创伤反应较重，肩部常有肿胀、疼痛，局部应敷贴祛瘀消肿类药膏，并应用舒筋活血的中草药熏洗，以利关节功能恢复。

若手法复位未能成功，应考虑切开复位；不能行手术者，仅进行主动活动锻炼，以争取恢复其部分功能。

（三）习惯性肩关节脱位

习惯性肩关节脱位比较常见。患者年龄多在20~40岁之间。

1.病因病理

多数习惯性肩关节脱位系因首次脱位后未经妥善固定，关节囊前壁破裂口、软骨盂唇及骨性盂缘破裂处、肱骨头凹陷性骨折未得到良好的修复，关节囊松弛，关节盂前缘缺损，肱骨头后侧塌陷所致。经多次脱位后，肩袖受损，尤其是肩胛下肌失去控制肌肉平衡的作用，肩关节一旦遭受外展外旋轻微外力时（如乘车攀扶手、穿衣时举手伸入衣袖、举臂挂衣或展臂擦背）即可脱位。

2.诊断要点

有肩关节再次或反复多次发生脱位的病史，肩关节畸形，但肩部疼痛常不剧烈，局部肿胀常不明显，而肩关节活动功能障碍。久而久之，肩关节肌肉也有不同程度萎缩。X线检查应摄肩部正位片和肩关节外旋50°~70°的正位片以观察肱骨头位置和关节盂缺损情况。

3.治疗方法

习惯性肩关节前脱位的手法复位一般并不困难，可不用麻醉，有些患者还有自行复位的经验。为防止再脱位，复位后用绷带固定3周，解除固定后，作轻微活动锻炼，同时配合内服大剂量补肝肾、壮筋骨药物以及熏洗治疗。效果仍不满意时，考虑手术治疗。

二、肘关节脱位

肘关节由肱骨滑车、尺骨上端半月切迹、肱骨小头、桡骨头构成。肘部三点骨突标志是指肱骨内、外上髁及尺骨鹰嘴突。肘关节伸直时，这三点成一直线；屈肘时，这三点成一等腰三角形,因此又称为"肘三角"。肘关节脱位较为常见,多见于青壮年,儿童与老年人少见,多为间接暴力所致。按尺、桡骨上端关节面脱位的方向,可分为前脱位、后脱位两种。后脱位最为常见。前脱位甚少见,故忽略。

(一)肘关节后脱位

1.病因病理

上肢处于外展过伸位跌倒时,手掌着地,鹰嘴突尖端撞击肱骨下端鹰嘴窝,在肱尺关节处形成杠杆作用,使止于喙突上的肱前肌腱及关节囊的前壁被撕裂,肱骨下端向前移位,桡骨头与尺骨喙突同时滑向后方,而形成肘关节后脱位。

由于环状韧带和骨间膜将尺、桡骨比较牢固地束缚在一起,所以脱位时尺、桡骨多同时向背侧移位。由于暴力作用不同,尺骨鹰嘴和桡骨头除向后移位外,有时还可向内侧或外侧移位,甚至形成分叉状移位。侧方移位时常合并尺、桡侧副韧带撕脱或断裂。喙突有时亦发生骨折。肘窝部和肱三头肌腱常因肱前肌腱被剥离,骨、韧带、关节囊的撕裂而产生血肿,该血肿容易骨化,成为整复的最大障碍。另外,肘关节脱位可合并肱骨内上髁骨折,有的还夹入关节腔内影响复位。移位严重时,可引起尺神经牵拉伤。

2.诊断要点

(1)有典型的外伤史,肘部疼痛剧烈,肿胀明显,肘关节功能障碍。

(2)体征:常用健手托住伤侧前臂,肘关节弹性固定于 $120°\sim135°$ 半伸半屈位,可触及鹰嘴明显向后突出,在其上方可见一明显凹陷,肘窝可摸到肱骨下端,肘部前后径增宽。肘部三点骨性标志发生改变,这一点可与伸直型肱骨髁上骨折相鉴别。前臂缩短。此外,侧移位时还呈现肘内翻或肘外翻畸形。肘关节伸屈活动受限,而出现内收、外展的异常活动。X线检查可确诊并可看出有无并发骨折。

3.治疗方法

(1)手法复位

可选用臂丛神经阻滞麻醉或血肿内麻醉进行复位。

1)膝顶拔伸法:患者端坐位,术者立于伤侧前面,一手握住其上臂,另手握住腕部,同时以一足踏在椅面上,以膝顶在患肢肘窝内,沿前臂纵轴方向用力牵引,并逐渐屈肘。

2)拔伸屈肘法:患者坐位,助手立于患者背后,以双手握其上臂,术者站在伤侧前面,以双手握住其腕部,置前臂于旋后位,两人同时作对抗牵引数分钟。然后术者以一手握腕部继续保持牵引,另一手拇指抵住肱骨下端向后推按,其余四指抵住鹰嘴向前端提,并慢慢将肘关节屈曲。或用卧位拔伸屈肘法,患者仰卧,伤肢靠床边,术者一手按压其上臂下段,另一手握住伤肢前臂顺势拔伸,有入臼声后屈曲肘关节。

采用上述两种方法复位,当最后徐徐屈肘时,往往会感到有复位弹响,且伤肢手部可触及同侧肩部,即表示复位成功。

在一般情况下,合并肱骨内上髁骨折者,脱位复位后,骨折块亦随之复位。但有少数病例骨折块夹于关节腔内,手法复位不能成功者,可采用手术复位。

（2）固定方法

复位后，肘关节取屈曲90°位置，使用肘直角托板固定3周左右，并以三角巾悬吊伤肢于胸前。关节积血较多者，宜在无菌条件下穿刺抽出，可以减少关节粘连和骨化性肌炎的形成。

（3）练功活动

去除固定后逐渐开始肘关节主动活动，但必须避免肘关节的强烈被动活动，以防发生外伤性骨化性肌炎。

（4）药物治疗

复位后，初期宜活血祛瘀、消肿止痛，可内服接骨紫金丹或续断紫金丹，外敷消瘀退肿膏药；中期宜活血祛瘀、舒筋活络，可内服生血补髓汤或肢伤二方，外敷跌打膏药；后期宜补益气血，可内服八珍汤或补中益气汤，外用上肢损伤洗方煎汤熏洗。

（二）陈旧性肘关节脱位

肘关节脱位未行复位已超过2～3周，脱位关节的病理改变随时间而有所发展，由于血肿机化和疤痕组织的形成，关节周围组织亦有不同程度的挛缩和粘连。

近年来采用中西医结合的方法，对部分不合并骨折、骨化性肌炎的单纯陈旧性肘关节后脱位，可以进行非手术治疗。

1.手法复位

一般脱位时间不长，应先行手法整复。脱位时间愈短，复位愈容易成功。脱位时间愈长，复位愈困难。在复位前，应拍摄X线片，以确定是否适应手法复位。

（1）牵引

手法复位前可作尺骨鹰嘴骨牵引，时间约1周左右，结合推拿按摩及舒筋活血的中草药物煎汤熏洗局部，使关节挛缩组织逐渐延伸。

（2）松解

在臂丛麻醉下首先进行舒筋按摩，即在持续牵引下慢慢摇晃肘关节，并作屈伸、内外旋转、左右摇摆活动，互相交替，范围由小渐大，力量由轻而重，不可操之过急。随着活动范围增大，肘关节周围的纤维粘连和疤痕组织逐渐松解，挛缩的肱二头肌亦伸展延长。待肘关节相当松动后，始可进行整复。

（3）复位

术者用两拇指紧紧顶住鹰嘴突，其他四指把住肱骨下端，一助手固定上臂，另一助手握住前臂和腕部，在两助手对抗牵引下，先稍过伸肘关节而后慢慢屈益，此时术者顶住鹰嘴突的两拇指用力向前推，其余四指往后拉，并慢慢将肘关节屈曲到90°。若鹰嘴向后突出的畸形消失，肘关节外形恢复正常，即表示脱位已复位。复位后，应及时行X线检查，特别注意鹰嘴是否骨折，如发现关节间隙较正常为宽，这是因为有组织充填所致，在日后活动中会逐渐恢复正常。

2.复位后处理

复位后，用托板或石膏托将肘关节固定于屈曲90°位，2周后改用三角巾悬吊，患肢作握拳屈腕活动。解除固定后，练习关节伸屈、旋转活动，辨证使用中药内服和熏洗，并配合理疗及轻手法按摩。对于手法复位失败或不适合于手法复位的病例,可采用手术切开复位。

三、小儿桡骨头半脱位

小儿桡骨头半脱位多见于 4 岁以下的幼儿,其桡骨头发育尚不完全,头颈直径几乎相等,有时头甚至还小于颈,环状韧带松弛,故在外力作用下容易发生半脱位。

1.病因病理

多为间接外力引起。当幼儿肘关节在伸直位受到牵拉,如穿衣或在练习步行中摔倒时,幼儿腕部被握住,关节腔容积增大,其内的负压将关节囊和环状韧带一起吸入肱桡关节间隙,桡骨头被环状韧带卡住,阻碍回复原位。

2.诊断要点

患肢有被牵拉的外伤史,幼儿哭闹,不肯举动,常拒绝别人触动伤肢及拒绝检查,肘关节保持半屈曲、前臂旋前位,桡骨小头部位有明显压痛,肘关节不敢屈曲,被动屈肘时患儿疼痛哭闹,肘关节无明显的肿胀,无畸形。X线检查常不能显示病变。

3.治疗方法

手法复位:以伤肢右侧为例,家长抱患儿正坐,术者用右手握住其前臂,左手拇指放于桡骨头外侧处,并慢慢将前臂旋后,一般半脱位在旋后过程中常可复位,若不能复位,则右手稍加牵引至肘关节伸直旋后位,左手拇指加压于桡骨头处,然后屈曲肘关节,常可听到或感到有轻微的滑入声,便已复位。复位后,患儿肘部疼痛多能立即消失,且能屈肘自如,或上举取物。复位后,一般不需固定,可嘱家长在近期内避免牵拉患肢,以防发生再次脱位。

四、月骨脱位

腕骨中月骨易脱位,且以月骨向掌侧脱位最常见。在月骨前后为桡月前后韧带,其血运通过前后韧带进入月骨。月骨凸面与桡骨下面构成关节,其凹面与头状骨相接触。月骨的前面相当于腕管,为屈指肌腱和正中神经所通过。

1.病因病理

多由传达暴力所致,跌倒时手掌先着地,手腕背伸时,月骨被桡骨下端和头状骨挤压而向掌侧脱位(前脱位)。由于暴力的大小不同,月骨脱位程度和预后也不同。

2.诊断要点

(1)有明显外伤史,伤后腕部掌侧疼痛、肿胀、隆起。

(2)体征:由于月骨脱位压迫屈指肌腱,使之张力加大,腕关节呈屈曲位,中指不能完全伸直,握拳时第三掌骨头有明显塌陷,叩击该掌骨头有明显疼痛,脱位的月骨还可能压迫正中神经,使正中神经支配区的桡侧三个手指麻木。X线正位片显示月骨由正常的四方形变成三角形,月骨凸面转向头状骨,头状骨轻度向近侧移位,侧位片可见月骨移位于腕关节掌侧,月骨的凹形向掌侧倾斜,凸面向背侧。

3.治疗方法

(1)手法复位

患者作臂丛阻滞麻醉后,肘关节屈曲 90°,两助手分别握住肘部和手指对抗牵拉,在拔伸牵引下前臂旋后,腕关节背伸,使桡骨和头状骨的关节间隙加宽,术者两手握住患者腕部,两拇指用力推压月骨凹面的远端,迫使月骨进入桡骨和头状骨的间隙,然后逐渐使腕掌屈,当月骨有滑动感,中指可以伸直时,多数表明已经复位。但因月骨较小,拇指压力较平均,有时不易将其推压复位,可用 20 号注射针头或克氏钢针,在无菌操作及 X 线透视下,自掌侧把针刺入月骨凹面的远端,在对抗牵引下,向背侧压迫,协助复位。复位后即在 X 线下复查,若月骨凹形关节面已与头状骨构成关节,其形成又恢复为四边形,即表示复位良好。

(2)复位后处理

复位后,用塑形夹板将腕关节固定于掌屈 30°位,1 周后改为中立位,固定期间手指应经常进行功能活动,2 周后作腕关节活动,辨证使用中药内服和熏洗。

五、掌指关节及指间关节脱位

(一)掌指关节脱位

掌指关节脱位以向掌侧者最多,其中尤以拇指和食指最多见。

1.病因病理

手指扭伤、手指强力背屈等可引起掌指关节脱位,多见于拇指及食指。掌侧关节囊被撕裂,掌骨头穿过关节囊的裂口,又经屈肌腱的一侧滑向掌侧皮下,指骨基底移位于掌骨头背侧。如关节囊裂口较小,掌骨头往往如钮扣状被交锁其中,造成整复困难。

2.诊断要点

患处疼痛、肿胀、畸形明显,掌侧面隆起,在远侧掌横纹皮下可摸到脱位的掌骨头,手指缩短,掌指关节弹性固定于过伸位,功能丧失,指间关节呈屈曲位。X 线摄片可清楚地显示移位的掌骨头和指骨基底部。

3.治疗方法

(1)手法复位

可在局麻下,助手一人固定前臂腕上部,术者用一手拇指与食指握住脱位手指,呈过伸位,顺畸形方向作持续牵引,同时用另一手握住患侧腕关节以拇指抵于患指基底部推向远端,使脱位的指骨基底与掌骨头相对,然后轻度屈曲患指,即可复位。如手法不成功应即行手术复位。

(2)固定方法

用金属压舌板压弯或用绷带卷垫于掌指关节掌侧,使掌指关节固定于半屈曲位 3 周。

(3)药物治疗

在固定期间,内服跌打散,外敷消瘀退肿药膏。去除固定后,内服正骨紫金丹,外贴跌打膏药。

(二)指间关节脱位

指间关节脱位颇为多见,各手指的近侧或远侧指间关节都可发生。

1.病因病理

过伸、旋转或侧向暴力可使指间关节脱位及侧副韧带断裂,关节囊撕裂或撕脱,产生关节脱位,甚至伴有指骨基底小骨片撕脱。脱位的方向大多是远段指节向背侧及侧方移位。

2.诊断要点

伤后关节局部肿胀、疼痛、活动受限、弹性固定、畸形、压痛,被动活动时疼痛加重。若侧副韧带已断,则出现明显侧方活动。X线照片可确定是否并发指骨基底撕脱性骨折。

3.治疗方法

(1)手法复位

术者一手固定伤肢掌部,另一手握住伤指顺势拔伸牵引,同时用拇指将脱出的指骨基底部推向前方,并轻度屈曲手指,即可复位。

(2)复位后处理

整复后,外敷消瘀退肿药膏或用胶布固定2～3周,使损伤的关节及副韧带得到愈合。解除固定后,用中草药熏洗患指,并开始主动活动锻炼。

第二节 下肢脱位

一、髋关节脱位

髋关节脱位是下肢比较常见的脱位。髋关节骨性结构由髋臼和股骨头组成。髋臼位于髋骨外侧中部,朝向前外下方,髋臼周缘有关节盂缘软骨附着,以加深关节窝。股骨头呈球状,其2/3纳入髋臼内。除骨性稳定外,坚强的关节囊、周围韧带、肌肉和与股骨头相连的圆韧带,构成了髋关节的稳定性。因此,只有在强大暴力作用下才可能发生。髋关节脱位多见于青壮年男性。

根据脱位后股骨头移位的情况,可分为三种类型。股骨头停留在髂坐线的前方者为前脱位;停留在该线后方者为后脱位;股骨头向中线,冲破髋臼底部进入盆腔者,为中心性脱位,临床以后脱位多见。

(一)病因病机

髋关节是结构比较稳定的关节,引起脱位常需强大的暴力,因而,在脱位的同时,软组织损伤较严重,并且常常合并其他部位损伤。多由间接暴力引起,如车祸、坠堕、塌方等,亦可发生于屈髋位如从高处跳下、骑马跌倒等,足或膝着地而致脱位。

1.后脱位

当髋关节屈曲90°时,过度内旋内收,则使股骨头的大部分移到较薄弱的关节囊后下方。

当受到来自腿部、膝部向后方的暴力与作用于腰背部向前的暴力作用时,可使股骨头冲破关节囊而脱出髋臼,发生后脱位。有时可伴有髋臼后缘的骨折或坐骨神经损伤。

2.前脱位

髋关节在外展、外旋时受暴力作用,大转子顶端即与髋臼上缘相接触,股骨头因杠杆作用,突破关节囊的前下方薄弱区,形成前脱位。脱位后,若股骨头停留在耻骨支水平,则为耻骨部脱位,可引起股动、静脉受压而出现下肢血循环障碍;若股骨头停留在闭孔,则成为闭孔脱位,可压迫闭孔神经而出现麻痹。

3.中心性脱位

当强大的暴力从外侧作用于大转子外侧,或髋关节在轻度屈曲外旋位,受到顺着股骨纵轴的传导暴力冲击,使股骨头冲击髋臼底部,引起臼底骨折。当暴力继续作用,股骨头可连同髋臼的骨折块一同向盆腔内移位,成为中心性脱位。中心性脱位引起髋臼骨折,骨折可成星状或粉碎型。中心性脱位时,关节软骨损伤一般较严重,而关节囊及韧带损伤则相对较轻。严重的脱位,股骨头整个从髋臼骨折的底部穿入骨盆,股骨颈部被髋臼骨折片夹住,使复位困难,但这种情况比较少见。

4.陈旧性脱位

当脱位超过3周,髋部软组织损伤已在畸形位置下愈合,髋臼内的血肿已机化变为结实的纤维组织,周围肌腱、肌肉挛缩,撕破的关节囊裂口已愈合,股骨头被大量的瘢痕组织粘连,固定于脱臼位置。患肢因长时间活动受限、废用,可发生骨质疏松,尤其是粗隆间和股骨颈,在手法复位时易发生骨折。

有时特别强大的暴力可在造成脱位的同时造成股骨干骨折,此类型罕见。

(二)诊断要点

髋关节脱位均有明确外伤史(如撞车、塌方、高处坠落等),伤后髋部疼痛;肿胀、活动功能障碍,不能站立行走,畸形并弹性固定。不同类型脱位,有不同表现,严重者还可发生骨折及神经、血管损伤等并发症。

1.后脱位

患肢呈现屈髋、屈膝、内收、内旋及短缩的典型畸形。患侧臀部隆起,大转子向后上移位,在髂前上棘与坐骨结节联线后上方可触及股骨头。髋关节主动活动丧失,被动活动时,出现疼痛加重及弹性固定,患侧膝关节常置于健侧膝上部,粘膝征阳性。粘膝征是鉴别诊断髋关节前、后脱位的检查法。X线检查见股骨头位于髋臼的外上方,股骨颈内侧缘与闭孔上缘所连的弧线(Shenton线)中断,应当注意观察有无合并髋臼后缘骨折。对每一例髋关节后脱位的患者,都应该认真检查有无坐骨神经损伤及同侧股骨干骨折。

2.前脱位

患髋关节呈屈曲、外展、外旋畸形,患肢较健肢长。伤侧膝部不能靠在对侧大腿上。股骨头可位于髂前上棘与坐骨结节的连线(Neleton线)之下,在闭孔前或腹股沟附近可摸到股骨头。若股骨头停留在耻骨上支水平,压迫股动、静脉出现下肢血液循环障碍。摄X线片可见股骨头在闭孔内或耻骨上支附近,股骨头呈极度外展、外旋位。

3.中心性脱位

患髋疼痛、肿胀、畸形多不明显。患侧下肢活动受限,脱位严重者,患肢可有短缩,有轴向叩击痛。若骨盆骨折血肿形成,患侧下腹部有压痛,肛门指检常在伤侧有触痛。X线检查可显示髋臼底部骨折及突向盆腔的股骨头。CT检查可明确髋臼骨折的具体情况。

(三)治疗

1.整复方法

新鲜髋关节脱位,只要患者全身情况允许,应立即行手法复位;陈旧性脱位,力争手法复位,若有困难,可考虑切开复位;脱位合并臼缘骨折,一般随脱位的整复,骨折亦随之复位;合并股骨干骨折,先整复脱位,再整复骨折。手法复位一般不需要麻醉,如整复困难亦可选用蛛网膜下腔麻醉(腰麻)或全身麻醉。

(1)后脱位复位手法

1)屈髋拔伸法:患者仰卧于木板床或铺于地面的木板上。助手以两手按压双侧髂前上棘以固定骨盆。术者面向患者,弯腰站立,骑跨于髋膝关节各屈曲90°患肢上,用双前臂、肘窝扣在患肢腘窝部,先在内旋、内收位顺势拔伸,然后垂直向上拔伸牵引,使股骨头接近关节囊裂口,略将患肢旋转,促使股骨头滑入髋臼,当感到入臼声后,再将患肢伸直,即可复位。

2)回旋法:患者仰卧,助手以双手按压双侧髂嵴固定骨盆。术者立于患侧,一手握住患肢踝部,另一手用肘窝上托腘窝部,在向上提拉的过程中,将大腿内收、内旋,髋关节极度屈曲,使膝部贴近腹壁,然后将患肢外展、外旋、伸直。在此过程中,髋部有响声者,复位即告成功。由于此法的屈曲、外展、外旋、伸直是一连续动作,形状恰似一个问号"?"或反问号"?",故亦称划问号复位法。由于回旋法的杠杆作用力较大,施行手法时动作要轻柔,切勿使用暴力,以免导致骨折或加重软组织的损伤。

3)拔伸足蹬法:患者仰卧,术者两手握患肢踝部,用一足外缘蹬于坐骨结节及腹股沟内侧(左髋脱位用左足,右髋脱位用右足),手拉足蹬,身体后仰,协同用力,两手可略将患肢旋转,即可复位。

4)俯卧下垂法:患者俯卧于床边,双下肢置于床外,一助手扶持健侧下肢,保持伸直水平位,另一助手用双手固定骨盆。患肢下垂,术者一手握其踝关节上部,使膝关节屈曲90°,利用患肢的重量向下牵引,术者可轻旋大腿,用另一手在靠近腘窝处向下加压,增加牵引力,使其复位。

(2)前脱位复位手法

1)屈髋拔伸法:患者仰卧于铺于地面的地板上,一助手按住双侧髂嵴固定骨盆,另一助手屈曲其膝关节,并握住患肢小腿,在髋外展、外旋位渐渐向上拔伸牵引至屈髋90°位,与此同时,术者双手环抱大腿根部,将大腿根部向后外方按压,股骨头即可纳入髋臼。

2)拔伸足蹬法:患者仰卧位,术者两手握患踝部,用一足外缘蹬于坐骨结节及腹股沟内侧,左髋脱位用左足,右髋脱位用右足,足底抵住股骨头,手拉足蹬,缓慢用力,徐徐拉伸,待感觉松弛后,用两手将患腿内收,同时足向外支顶股骨头,即可复位。

3)反回旋法:操作步骤与后脱位相反,即先将髋关节外展外旋,然后屈髋屈膝,再内收、内旋,最后伸直下肢。

(3)中心性脱位复位手法:患者仰卧,一助手握其患肢踝部,使足中立,髋外展30°,缓慢拔伸旋转,一助手握住患者腋窝作反向牵引。术者立于患侧,一手推髂骨,另一只手抓住绕过患侧大腿根部的布带,向外牵拉,即可将内移之股骨头拉出,触摸大转子并与健侧比较,两侧对称,整复成功。也可采用持续股骨髁上牵引,逐步复位。移位的骨碎片可能与脱位的股骨头一并复位。

(4)陈旧性脱位复位手法:脱位未超过2个月,适应手法整复者,可先试行手法复位。在行手法复位前,先行股骨髁上牵引或胫骨结节骨牵引1～2周,重量10～20kg,由原来的内收、内旋和屈髋位逐渐改变牵引方向,至伸直和外展位,克服肌肉、关节囊、韧带和其他软组织的挛缩,待股骨头逐渐牵至髋臼水平或更低,即可在麻醉下行手法复位。施行手法时,用力应由轻到重,活动范围应由小到大,先作髋关节各方向的摇转、扳拉等,逐步解除股骨头周围的粘连。松动至最大限度,再按新鲜脱位的手法复位。切忌使用暴力,以防发生股骨头塌陷或股骨颈骨折等合并症。如手法复位遭遇困难,或病程在1年以上,局部疼痛,畸形明显,髋关节周围软组织挛缩严重、功能障碍明显,以及关节面破坏、髋关节不稳定的青壮年,可手术治疗。

2.复位后检查

复位后,助手将患肢轻放,与健肢并齐,比较双侧肢体长度是否相同,股骨大转子有无上移,畸形是否消失,再托住腘窝部进行各种被动活动,若无障碍,说明复位已成功。

3.固定

一般用皮牵引或沙袋制动。髋关节后脱位,应维持髋部在轻度外展旋中位置,使损伤的软组织获得良好的愈合机会。然后可扶双拐下地行走,但2～3个月内患肢不负重。合并髋臼后上缘骨折者,在复位后,骨折块多数随之复位。经X线检查证实骨折片复位良好者,在髋部外侧用外展夹板固定,并配合持续皮牵引.固定时间应延长至6周左右。髋关节前脱位在皮牵引时,必须维持在内收、内旋、伸直位,避免患肢外展。髋关节中心性脱位可以在外展旋中位牵引6～8周。

4.药物治疗

初期以活血化瘀为主,可内服舒筋活血汤或肢伤一方;外敷消肿散、双柏散或活血散。中期和后期则着重补益气血,强壮筋骨,内服选用生血补髓汤、补肾壮筋汤、虎潜丸等;外敷接骨续筋药膏或舒筋活络药膏。解除固定后可用海桐皮汤或下肢损伤洗方等煎汤熏洗。

5.练功活动

在牵引或夹板、沙袋制动期间,应进行股四头肌及踝关节功能锻炼。以防止肌肉萎缩及关节粘连。解除固定或牵引后,可先在床上作屈髋、屈膝、内收、外展和内、外旋锻炼。以后逐步作扶拐不负重锻炼。3个月后,方可作下蹲、行走等负重锻炼。中心性脱位,关节面因有破坏,床上练习可适当提早,而负重锻炼则应相对推迟,以减少发生股骨头无菌性坏死及创伤性关节炎的发生率。

二、膝关节脱位

膝关节是人体最大、结构最复杂的关节,负重量大且运动较多。关节接触面较宽阔,由股骨远端、胫骨近端和髌骨构成,属屈戌关节。膝关节的骨性结构不稳定,其附属结构复杂,借助关节囊、内外侧副韧带、前后十字韧带、半月板等连接和加固,周围有坚强的韧带和肌肉保护而保持稳定。腘动脉主干位于腘窝深部,紧贴股骨下段、胫骨上段,位于关节囊与腘肌筋膜之后。

因为膝关节有坚强的附属结构维持其稳定性,故只有遭受强大暴力,周围软组织大部分被破坏后,才可导致脱位,会并发韧带、半月板损伤,乃至骨折或神经、血管的损伤,如没有及时妥善诊治,可导致严重后果。膝关节脱位比较少见,好发于青壮年。

(一)病因病机

膝关节脱位由强大的直接暴力及间接暴力引起,以直接暴力居多。暴力直接撞击股骨下端或胫骨上端造成脱位。间接暴力则以股骨下端固定而作用于胫骨的旋转暴力多见。根据暴力作用方式和脱位后胫骨上端所处位置,可分为前脱位、后脱位、内侧脱位、外侧脱位和旋转脱位。其中,前脱位最常见,内侧、外侧及旋转脱位较少见。

1.前脱位

多为膝关节强烈过伸损伤所致。当膝关节过伸超过 30°时,或屈膝时,外力由前方作用于股骨下端,或外力由后向前作用于胫骨上端,使胫骨向前移位。此类脱位最常见,多伴有关节后侧囊撕裂、交叉韧带断裂,或伴有腘动、静脉损伤。

2.后脱位

当屈膝时,暴力作用于胫骨上端,使其向后移位。多有十字韧带断裂,腘动、静脉损伤。

3.外侧脱位

由于强大外翻力或外力直接由外侧作用于股骨下端,而使胫骨向外侧移位。

4.内侧脱位

强大外力由外侧作用于胫、腓骨上端,使胫骨内移脱位,严重者易引起腓总神经牵拉损伤。

膝关节完全脱位时,常造成关节周围软组织的严重牵拉撕裂性损伤,多为前、后交叉韧带完全撕裂,一侧副韧带断裂和关节囊后部撕裂;并可使肌腱及韧带附着的骨骼如胫骨结节、胫骨棘及胫、股骨髁撕脱或挤压骨折。因膝关节位置表浅,脱位可为开放性。前、后脱位占整个脱位的半数以上,可使腘动脉断裂。因为大量出血而在腘部形成巨大血肿,压迫腘部血管分支;出血后向下流入小腿筋膜间隔,又加重膝以下缺血,若不及时处理,则可导致肢体坏死而截肢。内侧严重脱位可引起腓总神经损伤。有时,被撕裂的软组织嵌顿于关节间隙内,或股骨髁被套在关节囊裂口,或嵌入股内侧肌形成的扣孔或裂口内,影响闭合复位。因局部软组织被嵌顿,常牵拉皮肤向内而在局部出现皮肤陷窝。

(二)诊断要点

有严重外伤史,伤后膝关节剧烈疼痛、肿胀、关节活动受限,下肢功能丧失。不全脱位者,由于胫骨平台和股骨髁之间不易绞锁,故脱位后常自行复位而没有畸形,在临床上,容易忽略膝关节脱位过程中,伴随产生的膝关节附属软组织结构的损伤,应该给予充分的重视。完全脱位者,患膝畸形明显,下肢短缩,可出现侧方活动与弹性固定,在患膝的前后或侧方可摸到脱出的胫骨上端与股骨下端。前后脱位时,膝部前后径增大,内外侧脱位,关节横径增大,侧向活动明显。合并十字韧带断裂时,抽屉试验阳性。合并内、外侧副韧带断裂时,侧向试验阳性。

若出现小腿与足趾苍白、发绀,腘窝部有明显出血或血肿,足背动脉和胫后动脉搏动消失,表示有腘动脉损伤的可能;或膝以下虽尚温暖而动脉搏动持续消失,亦有动脉损伤的可能性,要立即复位和处理。如果受伤后即出现胫前肌麻痹,小腿与足背前外侧皮肤感觉减弱或消失,是腓总神经损伤的表现。膝部 X 线正侧位片,可明确诊断及移位方向,并了解是否合并骨折。

(三)治疗

膝关节脱位属急重症,一旦确诊,即应在充分的麻醉下,行手法复位。有血管损伤表现的,在复位后未见恢复,应及时进行手术探查,以免延误病情。神经损伤如为牵拉性,则多可自动恢复,可暂时不作处理,密切观察。若韧带、肌腱或关节囊嵌顿而妨碍手法复位,应早期手术复位。神经或韧带断裂,如情况允许,亦应早期修补。

1.整复方法

一般在腰麻或硬膜外麻醉下进行,患者取仰卧位。一助手用双手握住患侧大腿,另一助手握住患侧踝部及小腿作对抗牵引,保持膝关节半屈伸位置,术者用双手按脱位的相反方向推挤或提托股骨下端与胫骨上端,如有入臼声,畸形消失,即表明已复位。

复位后,将膝关节轻柔屈伸数次,检查关节间是否完全吻合,并可理顺被卷入关节间的关节囊及韧带和移位的半月板,关节穿刺,抽尽关节内的积液与积血,以防血肿机化关节粘连。检查患肢末梢血运,尤其是足背及胫后动脉的搏动情况,并摄 X 线片检查复位情况。

2.固定方法

膝关节加压包扎,用长腿夹板或石膏托屈曲 20°～30°位 6～8 周。禁止伸直位固定,以免加重血管、神经损伤。抬高患肢,以利消肿,防止小腿筋膜间隔综合征的产生。

3.手术治疗的适应证

膝关节脱位并发韧带、血管损伤及骨折者,应手术治疗。手术不但可修复韧带,而且可检视半月板有无损伤,以便早期处理。关节内如有骨软骨碎屑也可得到及时清理,以免形成关节游离体。合并腘动脉损伤者更应及时进行手术探查及修复。

4.练功活动

复位固定后,即可作股四头肌舒缩及踝关节、足趾关节屈伸功能锻炼。4～6 周后,可在固定下,作扶双拐不负重步行锻炼,8 周后可解除外固定。先在床上练习膝关节屈伸,待股四头肌肌力恢复及膝关节屈伸活动稳定、有力以后,才可逐步负重行走。

三、髌骨脱位

多数是由于膝关节骨性组织结构及软组织发育缺陷,或暴力致股内侧肌及扩张部撕裂,促使髌骨向外侧脱出;髌骨向内侧脱位者少见。

髌骨是人体最大的籽骨,是膝关节的组成部分。生理功能主要是传递并加强股四头肌的力量,维持膝关节的稳定,保护股骨关节面。

(一)病因病机

1.外伤性脱位

外伤性脱位可以因为关节囊松弛,股骨外髁发育不良而髌骨沟变浅平,或伴有股内侧肌肌力弱,或在损伤时大腿肌肉松弛,股骨被强力外旋、外展,或髌骨内侧突然遭受暴力打击,可完全向外脱出。当用力踢东西时,突然猛力伸膝,股四头肌的内侧扩张部撕裂也可引起髌骨向外侧脱位。外侧撕裂而向内侧脱位极少见。当暴力作用下,股四头肌断裂或髌韧带断裂,髌骨移位于下方或上方,有时可夹在关节间隙。

2.习惯性脱位

由于股四头肌特别是内侧肌松弛,髌骨发育较小,股骨外髁扁平,并有膝外翻畸形,髌腱的抵止部随着胫骨外翻而向外移位,使股四头肌与髌腱的作用力线不在一条直线上而向内成角。胫骨有外旋畸形时,亦可引起髌骨脱位。轻度外力,有时甚至屈伸膝关节即可诱发脱位。外伤性脱位治疗不当,如股内侧肌未修补或修补不当,亦常为习惯性脱位的主要原因。

(二)诊断要点

1.外伤性脱位

受伤史。伤后部肿胀、疼痛,膝关节呈半屈曲位,不能伸直。膝前平坦,髌骨可向外、内方脱出。或有部分患者就诊时,髌骨已复位,仅留下创伤性滑膜炎及关节内积血或积液,在髌骨内上缘之股内侧肌抵止部有明显压痛。可通过详细询问病史以帮助诊断。膝部 X 线侧、轴位片可见髌骨移出于股骨髁间窝之外。

2.习惯性脱位

青少年女性居多,多为单侧,亦有双侧患病。有新鲜创伤性脱位病史,或先天发育不良者,可无明显创伤或急性脱位病史。每当屈膝时,髌骨即在股骨外髁上变位向外侧脱出。脱出时伴响声,膝关节畸形,正常髌骨部位塌陷或低平,股骨外髁前外侧有明显异常骨性隆起。局部压痛,轻度肿胀,当患者忍痛自动或被动伸膝时,髌骨可自行复位,且伴有响声。平时行走时觉腿软无力,跑步时常跌倒。膝关节 X 线轴位片可显示股骨外髁低平。

(三)治疗

1.整复方法

患者取仰卧位。外侧脱位时,术者站于患侧,一手握患肢踝部,一手拇指按于髌骨外方,使患膝在微屈状态下逐渐伸直的同时,用拇指将髌骨向内推挤,使其越过股骨外髁而复位。复位后,可轻柔屈伸膝关节数次,检查是否仍会脱出。

2.固定方法

长腿石膏托或夹板屈膝 $20°\sim30°$ 固定 $2\sim3$ 周。若合并股四头肌扩张部撕裂,则应固定

4～6周,固定时应在髌骨外侧加一压力垫。

3.**手术治疗的适应证**

外伤性脱位,有严重的股四头肌扩张部或股内侧肌撕裂及股四头肌腱、髌韧带断裂等,应立即作手术修补。习惯性脱位,则以调整髌骨力线为主,如股内侧肌髌前移植术,胫骨结节髌腱附着部内移及内侧关节囊紧缩术,膝外翻畸形截骨矫正术或股骨外髁垫高术。在胫骨上端骨骺未闭合前,尽量不作截骨术或垫高外髁手术。

4.**药物治疗**

早期活血消肿止痛,方选活血舒肝汤加木瓜、牛膝;中期养血通经活络,内服活血止痛丸;后期补肝肾,强筋骨,可服健步虎潜丸。

外治:早期可用活血止痛膏以消肿止痛,后期以苏木煎熏洗患肢以舒利关节。

5.**练功活动**

抬高患肢,并积极作股四头肌舒缩活动。解除外固定后,有计划地指导加强股内侧肌锻炼,逐步锻炼膝关节屈伸。

四、跖跗关节脱位

跖跗关节是由5个跖骨和相应跗骨组成的关节。其关节腔独立,活动性较大。除第1、2跖骨外,跖骨之间均有横韧带(骨间韧带)相连,在第1楔骨、第2跖骨之间的楔跗内侧韧带是跖跗关节最主要的韧带之一。

跖跗关节是足横弓的重要组织部分。其位置相当于足内、外侧缘中点画一连线,即足背的中部横断面。损伤后若恢复不完全,必然影响足的功能。

(一)病因病机

跖跗关节脱位多因急剧暴力引起,如高处坠下或直接外力作用于前足,跖跗关节突然强屈,跖骨垂直位着地所致。5个跖骨可以向外、上脱位;也可第1跖骨向内侧脱位,其余4个跖骨向外侧脱位。由于足背动脉终支,自第1、2跖骨间穿至足底形成足底动脉弓,脱位时易受损伤;若因牵拉又引起胫后血管痉挛和主要跖血管的血栓形成,这时前足血运受阻,如不及时复位,将引起前足坏死。因此,整复前后,均应注意足部循环情况。开放性骨折多由重物直接砸压于足前部或车轮碾压前足时发生。在造成脱位的同时,可伴有严重的足背软组织损伤及其他跗骨与跖骨骨折,关节多为半脱位。

(二)诊断要点

损伤后前足或足背部肿胀、疼痛、功能丧失,足部畸形呈弹性固定。分离性脱位者,足呈外旋、外展畸形,足宽度增大,足弓塌陷。开放性骨折脱位者软组织损伤严重,可有骨端外露或骨擦音。有血管损伤时前足变冷、苍白。足部正、侧位X线检查,可明确脱位类型、跖骨移位方向及是否伴有骨折。

（三）治疗

跖跗关节脱位早期容易手法复位，应尽早实施。

1.整复方法

手法复位应在麻醉下进行。患者仰卧，膝屈曲90°，一助手握踝部，另一助手握前足作对抗牵引，术者站于患侧，按脱位类型以相反方向，用手直接推压跖骨基底部使之回复。如第1跖骨向内，第2～5跖骨向外，则用两手掌对向夹挤，将脱出分离的跖骨推向原位。

2.固定方法

跖跗关节脱位整复后容易再脱位，因此，必须作有效的外固定。采用一直角足底后腿托板，连脚固定踝关节背伸90°中立位。足弓处加厚棉垫托顶，以维持足弓；在足背处或足两侧脱出跖骨头处加压力垫，然后上面加一大小与足背相等的弧形纸板，用绷带加压将纸板连足底托板一齐包扎固定3～4周。复位后如不稳定则在松手后即刻又脱位，可经皮穿钢针交叉内固定，6～8周后拔出固定钢针。

3.手术治疗适应证

手法整复多次未成功者或开放性脱位可行切开复位，复位后用细钢针经第1、5跖骨穿入第1楔骨及骰骨固定。如合并跖骨骨折，亦可行钢针内固定。陈旧性跖跗关节损伤多遗留有明显的外翻平足畸形，足内侧有明显的骨性突起，前足关节僵硬并伴有疼痛症状，可考虑跖跗关节融合术、足内侧骨性突起切除术等。

4.药物治疗

可参照骨折脱位三期用药方法。开放脱位骨折，早期应配合使用清热解毒药物，如金银花、连翘、蒲公英等。

5.练功活动

去除固定后，加强熏洗及踝部背伸、跖屈锻炼，并可用有足弓垫的皮鞋练习行走。

五、跖趾关节及趾间关节脱位

跖趾关节脱位，是指跖骨头与近节趾骨构成的关节发生分离。由于关节囊较坚韧并有肌腱保护，因此较少见，临床上主要足第1跖趾关节向背侧脱位。近节趾骨与远节趾骨间关节发生分离者，称趾间关节脱位，见于踇趾与小趾。

（一）病因病机

跖趾关节与趾间关节脱位，多因奔走急迫，足趾踢碰硬物或重物砸压而引起；剧烈的扭转暴力，其他使足趾过伸的暴力，如由高坠下、跳高、跳远时足趾先着地，也可发生。由于第1跖骨较长，前足踢碰时常先着力，外力直接砸压亦易损及，故第1跖趾关节脱位较常见。脱位的机理多因外力迫使跖趾关节过伸，近节趾骨基底脱向跖骨头的背侧所致。趾间关节脱位的方向亦多见远节趾骨向背侧移位，若侧副韧带撕断，则可向侧方移位。

（二）诊断要点

有明显的外伤史，局部肿胀，疼痛较剧，患足不敢触地，趾背伸过度、短缩，关节屈曲，第1跖骨头在足底突出，踇趾近节趾骨基底部在背侧突出，关节呈弹性固定。趾间关节脱位的足趾缩短，前后径增大，局部肿胀、疼痛，活动时痛剧，呈弹性固定。足部X线正、侧位片可明确诊断及了解是否合并骨折。

（三）治疗

复位一般以手法为主。开放性脱位可在复位后对创口清创缝合。单纯脱位一般不需要麻醉或仅用局麻即可。

1.整复方法

（1）跖趾关节脱位：一助手固定踝部，术者一手持踇趾，或用绷带提拉踇趾用力牵引，一手握前足，先用力向背牵引，加大畸形，然后握足背的指用力将脱出的趾骨基底部向远端推出，当滑到跖骨头处，在维持牵引下，将趾迅速跖屈，即可复位。

（2）趾间关节脱位：术者一手握踝部或前足，一手捏紧足趾远端，水平牵引拔伸即可复位图。

2.固定方法

跖趾关节脱位整复后，用绷带包扎患处数圈，再以夹板或压舌板固定跖趾关节伸直位2～3周。

3.手术治疗适应证

陈旧损伤未复位者可导致爪状趾畸形及创伤性关节炎，这种情况有必要手术纠正畸形以利于负重及解除症状。跖趾关节脱位偶有闭合复位不成功者，可能是籽骨嵌入关节，应及时手术治疗。

4.练功活动

早期即可作踝关节屈伸活动。1周后肿胀消退，可扶拐以足跟负重行走。4周后可去除外固定逐步练习负重行走。

第六章　脊柱疾病

第一节　颈椎椎管狭窄症

一、病因病理和诊断治疗原则

(一)概述

颈椎椎管因发育或退变因素造成骨性或纤维增生引起一个或多个平面管腔狭窄,导致脊髓血液循环障碍,脊髓及神经根压迫症者为颈椎椎管狭窄症。在脊柱椎管狭窄症中,颈椎椎管狭窄症的发病率仅次于腰椎疾患。本病多见于中老年人。

随着社会人口的老龄化和诊断技术的发展及认识水平的提高,颈椎椎管狭窄症将会逐渐增多。Mayfield 指出颈椎椎管狭窄症是颈髓受压迫的前置因素。Cramdall 在行一组椎板切除手术同时测量颈椎椎管狭窄的矢状径后发现,存在脊髓压迫症者其矢状径平均只有 8～9mm。Rafael 等强调先天性颈椎椎管狭窄在引起脊髓压迫症中的作用。虽然关于颈椎椎管狭窄症是先天的还是继发的问题目前仍有争论。但一般认为,在中年以后发生的椎间盘退变、椎体增生、黄韧带增厚等因素引起的颈椎椎管直接或间接狭窄应属继发性病变。颈椎椎管狭窄症是以颈椎发育性椎管狭窄为其解剖特点、以颈髓压迫症为临床表现的颈椎疾患。发育性颈椎椎管狭窄并非一定属于临床上的颈椎椎管狭窄症。退行性变和损伤等因素是导致临床发病的主要诱因。因此,有些颈椎椎管狭窄症患者同时伴有腰椎椎管狭窄症,个别病例伴有胸椎椎管狭窄症。

(二)病因与分类

1.发育性颈椎椎管狭窄

颈椎在胚胎发生和发育过程中,由于某种因素造成椎弓发育过程,导致椎管矢状径小于正常的长度。在幼年时无症状,但随着发育过程和其内容物逐渐不相适应时,则出现狭窄症状。

2.继发性颈椎椎管狭窄

(1)退变性椎管狭窄:系最常见的类型。中年以后,脊柱逐渐发生退变,其发生的迟早和程度与个体差异、职业、劳动强度、创伤等有关。其病因主要是颈椎间盘退变、锥体后缘骨质增生、黄韧带肥厚、锥板增厚、小关节肥大,这些因素可引起椎管内容积减小,导致脊髓受压。此时如果遭受创伤,即使轻微外伤都可引起椎管某个节段骨或纤维结构破坏,使椎管内缓冲间隙减小,而发生相应节段颈椎受压。

（2）医源性椎管狭窄：系由于手术后引起的椎管狭窄。主要原因包括：①手术创伤及出血引起椎管内瘢痕组织增生和粘连；②全锥板或半锥板切除后,瘢痕组织增生；③手术破坏了脊柱的稳定性,引起颈椎不稳,继发创伤性骨性和纤维结构增生；④脊柱融合术后,骨块突入椎管内；⑤椎管成形术后失败,如单开门悬吊丝线断裂或椎板回缩等。

（3）其他病变和创伤所致的继发性椎管狭窄：如颈椎病、颈椎间盘突出症、颈椎后纵韧带骨化症、颈椎肿瘤、结核、创伤等均可引起颈椎管狭窄。但这类疾病是独立性疾病,椎管狭窄只是其病理表现的一部分,故不宜诊断为颈椎椎管狭窄症。

（三）病理

由于发育性、退变性或其他原因所致的颈椎管狭窄症,均可引起脊髓血液循环障碍,导致脊髓受压迫。因此,引起颈椎狭窄症的病理改变也是多方面的。

1.椎弓根变短,引起椎管矢径变小。在年幼时脊髓在其中尚能适应,但成年后,当出现轻度椎管退变或其他原因所致的颈椎轻微损伤等诱因,即可引起脊髓受压,出现症状。

2.椎体后缘增生,后纵韧带骨化和椎间盘膨出、突出等均易造成脊髓前方受压,尤以仰伸时。

3.椎板增厚和黄韧带增厚松弛、硬膜外瘢痕等可引起脊髓后方受压。

4.小关节增生、肥大、向椎管内聚,可压迫脊髓侧后方。

上述病理改变可使构成颈椎管后壁、前壁和侧壁的骨性和纤维结构均存在不同程度的增生、肥大、向椎管内占位使椎管狭窄而压迫脊髓。在多椎节颈椎管狭窄症,每一椎节的不同部位,其狭窄程度不一致,往往呈蜂腰状压迫,多椎节连在一起则呈串珠状压痕。

二、颈椎椎管狭窄症的临床表现

颈椎椎管狭窄症多见于中老年人。好发部位为下颈椎,其中颈 4~6 水平最为多见。

（一）症状

1.感觉障碍

主要表现为四肢麻木、过敏或疼痛。大多数患者具有上述症状,且为始发症状。四肢可同时发病,也可以一侧肢体先出现症状,但大多数患者感觉障碍先从上肢开始,尤以手臂部多发。表现为双手麻木、无力,持物易坠落等。躯干部症状有第 2 肋或第 4 肋以下感觉障碍,腹部或骨盆区发紧,谓之"束带感",严重可出现呼吸困难。

2.运动障碍

多在感觉障碍之后出现,表现为锥体束征,四肢无力、僵硬不灵活。大多以下肢无力、沉重、脚落地似踩棉花感开始,重者站立及行走不稳、需拄双拐或扶墙行走,严重者可出现四肢瘫痪。

3.括约肌功能障碍

一般出现较晚。早期为大小便无力,以尿频、尿急及便秘多见,晚期可出现尿潴留、大小便失禁。

(二)体征

1.颈部体征

颈部体征不多,颈部活动受限不明显,颈棘突或其旁肌肉可有轻度压痛。下肢多肌张力增高,痉挛步态,行走不稳等。

2.四肢及躯干感觉障碍

不规则,躯干可以两侧不在一个平面,也可能有一段区域的感觉减退,而腰以下正常,深感觉如位置觉、振动觉仍存在。

3.肌力及反射异常

浅反射如腹壁反射、提睾反射多减弱或消失,肛门反射常存在。腱反射亢进,Hoffmann征单侧或双侧阳性,这是颈6以上脊髓受压的重要体征,下肢肌肉痉挛侧可出现Babinski征阳性。髌、踝阵挛阳性。四肢肌肉萎缩,肌张力增加,肌肉萎缩出现较早,且范围较广泛,尤其是发育性颈椎椎管狭窄的患者,因病变基础多为节段之故,颈脊髓一旦受累,往往为多节段,但其平面一般不会超过椎管狭窄最高节段的神经支配。

(三)影像学检查

1.X线摄片检查

在X线平片上分别测量椎体和椎管的矢状径,对判断是否存在椎管狭窄具有重要价值。

(1)锥体矢状径测量:自椎体前缘中点至椎体后缘连线。

(2)椎管矢状径测量:为椎体后缘中点到椎板连线中点的最短距离。

(3)计算两者比值:其公式为 $\dfrac{颈椎椎管矢状径(mm)}{颈椎椎体矢状径(mm)}=椎管比值$

椎管比值应在0.75以上,低于0.75者则为椎管狭窄。

在正常成人的颈椎X线侧位片上,椎管内径平均值,颈1为20～24mm,颈2为18～21mm,颈3～4为12～14.5mm,颈6～7为11～13.5mm。曾比较正常成人与颈椎病的颈椎椎管矢状径,发现正常者颈1椎管的矢状径平均为20mm(18～23mm),颈4为17mm(12～22mm),颈7为16mm(11～18mm),提示由上而下矢状径逐渐减小,最狭窄处为颈5～6,平均为15mm。根据国内统计,在X线侧位片上,中国人颈椎矢状径以13mm为临界值,大于13mm为正常,小于13mm为椎管狭窄。由于椎体后缘不平直,椎体上下缘有突起,故测量的位置不同可有一定的差异。因此,其测量数值仅只能作为参考。除椎管测量外,X线平片还可以观察到以下改变:①颈椎生理前屈减小或消失,甚至出现反弓;②椎间隙变窄,提示椎间盘退变,系引起退变性椎管狭窄的重要因素;③椎体后缘骨质增生,可以呈广泛性,也可以1～2个节段;④椎弓根短而厚及内聚;⑤若合并后纵韧带骨化则表现为椎体后缘的骨化影,呈分层或密度不均匀者,与椎体间常有一透明线,这是因为韧带的深层未骨化所致。

这些X线片表现对颈椎椎管狭窄症的诊断均有一定的意义。

2.CT检查

CT可清晰显示颈椎椎管狭窄症程度及其改变。如椎体后缘增生,后纵韧带骨化,椎弓根变短,椎板增厚,黄韧带增厚等可使椎管矢状径变小。

3.椎管造影

颈椎椎管造影术对确定颈椎椎管狭窄的部位和范围及手术方案制订具有重要意义。颈椎管造影可采取两个途径:腰椎穿刺椎管造影和小脑延髓池穿刺椎管造影。前者为上行性,后者为下行性。常用的椎管造影剂为 Amipaque 和 Omnipaque。椎管造影主要有两种表现:①完全性梗阻较少见,正位片可见碘柱呈毛刷状,侧位片上可见呈鸟嘴状,碘柱前方或后方有明显压迹。②不完全性梗阻可见碘柱呈节段性充盈缺损,外观呈串珠状,此种改变较常见,提示椎管的前方及后方均有压迫存在。

4.MRI 检查

MRI 可显示颈椎的三维结构,了解颈椎椎管内外的解剖结构情况,对确定椎管的矢径,椎体后缘骨质增生、椎间盘退变及局部炎症情况等可提供准确的依据。但其不能清晰显示椎体、椎板骨皮质及骨化的韧带。本病的主要 MRI 改变为:①椎管均匀性狭窄,构成椎管结构除退行性变化外,几乎无颈髓局限性受压存在。这种变化在 MRI 上无法显示狭窄椎管与脊髓病变的关系;②黄韧带退变增厚,形成褶皱并突入椎管,在多节段受累时,可见搓板状影像;③椎间盘突出伴骨赘形成,单一节段受累着呈半月状,多节段受累时为花边状影像;④黄韧带褶皱和椎间盘突出压迫硬膜和脊髓,导致狭窄的椎管在某些节段形成前后嵌夹式狭窄,呈现蜂腰状或串珠状改变。

三、颈椎椎管狭窄症的诊断

颈椎病或颈椎间盘突出症常与退变性颈椎椎管狭窄或发育性颈椎椎管狭窄共存,换言之,发育性或退变性颈椎椎管狭窄都亦常与椎间盘突出症共存。只有当狭窄的颈椎管腔压迫脊髓或神经根并表现出相应症状时,方可诊断为颈椎椎管狭窄症。

(一)一般特点

患者多数为中老年以上,无明显诱因,逐渐出现四肢麻木、无力、行走不稳等脊髓受压症状,呈慢性进行性加重。往往从下肢开始,双脚着地有踩棉花的感觉,躯干部有束带感。

(二)检查

查体见患者呈痉挛步态,行走缓慢,四肢及躯干感觉减退或消失,肌力减退,肌张力增加,四肢腱反射亢进,Hoffmann 征阳性,严重者存在踝阵挛及 Babinski 征阳性。

(三)X 线平片和 CT 片

目前公认的诊断发育性颈椎椎管狭窄的方法主要有两种:①绝对值,即利用颈椎标准侧位 X 线平片测量椎体后缘中点与椎板脊突结合部之间的最小距离即椎管矢状径,小于 12mm 为发育狭窄,小于 10mm 为绝对狭窄,此径最能表明椎管的发育状况;②比值法,即利用椎管矢状径中径和相应的椎体矢状径之比值,3 节以上的比值均小于 0.75 者为发育性颈椎椎管狭窄。退行性颈椎椎管狭窄者,颈椎侧位片显示颈椎变直或向后成角、多发性椎间隙狭窄、颈椎不稳、关节突增生等。

CT 片提示发育性颈椎椎管狭窄者椎管各径线均小于正常,椎管成扁三角形。CT 见硬膜囊及颈脊髓呈新月形,颈脊髓矢状径小于 4mm(正常人 6～8mm),蛛网膜下腔细窄,椎管正中矢状径小于 10mm。退行性颈椎椎管狭窄者见椎体后缘有不规则致密的骨赘,黄韧带肥厚可达 4～5mm(正常人为 2.5mm),内皱或钙化,椎间盘不同程度膨出或突出。

(四)椎管造影

示完全或不完全梗阻。不完全性梗阻者呈节段性狭窄改变。

(五)MRI 检查

MRI 可准确显示颈椎管狭窄的部位及程度,并能纵向直接显示硬膜囊及脊髓受压情况。椎管矢状径变窄,脊髓呈蜂腰状或串珠状改变。

根据以上依据,诊断多无困难。在大多数情况下,仅根据前三项即可作出明确诊断。

(六)鉴别诊断

1.脊髓型颈椎病

是颈椎间盘退变或骨赘引起的脊髓压迫症状,好发于 40～60 岁,常为多节段性病变,以侵犯锥体束为主,表现为手足无力,下肢发紧,行走不稳,手握力差,持物易坠落,有时感四肢麻木。脚落地似踩棉感。重症者行走困难,大小便失禁,甚至四肢瘫痪。对于颈椎椎管狭窄症难以鉴别者,行 X 线片及 MRI 检查多能作出诊断。

2.颈椎后纵韧带骨化症(OPLL)

在侧位 X 线片上可见椎体后缘有钙化阴影,呈长条状。CT 片上可见椎体后方有骨化块,脊髓压迫症状常较严重。

3.椎管内肿瘤

临床上往往鉴别有困难。X 线平片可有椎弓根变薄、距离增宽、椎间孔增大等椎管内占位征象;造影片可见杯口状改变,脑脊液蛋白含量增加。MRI 检查对鉴别诊断很有帮助。

4.脊髓空洞症

多见于青年人,病程缓慢。有明显感觉分离。MRI 检查可见颈髓呈囊性变,中央管扩大。

(七)治疗原则

本病以手术疗法为主,除非是症状较轻的早期,否则难以改变本病的病理解剖基础。

四、颈椎椎管狭窄症的治疗

非手术疗法主要用于早期阶段及手术疗法前后。以颈部保护为主,辅以药物及一般对症措施。牵引疗法适用于伴有颈椎间盘突出及颈椎节段性不稳的病例。推搬及推拿疗法对此种病例应视为禁忌证。平日应注意颈部体位,不可过伸,更不易长时间或突然屈颈,尤其是在有骨刺情况下,易引起脊髓损伤。对严重的椎管狭窄者,脊髓损害发展较快,尤其是已影响正常生活及日常工作的病例,应设法及早施术。手术入路的选择应在临床的基础上,充分利用现代影像技术,术前明确椎管狭窄、颈脊髓受压部位。前路及后路手术均有其适应证,应合理选择。

用于治疗颈椎椎管狭窄症的术式,主要有以下三类,即常规椎板切除减压术、扩大性椎板切除减压术和椎管成形术(后路和前路)等。对伴有颈椎病或其他伤患者,尚应根据病情的特点、起病顺序及具体情况不同而于椎管减压术之前后辅以其他手术。现将临床上常用的术式进行分述。

(一)常规椎板切除减压术

此术传统之术式,可直接解除椎管后壁压迫,并使脊髓后移而间接缓解前方压迫。但由于术后瘢痕形成和收缩而影响疗效,远期常出现症状加重或成角畸形,故在选择时应注意。

1.适应证

主要用于发育性颈椎椎管狭窄症,尤其在临床上已引起神经受压症状者。其中合并颈椎病者,应根据症状出现的先后顺序及程度等不同决定是先行前路或先行后路减压术。此外,本术尚可用于颈椎骨折脱位合并脊髓压迫者、颈椎椎管内肿瘤及颈段粘连性蛛网膜炎等。

2.麻醉

一般多选择局部浸润麻醉。在操作时以分层注药为安全、有效,即选用0.5%~1%普鲁卡因先行皮内及皮下浸润麻醉,切开皮肤后再向肌层及椎板外方推出麻醉剂。总量0.5g即可,最大量不应超过1g。

3.体位

多选用俯卧位,个别病例亦可取俯坐位。

4.切口

以后方正中入路为多选,长度视减压范围而定,一般上方起自枕骨粗隆处,下方止于颈7棘突下方,长约12~16cm。

5.暴露椎板

先全层切开皮肤及皮下组织,选用锐性苏式自动拉钩迅速将切口撑开(具有明显止血作用)。而后锐性分离棘突两侧之椎旁肌群,以显露椎板,必要时可达小关节外侧,并用无毛边纱条充填止血。一侧完毕后再行另侧,双侧完成后即可迅速拔出止血纱条,并用深部自动拉钩将双侧椎旁肌牵开以充分显露棘突及椎板,并对上下两端椎旁肌深部以纱条充填压迫止血。之后用冰盐水冲洗术野以达止血及显露良好之目的。

6.定位

(1)根据棘突特点定位:较常用,即第2颈椎棘突大而分叉状,下方颈7棘突大而长。

(2)X线定位:主要用于施术者。

7.术式及操作步骤

(1)开窗:即将上下椎板之间骨质用薄型咬骨钳切除,形成一开口状。

(2)椎板切除:从开窗处按预定范围依序向两侧切除椎板及黄韧带以暴露硬膜囊。每次切骨前先用神经剥离子进行松解分离,以防误伤。对椎管绝对狭窄者,可采用尖头四关节嘴咬骨钳。冲击咬骨钳易因其头部在进入椎管内占有一定空间而引起对脊髓的压迫,应注意。亦可选用微型电钻或气钻。

(3)椎管内探查:对病程久、怀疑椎管内有粘连性蛛网膜炎或其他病变者,可在直视下探查。如病变位于硬膜囊内,亦应将其切开探查。具体方法如下:①脑棉保护术野:术者双手用等渗氯化钠注射液冲洗干净后,再取冰等渗氯化钠注射液冲洗术野,并将脑棉放置于施行切开探查的硬膜囊处加以保护,仅中央留一长条状切开探查区(1cm×3cm)。②定点牵引:用细针细线缝合两侧硬膜作定点牵引(各1~4针)。③切开硬膜:用尖刀先切开硬脊膜(避开血管支),通过透明的蛛网膜观察蛛网膜下腔有无病变及异常。④切开蛛网膜:先将蛛网膜切开一小口,而后用一干净小棉片放置硬膜囊内,再向上、向下剪开硬膜及蛛网膜,长约2~3cm。溢出的脑脊液吸引之,但吸引器头切勿进入硬膜囊内,以防引起继发性蛛网膜下腔粘连。⑤酌情处理病变:对有束带状之粘连物,可用脑棉剪切断,但不宜过多牵拉。对两侧之齿状韧带张力过大者,可用尖刀切断。对椎管内的肿瘤则应酌情尽力采取相应措施。原则上将其彻底切除,但切勿对脊髓组织加压。对脊髓空洞症者,可于后中线作正中切开引流之。在操作过程中,对脊髓本身不宜牵拉,切忌误伤脊髓本身及其血管。⑥缝合硬膜囊:一般两针间隔1.5~2mm,距切口边缘约1mm。硬膜囊外放置明胶海绵一小块保护,具有止血作用。

(4)植骨融合:对前方椎体间关节不稳定者可行植骨融合术。一般取髂骨制成片状置于两侧椎板处,其长度上、下超过减压椎节各一节以上,骨片两端用钢丝与棘突结扎固定之。此骨片切勿对椎管形成压迫。对颈椎前方较稳定,且减压范围不超过小关节者,一般勿需辅加植骨融合,原椎板处多于一年后形成一骨性管壁。对需牵开之病例亦可采用"H"形植骨术,此多用于骨折情况。

8.术后处理

同一般颈后路手术。拆线后卧石膏床,或用Halo装置及头-颈-胸石膏固定3个月。

(二)扩大性椎板切除(减压)术

此种手术是在前者基础上,向两侧扩大减压范围达两侧小关节的一部或大部。推荐此种手术的学者认为,单纯性椎板切除减压术,包括将双侧齿状韧带切断,也难以对来自椎管前方压迫的颈椎病取得满意疗效,此主要是由于双侧小关节后壁以及脊神经根本身的牵拉与固定所致。因此,主张采取将双侧椎间孔后壁切开的广泛性颈后路减压术。从减压角度来看,当然较为彻底,但如果对颈椎的稳定性破坏过多势必影响远期疗效。因此,在选择时需要全面加以考虑。

1.适应证

与前者基本相似。

2.麻醉、体位、切口、暴露椎板及定位

均同前。

3.术式及操作步骤

(1)常规椎板切除减压术:具体方法及要求同前。

(2)保护硬膜囊及根袖：用冰等渗氯化钠注射液冲洗清除积血后，将脑棉覆盖于硬膜外，再作神经剥离子于两侧椎板及小关节下方小心松解之，以防粘连引起误伤。

(3)扩大减压范围：按常规椎板切除之。要求用薄型冲击式咬骨钳或鹰嘴钳或用微型电钻等器械，将两侧小关节逐块切除以达到减压目的。此时如椎管前方有致压物或椎管狭窄时，除硬膜囊外，外侧脊神经根连同根袖可向后膨出。清除碎骨片及凝血块后，除去棉片，再次用冰等渗氯化钠注射液反复冲洗。

(4)椎管内探查：按前述情况及方法酌情行切开硬膜囊探查及清除病变。由于本式式对椎管的暴露较佳，故亦可从侧后方对椎管前方的骨赘或 OPLL 进行切除。但操作时务必小心，对硬膜囊不可过多牵引。

(5)植骨融合：对节段较少者可酌情用自体髂骨片植入，节段较长者则需用胫骨或腓骨片植入，以增加局部的稳定性。

4.术后处理

同一般颈后路手术，拆线后用 Halo 装置或头-颈-胸石膏固定 3～4 个月。

（三）后路椎管成形术

此为近 20 年来开展较多的手术，由平林(1977)和中野(1978)等人最早提出。其术式是通过将椎板一侧全切断，另侧仅外板切断，造成骨折及位移而扩大椎管矢状径，从而获得减压目的，之后又不断有新的术式出现。现将临床上较为常用的、有代表性的术式列举于后。

1.适应证

(1)原发性椎管狭窄：即椎管矢状径比值小于 1:0.75，或绝对值低于 12mm 者。其中尤以一侧症状为重，另侧较轻者更适用于本法。

(2)继发性椎管狭窄症：①OPLL 症：因前路操作难度大，易发生意外，故一般患者多选择后路减压，虽不彻底，但疗效较为稳定。②颈椎病：对骨源性颈椎病前路减压术后疗效欠满意者，多为原发性或继发性椎管狭窄所致。③黄韧带钙化症：虽不多见，但可引起椎管狭窄一系列症状，需从后路减压（包括切除）。为更多地保留颈椎后结构的完整性，连接下两个棘突之间的黄韧带可不切除。

2.麻醉、体位、暴露椎板及定位

均同前。

3.术式及操作步骤

(1)单开门式椎管成形术：①切除一侧椎板之外板：先用椎板咬骨钳在椎板上缘（预定骨折处）咬一缺口，之后用四关节尖嘴咬骨钳将一侧椎板之外析纵向切除。邻近小关节处之外板骨质较硬，在切除时应小心，亦可用电钻操作。②切开另侧椎板全层：先按前者同法切除椎板外板，使椎板厚度减少，之后用薄型冲击式咬骨钳交另侧椎板完全切除，并显示硬腊囊。此为本手术关键步骤，操作时为防止误伤脊髓或神经根，应边切除边用神经剥离子松解，并切断韧带。椎板切断部位一般距小关节内侧缘 2～3mm。其椎节数视椎管狭窄范围而定。③扩大椎管矢状径：当另侧椎板被完全切断后，可通过寻棘突加压而扩大该椎板切开处间距，以达到扩大椎管矢状径之目的。此时，外板切开侧形成骨折状。不防止术后椎板恢复原位，可于椎板层与硬膜囊之间放置肌肉组织或脂肪块充填。被切开的椎板间隙越大，该段的椎管矢状径亦增加越多。其宽度每增加 1mm，矢状径约增加 0.5mm。但也无过宽之必要，因为掀起的椎板有自行还纳的倾向，且增加造成对侧完全骨折的机会，甚至出现向椎管内移位等不良后果。因此，一般 6～8mm 即可。④固定或切除棘突：将椎管矢状径扩大后，为维持其有效间隙的间距，防止现关门，最好交棘突缝合固定椎板骨折侧的椎旁肌中，降低关门率。亦有人主张将棘突切除，以减少受力（还纳）面积。⑤闭合切口：依序缝合切开诸层。

（2）双（正中）开门式椎管成形术：其与前者相似，1980 年首先由岩崎洋明提出。1984 年宫崎在此基础上加入了后方植骨术。但病例选择时，对椎管严重狭窄者、黄韧带钙化者及需作蛛网膜下腔探查者应注意。现将当前常用的具体操作步骤介绍如下：

1）切除双侧椎板外板：按前法将两侧椎板之外板纵向咬除。

2）劈开棘突：可将棘突切除或保留，自中线交棘突至椎弓后缘全层切开。一般多选用微型电（气）钻，对棘突已切除者则以四关节尖头咬骨钳为主。

3）扩大矢状径：将棘突向两边分开（双侧椎板内呈不全骨折状），间距约 0.8～1.2cm 为佳。

4）植骨块嵌入：对保留棘突者可取髂骨等骨块植入局部，并用钢丝空孔固定之。

此法从扩大椎管矢状径角度来说，较之前者为理想，且符合脊髓之圆柱形结构，使其获得较均匀的减压。岩崎法亦有其优点，并被日本学者 KenjiHanai 所推荐。弘前对其改良用人工骨代替自体骨植入劈开棘突之间以减少取骨之并发症；为减少轴性头痛颈 3 椎板单纯切除以保障颈半肌不被破坏。颈 7 棘突很重要予以保留，只进行拱形潜行切除。均取得了较好疗效。

（3）颈椎后路"Z"字成形术："Z"字成形术是先将棘突切除，再将椎管后壁用微型锯等器械截成"Z"形的术式。早期由山口提出，系将每节椎板呈"Z"形切开，之后向两侧掀开而达到扩大椎管矢状径之目的。以后宫坂等人提出采用大"Z"形椎板切开成形术，即将 3～4 节椎板作为一个整体，仅一个"Z"字形切开即可达到扩大椎管矢状之目的。

此种术式在操作上主要采用微型电（气）钻一点点地先将椎板外板切除，再切除内板之一部，而后将残存之椎板呈"Z"字形切开，再撑开，达扩大椎管之目的。其手术适应证等与前者类同。本法在实施过程中一定要细心、耐心，否则稍有疏忽即可造成难以挽回之后果，初学者不易选用。

（4）半椎板切除椎管成形术：最早由 Gui(1983) 提出，国内为刘洪全首先开展。我们发现，在切除半椎板的基础上尽可能多地扩大切除范围，同样可以达到增加椎管有效空间的目的。具体操作步骤如下：

1）常规半椎板切除：按前述之全椎板切除术，仅切除一侧之椎板全层，长度与椎管狭窄的范围相一致。

2）椎管成形术：用薄型神经剥离子将硬膜囊后壁及手术侧之侧壁进行分离松解，再用特种薄型、尖头的颈椎板冲击式咬骨钳将残存的椎板及棘突前方的后弓壁逐块逐块地切除，直达对侧椎管后壁。此时当感到咬骨钳前方"打滑"，表明切骨范围合乎要求，椎管后方已获最大范围的减压效果。而后再用此种特薄型咬骨钳切除侧方残留椎板,必要时切除小关节内壁骨质(此时亦可用小骨凿切除侧方骨组织),以使其从侧方获得最大限度的减压。

3)闭合切口:术毕以冰等渗氯化钠注射液反复冲洗局部,检查硬膜囊波动是否恢复及其转移情况,留置明胶海绵1~2块后依序缝合切开诸层。

此种术式由于最大限度地维持了颈椎本身的解剖状态,因而对其稳定性影响最小,且减压满意、恒定,疗效大多较为理想。据作者百余例之体会,有效率95%以上,未遇到术中或术后发生意外及症状加重者。自何侧施术减压呢? 作者认为,两侧症状轻重不一者,一般是选择症状较重的一侧进入椎管;如果重的一侧临床表现十分严重,接近完全瘫痪者,则宜从症状稍轻的一侧进入。

(5)棘突漂浮(悬吊式)及黄韧带椎管成形术:此法实质上是保留棘突完整及连续性的双侧椎板切除减压术,由于保留了椎管的后方骨性结构,并使其呈漂浮状,可向后方移,因而获得疗效。该法为日本学者都筑等人最早提出,从扩大椎管矢状径角度来看当然彻底,但椎板切除过多难免损伤较大及影响椎节的稳定性。因此在选择上应全面加以考虑。黄韧带椎管成形术除黄韧带外均行切除。

术后处理:按一般颈椎后路手术,因对正常结构破坏较少,可早期戴石膏领或颌-胸石膏下床活动。

(四)颈椎前路椎管成形术(前壁漂浮法)

1.适应证

主要用于明显的椎管狭窄及后纵韧带骨化者。

2.麻醉

一般多需气管插管复合麻醉,并用诱发电位机术中对脊髓神经监护。

3.体位、切口、显露椎体前方及定位

均同一般颈前路手术。

4.术式及操作步骤

(1)切除椎节前方骨质:利用电钻、凿及刮匙先将病节椎体前方、中部及后部的大半全部切除,后方仅保留椎管前壁骨质(即椎体后缘)。其范围视具体要求而定,一般2~4节。

(2)切断椎体后缘:一般用小号钻头将椎体后缘骨壳之四周骨质磨薄、磨透,使其呈游离状。

(3)椎体后缘骨片向前方漂浮:当椎体前方骨壳呈漂浮状时,由于椎管内的压力较高,则可使已游离的骨壳自动地向前方漂浮,从而扩大椎管的矢径而有利于改善脊髓受压状态。

(4)闭合窗口:因椎体前方呈长槽状窗口,多采用髂骨植入融合固定。植骨块长度略大于开槽之长度,以便在牵引下嵌入,不易滑出。厚度不应超过1.5cm,以防突向椎管误伤脊髓。

此手术的难度较大,主要是由于颈椎椎体后缘深在,可供操作的范围狭小,因此非经验丰富者切勿随意选用,以防出现严重后果。

(五)术后处理

同一般前路手术,但因植骨块较大,易滑出,需附加较结实的外固定物制动颈部。

五、颈椎后路减压术的并发症及其防治

既往认为颈椎后路手术之术中及术后并发症较颈前路为少见,但事实上并非如此。根据临床经验,其不仅在数量上多见,且严重程度亦大于后者。主要原因是由于颈后路手术范围广泛,误伤机会多,并多涉及高位颈髓(指颈 4 以上),故在临床上易引起各种并发症,应慎重对待。

(一)手术暴露椎板前过程中的损伤

由于颈后路手术途径较颈前路为简单,且该处无重要组织、器官或大血管等。因此,在入路上发生意外情况者相对较少,但仍不可大意。在临床上可遇到的主要是以下三种情况。

1.局部麻醉针头过深所引起意外

局部浸润麻醉为颈后路手术最为常用的麻醉方法,在操作时如果进针时深浅掌握不当,则易对椎管内之脊髓或脊神经根造成误伤,尤其是用长针头向深部空刺推注麻药时,如果进针过深,则有可能穿过椎板间黄韧带刺入硬膜囊内而误伤脊髓,或误将麻药注入硬膜囊外,形成颈髓段硬膜外麻醉而出现严重后果,甚至呼吸骤停引起死亡。因此,向椎板方向刺时针头切勿过深。较为安全的局部麻醉操作方法即前面所提及的分层麻醉法,不仅安全可靠,止痛效果也好,且药物用量亦减半。

2.血容量急骤下降

枕颈部血管十分丰富,自皮肤切开直达椎板前这一过程,如果止血措施不及时,或是时间过长,由于在短期内突然失去相当数量鲜血,则有可能引起血压下降,尤其是某些长期卧床的病例,其心脏及整个机体之代偿能力较差,易出现休克而影响手术的正常进行,甚至中止手术。因此,在对每层组织行切开时,除采取血管钳钳夹止血或电凝止血外,尽可能地对各层切开组织迅速地用苏氏拉钩将其撑开而起止血作用。对失血过多者仍应补充血容量。

3.椎节定位错误

这种错误并非罕见。由于椎节判断错误而致减压范围不够,或完全未获减压。事实上,只要在术中根据每节棘突的特点加以判定,例如颈 2 棘突最大及分叉,颈 2~5 棘突亦分叉状,颈 7 最长等特点均易于判定。只要认真检查就可完全避免这一本来就不应发生的错误。个别解剖变异或两次以上施术者,不妨采取术中摄片,以决定椎节的定位。

(二)进入椎管后之误伤

这种情况较为多见,且后果严重。尤以全身麻醉者,术中难以及时发现,而延误处理时机。

1.硬膜损伤

发育性椎管狭窄者,其硬膜外脂肪往往缺如,加之如病情过久,局部多伴有粘连或愈着状。因此,硬膜囊可直接与后方的椎板内层或黄韧带形成粘连。硬膜易因下列情况造成损伤,应注

意预防。

（1）用冲击式咬骨钳咬除椎板时，硬膜被挟于钳口内而造成撕裂。此最为常见，且开口多较大。避免的方法：①每咬除一块椎板，先用神经剥离子加以分离松解。②被咬除之椎板在向体外取出时，动作切勿过猛，尤其在咬下的骨块刚刚脱离椎管原位时，术者在边提升咬骨钳的同时，应仔细观察局部有无脑脊液溢出。有溢出者应终止操作，以减少撕裂的程度。③对椎管稍宽者，尽量将脑棉片或脑压板置于硬膜与椎板之间，而后再行切骨。

（2）切除黄韧带时误伤硬膜较为少见。主要由于在暴露椎间隙时或在对两侧深部黄韧带切除时误伤，其裂口一般较小。主要预防措施是在直视下切除或切开黄韧带时，尖刀片之刀尖小心地刺入一定深度（一般不超过 4mm）后，再由内向外切开。

（3）其他如在对硬膜囊切开前行定点缝合固定时，拉力过大，缝针及缝线过粗等亦可引起。因此，对定点缝合应选择细针细线，并予以稳妥固定。

2.脊神经根损伤

此情况较易发生，主要由于在对椎管侧方或脊神经根根管减压时，因器械误伤，或因占有空间过大所造成。多见于使用冲击式咬骨钳或高速电钻时。为避免此种意外，应注意以下几点：

（1）充分估计根管的状态，对明显狭小或解剖状态变异者应考虑到手术的困难性，并在术前设计相应的对策。

（2）选择损伤较小的器械，尤其是涉及椎管的器械，应以安全为主。

（3）操作时要求较好的照明条件，对两侧椎板切骨时，应在直视下操作为宜，避免盲目施术。

（4）在局部麻醉下施术，患者反应较敏锐，易配合。当器械触及神经根有痛感并呼叫时，应注意检查，切勿主观盲目自信而继续操作。

（5）对脊神经根部的出血尽量采取明胶海绵压迫法（或先用脑棉压迫），切勿任意钳夹，更不宜使用电凝止血。

（6）在切开硬膜囊行齿状韧带切断或粘连松解术时，对神经根不宜过度牵拉，以防误伤。

3.脊髓损伤

这并不比前者少见。其致伤原因与前者相似，以器械误伤为主，包括冲击式咬骨钳、吸引器头、神经拉钩及高速电钻等均有可能误伤脊髓。其损伤程度与暴强度和持续时间成正比，轻者引起脊髓震荡及脊髓休克，重者则引起挫伤而失去神经功能恢复的可能性。因此，应以预防为主。其主要预防措施除前述各项外，尚应注意以下几点：

（1）对脊髓不应牵拉。脊髓实质不同于马尾，稍许过重的牵拉即有可能造成无法挽回的后果，尤其是在第 4 颈椎以上之颈髓，即使是在硬膜囊外牵拉也会出现同样后果。这对习惯于腰椎手术而初次开展颈后路手术者尤应注意。

（2）吸引器头不可直接贴在硬膜上吸引。与颈前路手术一样，直接在硬膜囊上吸引，由于局部负压可立即造成脊髓实质性损伤，尤其是颈椎椎管狭小者，其蛛网膜下腔处于或近于消失状态更易发生。因此,当手术进入椎管时,一方面应减小吸引之负压压力,或放开吸引器上调节孔处的手指;另一方面在吸引时必须将脑棉放在硬膜或脊髓表面保护。

(3)对椎管狭小者避免使用需在椎管内占位之器械,例如一般的冲击式咬骨钳、鹰嘴钳等,原则上禁止使用。根据作者临床经验,在缺少先进设备情况下,不妨用柄长、头小的四关节颈椎咬骨钳逐小块、逐小块地咬开椎板,并在保持与椎板相平行的方向切骨则较为安全。

(4)保持手术野清楚。因施术区较深在,如局部积血或凝血块等遮盖术野,则增加误伤机会。因此,可用冰等渗氯化钠注射液冲洗术野,即使局部保持干净,又对脊髓起降温保护作用。

(5)切开硬膜囊时避免误伤。应按程序操作,并避开血管,尤其是脊髓上的血管。在粘连状态下如不小心则易误伤。一旦误伤,不仅影响脊髓之血供,且妨碍操作,并易引起或加重蛛网膜下腔的粘连形成。

(6)对椎体后缘之骨刺或突出之髓核,缺乏临床经验者不宜从后方切除。尽管国内外少数学者采用通过椎管后方去切除椎管前方的致压物并获得成功。但此种术式对初学者毕竟不易掌握,而且目前的器械设备条件欠理想,对脊髓的少许压迫都可带来严重后果。

(7)酌情在术中对脊髓传导功能进行监护。在局部麻醉情况下,可通过台下麻醉师对患者不间断地呼唤,并让患者活动手指与足趾,以判断其脊髓传导功能。对全身麻醉者则可采用诱发电位(以带叠加者为佳)或麻醉唤醒试验(多用笑气为主的复合麻醉)。术中定时减轻麻醉深度,使其清醒并活动足趾以判定脊髓传导功能是否存在。

4.睡眠性窒息

术中及术后均可发生,多见于手术平面超过颈4椎节以上者。其亦可视为脊髓损伤的一种。主要表现为低血压、心动过缓及呼吸机能不稳定,可因呼吸机能完全障碍而死亡,因此必须引起注意。除要求避免对脊髓误伤外,应尽力减少各种对脊髓引起刺激的因素。

(三)手术后并发症

亦较多见,其所造成的不良后果虽不如前者立即显示,但仍可引起一系列严重问题。

1.颈深部血肿

颈后路手术病例大多有程度不同的血肿形成,量少者可以逐渐吸收,量多者则势必影响减压术的近期与远期效果。因此应着重预防。

(1)止血尽可能彻底,尤其对活动性出血者应予以结扎,而一般渗血,则可通过冰等渗氯化钠注射液冰敷而停止。冰敷无效的个别部位,可置以明胶海绵止血。

(2)缝合时尽量消除死腔。由于切口较深,且部分棘突及椎板切除后已留有空腔,因此在缝合时应采用10号线对椎旁肌作全层缝合。为避免打结后再缝合时操作不便,可在数针缝完后一并打结结扎。如此则可较彻底地消除死腔。

(3)留置引流片(管)。术后应常规于切口深部放置橡皮片(或较软之导管)1～2根引流,24～36小时拔出。

(4)不宜切口开放,除非是较大之血肿,一般多可自行吸收,因此非病情需要(如有神经压迫症状等),勿需切开放血或减压。

2.脑脊液瘘

较颈前路为多见,尤以切开蛛网膜下腔探查者,约有 5% 的病例可出现这一现象。主要的预防及治疗措施如下:

(1)按要求闭合蛛网膜下腔。除硬膜缺损过多而又不能利用其他组织移植取代者外,一般均应将切开的硬膜缝合,以维持脑脊液的正常循环。其缝合间距一般为 2～3mm,距切口边缘约 1～1.5mm,如此则不易漏液。

(2)于缝合处置明胶海绵,或以附沂肌肉组织遮盖,此对防止脑脊液的发生十分有效。

(3)术后局部加压包扎及仰卧位。由于切口外方之敷料较厚,取一般仰卧位可达到增加局部压力的目的。

(4)一旦有瘘出现应采取加压包扎。多在术后第 3～4 天发生,此时除加大抗生素用量及保持切口敷料干净外,局部应采取加压包扎措施。即在更换敷料后,将其四周及中央用宽胶布加压固定,2～3 天后多可停止。切忌用胶布或绷带对颈部作环状固定包扎,防止引起窒息。

(5)闭合切口。如切口已经裂开,开口小者可用蝶形胶布在无菌条件下将其对拢固定,裂口较大者可缝合之。此时深部可垫以明胶海绵 1～2 小块,有利于局部黏着。

3.植骨块滑脱

在已行椎板切除减压的情况下,为避免术后患节不稳及变形,多取髂骨块或义骨块植入。但术中如果固定不确实,或是术后护理不当等,均可造成植骨块滑脱。如果滑脱之骨块压在已减压的脊髓之上,则可引起瘫痪或死亡(高位者),为此应注意预防。

(1)植骨块应确实固定。术后由于患者翻身等动作,颈部难以维持其固定状态。稍一不慎即可引起骨块滑脱。因此,应采取较为确实的固定措施。

(2)双石膏床备用。对高位颈髓施术者,术前应准备前后两个石膏床,以备术后翻身时使用,这样可将颈部的活动量降低到最低限度。

(3)必要时再手术。当滑脱之植骨块有可能压迫或已经压迫脊髓者,应及早施术,并酌情再植入或取出。

4.切口感染

此较颈前路手术易发生,主要由于以下原因:

(1)毛囊炎。在发际处的毛囊炎,手术前如不注意检查则不易发现。当已安排次日施术并对患者行皮肤准备时方才发现,因怕影响原定计划而对局部仅行一般对症处理,仍按原计划施术。作者意见,此种情况易延迟手术为妥。

(2)敷料未及时更换。术后患者长时间仰卧位,由于局部潮湿及通风不良,加之切口渗血等,而为细菌繁殖提供了有利条件。如果能按常规于术后 24～36 小时更换敷料,之后再酌情定期更换则可避免。

(3)前已述及,其对细菌繁殖亦极为有利,应按前述要求处理之。一旦发生感染,除加大抗生素用量外,可拆除一至数针缝线予以引流,并根据局部情况决定是否作进一步处理(如植骨块取出等)。

5.皮肤压迫坏死

主要由于术后未更换敷料,以致敷料上的渗血凝结成块,干燥后对皮肤压迫所致。轻者皮肤潮红或坏死,重者可波及深层,以致需行坏死组织切除、植皮等处理。此并发症关键在于预防,而且完全可以预防。

6.颈椎不稳及成角畸形

主要见于广泛切骨减压而又未行植骨融合术者。轻度可用石膏或支架保护,重者需行植骨融合术。

总之,颈后路手术的并发症虽较严重、且较颈前路手术多见,但只要注意预防,一旦发生及早处理,一般是可以避免的,并将其严重性降低到最底线。

第二节　颈椎病

一、概述

颈椎病是指颈椎间盘退行性变及其继发性椎间关节退行性变所致邻近组织(脊髓、神经根、椎动脉、交感神经)受累而引起的相应症状和体征。既往对颈椎病的认识十分模糊,常与神经科疾患混淆,尤其是对患者健康影响较大的脊髓型颈椎病和椎动脉型颈椎病,更多的就诊于神经内科或耳鼻喉科。随着病理解剖和病理生理学研究的进展,对颈椎病的概念有了较全面、正确的了解。在诊断上,首先应该强调详细的病史、仔细的查体与常规的化验及放射线检查。不能将单纯的颈椎退变和颈椎病画等号,在门诊经常发现有些患者颈椎骨性退变很严重,但无症状或仅有轻微症状。因此颈椎病的诊断除有病理基础外,还需包括一系列由此而引起的临床表现,以有别于其他相似的疾患。在治疗上应坚持以非手术为主的原则,事实上,95%以上的患者都可获得痊愈或好转,只有通过正规非手术治疗无效,而又影响工作和生活者方可考虑手术。选择手术方法时,应遵循在彻底减压的前提下,手术愈小、愈简单和损伤愈轻为原则。当前在手术方法上仍需不断改进、不断创新,促使我国颈椎外科不断进步、不断发展。

二、病因病理

颈椎是脊柱中体积最小,但灵活性最大、活动频率最高的节段。因此,自出生后,随着人体的生长、发育和成熟,并不断地承受各种负荷、劳损,甚至外伤而逐渐出现退行性变。尤其是颈椎间盘,不仅退变过程开始较早,且是诱发或促进颈椎其他部位组织退行性变的重要因素,按其主次分述如下。

(一)颈椎的退行性变

颈椎的退行性变为颈椎病发生的主要原因,尤其是椎节的退变更为直接,并是其后一系列病变的起因。

1.椎间盘变性

颈椎间盘由髓核、纤维环和上下软骨板构成一个完整的解剖单位。颈椎间盘维持着椎体间高度,吸收震荡,传导轴向压缩力,在颈椎的各种活动中,维持应力平衡,这种功能完全由椎间盘各个结构的相互作用来完成。若其中之一出现变性,则可导致其形态和功能改变,最终影响或破坏颈椎骨性结构的内在平衡,并使其周围的力学平衡发生改变。因此,椎间盘的退行性变是颈椎病发生与发展的主要因素。

2.韧带-椎间盘间隙的出现与血肿形成

在前者基础上,由于椎间盘的变性,不仅造成变性和失水化(硬化)的髓核突向韧带下方,以致压力增高而有可能引起韧带连同骨膜与椎骨间的分离,而且椎间盘变性本身尚可造成椎体间关节松动和异常活动,从而更加剧韧带-椎间盘间隙的形成。

椎间隙韧带下分离后形成间隙,同时伴有局部微血管撕裂与出血而形成韧带-椎间盘间隙血肿。此血肿既可直接刺激分布于后纵韧带上的窦椎神经末梢而引起颈部或远隔部位的各种症状,又升高了韧带下间隙内的压力,如颈椎再处于异常活动和不良体位,则局部压力更大,并构成恶性循环。

3.椎体边缘骨刺形成

随着韧带下间隙血肿的形成,成纤维细胞开始活跃,并逐渐长入血肿内,渐而以肉芽组织取代血肿。如在此间隙处不断有新的撕裂和新的血肿,则同一椎节在显微镜下可显示新老各种病变并存的现象。

随着血肿的机化、老化和钙盐沉积,最后形成突向椎管或突向椎体前缘的骨赘(或称之为骨刺)。此骨赘可因局部反复外伤,周围韧带持续性牵拉和其他因素,通过出血、机化、骨化或钙化而不断增大,质地变硬。因此晚期病例,尤以多次外伤者,可如象牙般坚硬,从而增加手术的难度和危险性。

骨赘形成可见于任何椎节,但以遭受外力作用较大的 $C_{5\sim6}$、$C_{4\sim5}$ 和 $C_{6\sim7}$ 最为多见。从同一椎节来看,钩突处先发居多,次为椎体后缘及前缘。

4.颈椎其他部位的退变

颈椎病的退变并不局限于椎间盘以及相邻的椎体边缘和钩椎关节,尚应包括小关节、黄韧带、前纵韧带和后纵韧带及项韧带的退变。

(二)慢性劳损

慢性劳损是指超过正常生理活动范围最大限度或局部所能耐受值时的各种超限活动所引起的损伤。但它明显有别于意外创伤,而是一种长期的超限负荷。常见的慢性劳损因素有以下几个方面。

1.睡眠姿势不良

首先是枕头过高。在睡眠状态下,长时间的不良体位使椎间盘内部受力不均,影响含水作用。其次颈部肌肉和关节亦因此平衡失调,加速退变。

2.生活习惯不良

长时间低头玩麻将、打扑克、看电视,尤其是躺在床上高枕而卧等都是不良习惯。以上习惯的共同特征是颈椎长时间处于屈曲状态,颈后部肌肉及韧带组织超负荷,容易引起劳损。

(三)头颈部外伤

头颈部外伤与颈椎病的发生和发展有明显关系,根据损伤部位、程度可在各种不同阶段产生不同影响。

1.垂直压缩暴力

常致颈椎椎体压缩性骨折,造成颈椎生理前曲消失或弧度减小,受损节段椎间盘受力加大,加速颈椎退变。

2.颈椎外伤对不同阶段的患者可有不同影响

对颈椎病已有退变且合并颈椎椎管狭窄者来说,颈椎外伤可造成以下三种情况。

(1)急性脊髓前中央动脉综合征:由脊髓前中央动脉受压后阻塞,造成脊髓前方缺血出现四肢突发性瘫痪。这种损伤可见于过屈时骨赘压迫脊髓前方的脊髓前中央动脉的分支沟动脉,主要表现为上肢重、下肢轻的肢体瘫痪。

(2)急性脊髓中央管综合征:颈椎过伸损伤时,由于退变增厚的黄韧带突向椎管,造成脊髓中央管周围水肿和出血。表现为上肢瘫痪重于下肢,痛觉、温度觉消失,X线平片上椎体前间隙阴影增宽等三大特点。

(3)急性沟动脉综合征:颈椎过屈时,椎体后缘骨赘或突出的椎间盘组织压迫脊髓前中央动脉的分支沟动脉,主要表现为上肢重、下肢轻的肢体瘫痪。

3.暴力导致颈椎间盘突出

表现为程度不等的神经损害症状及颈部疼痛。

4.前纵韧带撕裂

虽不直接损害脊髓和神经根,但由于造成颈椎不稳,加速受损椎节的退变。临床上许多颈椎病患者早期曾有颈部外伤史。

5.一过性颈椎脱位

过屈暴力使颈椎椎节前脱位,当暴力消失后,脱位的椎节可恢复至原来位置。但由于局部软组织损伤,损伤部位存在颈椎不稳,若不及时处理,日后颈椎不稳加重,椎体后缘骨质增生,构成对脊髓的刺激和压迫。

(四)颈部炎性反应

颈椎不稳和慢性感染时,炎性反应可直接刺激邻近的肌肉和韧带,致使韧带松弛、肌张力减低、椎节内外平衡失调,破坏其稳定性,加速和促进退变的发生和发展。

(五)发育性椎管狭窄

临床上经常看到,有些患者颈椎退变严重,骨赘增生明显但并不发病,因为其颈椎椎管矢状径较宽,而有些患者病变并不严重但很早就出现症状。从影像资料可看到,颈椎实际矢状径的大小决定了症状的出现与否。椎管狭窄者在遭受外伤后容易损伤脊髓,甚至轻微的外伤也易发病,且症状严重。椎管较宽大者不仅不易于发病,且症状亦较轻。

(六)先天性畸形

颈椎病的先天性畸形对颈椎病发病的影响主要表现在以下两个方面:一是应力改变;二是神经血管的刺激和压迫。

1.先天性椎体融合

以 $C_{2\sim3}$ 和 $C_{3\sim4}$ 多见,其次为 $C_{4\sim5}$,多为双关节单发。由于椎体融合,两个椎体间的椎间关节活动势必转移至相邻的椎间关节。邻近椎间盘的应力集中使得椎间盘退变加剧,产生临床症状和体征。

2.棘突畸形

主要影响椎体外在结构的稳定性,因而间接构成颈椎病的发病因素。

(七)颈肋和 C_7 横突肥大

这两种异常虽不引起颈椎病,但当刺激臂丛神经下干时,可出现上肢症状和颈部不适,必须与颈椎病相鉴别。

三、分类及临床表现

随着对颈椎病认识的不断加深和发展,对颈椎病的分类也不断改进。颈椎病的分类依据主要是症状学和病理学两个方面。症状学分类比较直观,主要依据临床特点。但症状学分类受一定限制,而病理学分类比较侧重于病变的病理学实质,以分期方法对颈椎病的各个病理阶段进行分类。在实际工作中,有时不易区分这种专业分法,目前仍以症状学分类为主。

(一)颈型颈椎病(落枕型)

最为常见,以颈部症状为主。

1.年龄

以青壮年为多。个别患者可在 45 岁以后发病,后者大多属于椎管矢状径较宽者。

2.症状

颈部疼痛,其疼痛常在清晨睡醒后出现,一般呈持续性疼痛或钝痛,可延及上背部,不能俯仰旋转,头颈部活动时加剧。疼痛常伴有颈部僵硬。病程长者,头部转动时可闻及异常声,或伴有眩晕、偏头痛。检查可见头部向患侧倾斜,颈椎生理前凸变直,颈部肌肉紧张及活动受限,患部常有明显压痛点。

3.体征

患者颈部一般无歪斜,生理曲度减弱或消失,用手按捏颈项部,棘突间及棘突旁可有压痛。舌质淡,苔薄,脉弦细。

4.X 线片

颈椎生理曲度变直或消失,颈椎椎体轻度退变。侧位伸屈动力摄片可发现约 1/3 病例椎间隙松动,表现为轻度梯形变,或屈伸活动度变大。

5.CT 及 MRI 检查

可发现病变阶段椎间盘侧方突出或后方骨质增生并借以判断椎管矢状径。磁共振检查也可发现椎体后方对硬膜囊有无压迫,若合并有脊髓损害者,尚可看到脊髓信号的改变。

(二)神经根型颈椎病

神经根型颈椎病是颈椎综合征中最常见的类型之一,发病率仅居于颈型颈椎病之后。主要表现为与脊神经根分布区相一致的感觉、运动及反射障碍。

1.根性痛

最多见,其范围与受累椎节的脊神经分布区相一致。此时必须将其与干性痛(主要是桡神经干、尺神经与正中神经干)和丛性痛(主要是指颈丛、臂丛和腋丛)相区别。根性痛是该神经分布区的感觉障碍,以麻木、痛觉过敏、感觉减弱等为多见。

2.根性肌力障碍

以前根受压者为明显,早期肌张力增高,受累范围也仅局限于该神经所支配的范围。在手部以大小鱼际及骨间肌为明显,并应与脊髓病变引起的肌力改变相鉴别。必要时可行肌电图或诱发电位等检查。

3.腱反射改变

即该脊神经根所参与的反射出现异常。早期呈现活跃,而中后期出现减弱或消失,检查时应与健侧相比较。单纯根性受累不应有病理反射,如伴有病理反射则表示脊髓本身亦同时受累。

4.颈部症状

视引起根性受压的原因不同而可轻重不一。因髓核突出所致者,多伴有明显的颈部痛、压痛,尤以急性期为显。而因钩椎关节退变及骨质增生所致者则较轻微或无特殊发现。

5.体征

舌质黄,苔薄白,脉浮。

6.特殊试验

凡增加脊神经张力的牵拉性试验大多阳性,尤以急性期及后根受压为主者。颈椎挤压试验阳性者多见于髓核突出、髓核脱出及椎节不稳等病例。

7.X 线片改变

正位片可见 Luschka 关节骨刺形成。侧位片示椎间隙变窄,椎体前后缘骨刺形成,颈椎生理前凸可减小或消失。因而在斜位片上 Luschka 关节及小关节的骨关节炎表现更为清晰。这些改变可随年龄增加愈加明显,以 $C_{4\sim5}$ 最为多见,但无临床症状者也可有上述表现。根据颈椎屈曲/伸展侧位片可对颈椎稳定程度进行判断。其判断依据主要有二:①椎体水平移位大于3.5mm;②相邻两椎间隙成角相差大于 11°,据研究颈椎不稳多见于颈椎间盘退变的早期。

8.CT 和 MRI 检查

可发现病变节段椎间盘侧方突出或后方骨质增生并借以判断椎管矢状径。磁共振检查也可发现椎体后方对硬膜囊有无压迫,若合并有脊髓功能损害者,尚可看到脊髓信号的改变。

9.脊髓造影

表现为病变节段神经缺损。正位、侧位及斜位片上均可显示,正位片所示充盈缺损偏向患侧,而在斜位片上充盈缺损更为明显。侧位片上充盈缺损位于前方,与椎间盘水平相一致,但程度较轻。当压迫部位位于椎间孔内时,显示结果常不尽如人意。

10.椎间盘造影

注入造影剂后椎间盘呈不规则影像,造影剂向四周弥散,甚至可漏入 Luschka 关节以至椎管内。造影剂注入时应注意患者的疼痛反应是否与临床症状相同。

11.MRI 检查

颈椎椎间盘的信号一般要强于腰椎,其中央的髓核信号为中等强度,其周围的脑脊液及硬膜囊信号较低。在 T_2 加权影像上,椎间盘的信号较 T_1 加权像明显增强,退变后的椎间盘信号明显降低。MRI 可较准确地显示突出的颈椎椎间盘组织对神经根的压迫,其中以轴位像更具诊断价值。但在 Luschka 关节增生肥大时与突出的椎间盘在 T_1 加权像上较难区分。

(三)脊髓型颈椎病(瘫痪型)

1.症状

脊髓型颈椎病发病缓慢,可持续数年乃至数十年,或因颈部挫伤而诱发急性发作。其主要特征为缓慢的进行性双下肢麻木、发冷、疼痛和乏力;步态不稳、易跌倒。发病初期,常呈间歇性症状,每当走路过多或劳累后出现。随着病程的发展,症状逐渐加重并转为持续性。上述症状多为双侧,单侧脊髓受压者少见,个别病例可同时出现尿急或排便无力。

2.体征

最明显的体征是四肢肌张力升高,严重者稍一活动肢体即可诱发肌肉痉挛,下肢往往较上肢明显。下肢症状多为双侧,但严重程度可有不同。有时上肢症状是肌无力和肌萎缩,并有根性感觉迟钝,而下肢肌萎缩不明显,主要表现为肌痉挛、反射亢进、出现踝阵挛和髌阵挛。而根性神经损害的分布区域与神经干损害的区域有所不同,详细检查手部和前臂感觉区域有助于定位。躯干的知觉障碍左右常不对称,往往难以根据躯干感觉平面来判断。

3.腱反射

四肢腱反射均可亢进,尤以下肢显著,上肢霍夫曼征阳性,或 Rossolimo 征(从上扣指或从下弹中指而引起拇指屈曲者为阳性)阳性。霍夫曼征单侧阳性更有意义,下肢除腱反射亢进外,踝阵挛出现率较高。巴宾斯基征、Openheim 征、Claddock 征、Gordon 征可阳性。这是颈脊髓受压时的重要体征,严重时双侧均为阳性。腹壁反射、提睾反射可减弱或消失。

4.X 线检查

X 线侧位片多能显示颈椎生理弧度消失或变直,大多数椎体存在退变,表现为前后缘骨赘形成,椎间隙变窄。功能位侧片可显示受累节段不稳,相应平面的项韧带有时可骨化。测量椎管矢状径与椎体矢状径比更能说明问题,小于 0.75 者可判断为发育性椎管狭窄。断层摄片对疑有后纵韧带骨化者有意义。

5.CT 检查

对椎体后缘骨刺、椎管矢状径的大小、后纵韧带骨化、黄韧带钙化及椎间盘突出的判断比较直观而迅速。而且能够发现椎体后缘致压物是位于正中还是偏移。CT 对于术前评价,指导手术减压有重要意义。三维 CT 可重建脊柱构象,可在立体水平上判断致压物的大小和方向。有条件时,应积极利用这些先进手段。

6.MRI 检查

分辨能力更高,其突出的优点是能从矢状切面直接观察硬膜囊是否受压,枕颈部神经组织的畸形也可显示。脊髓型颈椎病在 MRI 上常表现为脊髓前方呈弧形压迫,多平面退变可使脊髓前缘呈波浪状。病程长者,椎管后缘也压迫硬膜囊,从而使脊髓呈串珠状。脊髓有变性者可见变性部位,即压迫最重部位脊髓信号增强。严重者可有空洞形成。脊髓有空洞形成者,往往病情严重,即使彻底减压也无法恢复正常。值得注意的是,X 线片上退变最严重的部位有时不一定是脊髓压迫最严重的部位,MRI 影像较 X 线片更准确可靠。

7.神经根电生理检查

临床常用技术包括普通针极肌电图、神经传导速度测定、体感和运动诱发电位等检查。

(四)椎动脉型颈椎病(晕厥型)

所谓颈性眩晕,是指患者单纯表现为眩晕者。颈性眩晕的患者只有少数,而多数患者都有不同程度的椎-基底动脉供血不足症状,主要表现为内耳、脑干(中脑、脑桥、延髓)、小脑、间脑、枕叶、颞叶等组织的功能缺损,其主要症状为。

1.眩晕

为本病的主要症状,眩晕可为旋转性、浮动性、摇晃性或下肢发软站立不稳,有地面倾斜后地面移动等感觉,并有头晕眼化等感觉;头颈部伸屈或左右侧弯及旋转或患者转换体位均可诱发眩晕或使其加重。有时眩晕为本病早期的唯一症状,在疾病发展过程中常夹杂其他症状和体征,可伴有单侧耳鸣或双侧耳鸣及听力减退(耳蜗症状),耳蜗症状提示椎-基底动脉分支中内听动脉供血不足。电测听检查表明为神经性耳聋,易被误诊为 Meniere 病,尤其伴发眼球震颤,而其他神经系统病症不明显时更易被误诊。

2.头痛

由于椎-基底动脉供血不足而侧支循环血管扩张引起头痛。头痛部位主要是枕部及顶枕部,也可放射至两侧颞部深处,其性质多为发作性胀痛或跳痛,常伴有恶心、呕吐及出汗等植物神经紊乱症状,尤其是同时出现眼症状时易被误诊为偏头痛。

3.视觉障碍

较为常见,患者有突然弱视或失明,持续数分钟后逐渐恢复视力,此系双侧大脑后动脉缺血所致。复视也不少见,由脑干内第 Ⅲ、Ⅳ、Ⅵ 颅神经核缺血或内侧纵束缺血引起。此外,还有眼睛闪光、冒金星、黑嚎、幻视、视野缺损等现象。

4.倾倒发作

也称猝倒,是本征的一种特殊症状,发作前并无预兆,头部过度旋转或伸屈时更易发生,反向活动后症状消失。患者倾倒前察觉下肢突然无力而倒地,意识清楚,视力、听力及讲话均无障碍,并能立即站起来继续活动。此乃椎动脉痉挛或硬化,其血流量减少,或头颈部突然转动时椎动脉受钩椎关节横向增生的骨赘刺激压迫。颈部椎动脉阻塞的原因多系动脉硬化。椎骨部椎动脉硬化的原因多系颈椎钩椎关节横向增生的骨赘或椎间盘向侧方突出压迫椎动脉,使其扭转狭窄或刺激椎动脉周围交感神经而使椎动脉痉挛。由枕部椎动脉的阻塞、寰椎与枢椎间的运动过度或寰枕肌群痉挛所引起。

5.运动障碍

患者可有下列几方面表现:①延髓麻痹症,讲话含糊不清,饮水反呛,吞咽困难,软腭麻痹等;②肢体瘫痪,有单瘫、偏瘫或四肢瘫,但多属轻瘫,完全瘫者少见,有时患者并无肢体不适,但可查出肢体有锥体束征;③面神经瘫;④平衡障碍及共济失调,表现为躯体位置及步态平衡失调、倾倒、Romberg 征阳性,乃小脑或与小脑有联系的结构发生功能障碍所致,但有时功能障碍是由眩晕引起。

6.感觉障碍

如面部感觉异常,有针刺感或麻木感,口周或舌部发麻感,偶有幻听或幻嗅,单肢、双肢或四肢有麻木感或感觉减退。

7.意识障碍

可表现为晕厥,发作性意识障碍,偶可见于头颈转动时。

8.精神症状

主要有定向障碍和记忆力障碍。从临床看,眩晕的表现可分为两种类型。

(1)一过性缺血发作:发作持续时间短暂,多在 10～15min 内,最长不超过 24h,症状逐渐减轻或消失,有些患者在发作后残留轻度症状和体征。

(2)间歇性或复发性脑缺血:发作时间较长,可在数天或 1～2 周内复发,较易发展为完全性卒中。椎-基底脉供血不足和血栓形成的区别:前者发作时间短暂,症状轻,可自然痊愈,且无明显后遗症;后者则相反。但两者无截然界限,均可导致脑软化。

9.其他

面色无华,舌质淡,苔薄白,脉细弱。

10.X 线检查

X 线片是诊断颈椎病最早运用的影像学方法,其应用比较成熟,对诊断椎动脉型颈椎病有一定价值,从颈椎正、侧、斜位及屈伸功能位片可以了解到颈椎钩椎关节、小关节突等病理改变。椎动脉型颈椎病诊断,但是要行手术还需要行 DSA、MRA。

11.CT 检查

近年来,CT 技术的发展为在颈椎横断面上直接客观地评价颈椎结构提供了条件,为确诊颈椎病这一常见病开辟了新领域。在临床诊断中,不能单纯根据横突孔的测量数字来判断椎动脉继发性缺血,还应结合临床资料。横突孔直径＜5mm,而无椎动脉缺血的临床表现,也不能诊断横突孔狭窄继发性椎动脉缺血。

12. 椎动脉造影

椎动脉造影可以通过多种体位清晰精确的显示椎动脉的形态、走行以及管腔的大小、管壁的光滑程度。对于椎动脉病变患者椎动脉造影可以准确反映其病变部位、程度及侧支循环情况。

13. CTA

近年来 CT 血管成像(CTA)发展很快,三维 CT 曲线重建技术能沿血管最大径进行重建,显示血管全过程,已用于显示椎动脉、胸主动脉和腹主动脉等大血管病变。但对显示椎动脉病变的文献较少。有学者应用 CTA 技术,观察椎动脉的形态及横突孔、钩椎关节、软组织与椎动脉的关系,能判断椎动脉狭窄、狭窄程度、原因及畸形等。与 DSA 比,其创伤小,并发症少,一次增强扫描后,可选任意角度重建,对病变部位可多方位成像。CTA 与 MRA 对比,CTA 显示骨性结构上占优势。这方面目前只是初步研究,对其精确性和可靠性有待进一步研究。

14. MRA

近几年来,磁共振血管造影(MRA)技术的发展十分迅速。由于机器性能的改善及计算机软件的不断更新,使血管成像越来越清晰,动摇了常规血管造影的地位。目前有取代常规血管造影及 DSA 之势。国外已将此项技术广泛应用于头颈部、胸腹腔及四肢血管的检查,并取得了很好的诊断效果,利用 MRI 的"流空效应"行椎动脉的检查,其主要技术包括:①增强时间迁移效应;②减少相位逸散效应;③流动相关采集技术;④三维数据采集;⑤后处理技术。

15. 脑血流图

为近年来应用较广泛的技术之一,主要用于椎动脉功能状态的判定。因其数据误差较大,仅具有参考价值。用于对椎动脉供血情况的判定时,由于其是通过颅内血管波动性血流所引起的电阻抗变化来推断其供血情况,而非直接测定血管内的血流量,因而受各种因素的影响,误差较大,当前仅作为临床诊断上的参考意见,而不能直接用于诊断。

16. 数字减影血管造影(DSA)

本法具有对比度佳、立即显影、安全方便、并发症少等优点,较常规的椎动脉造影为好。随着 DSA 与介入放射学技术的兴起,本法已成为椎动脉型颈椎病临床诊断及治疗工作的一个重要组成部分。笔者认为,椎动脉型颈椎病发病常由于椎动脉病变侧受到钩椎关节增生压迫,颈椎不稳刺激横突孔骨性狭窄,导致椎动脉痉挛、狭窄,供血减少,对侧椎动脉不能代偿所致,转颈活动可以加重这种病变,并且有些椎动脉病变只在转颈时出现。故对椎动脉造影的患者,应对每一侧椎动脉于头部中立位、左右转颈位观察。数字减影自动分析椎动脉狭窄程度、Landscanp(解剖标志)技术递加颈部其他结构影像,结合临床症状和体征共同探讨和分析该病的应用。

17. 颈部彩色多普勒显像(CDFI)

CDFI 检测时,VA 的 $Vm \leqslant 0.2m/s$、$Vs \leqslant 0.35m/s$ 时为异常低电流速,提示下游硬化狭窄;当 $Vm \geqslant 0.4m/s$、$Vs \geqslant 0.7m/s$ 时为异常高流速,提示管腔狭窄。以此标准判定椎动脉病变的敏感性为 88%。若 TCD 与 CDFI 联合检查,对椎-基底动脉的敏感性为 96.7%。

18.三维彩色超声血流成像技术

采用面阵探头技术,用心电信号同步触发,计算机控制面阵探头声束沿着矢状面、冠状面及横断面扫描,然后类似CT那样进行图像重组,从而获得三维立体彩色血流图像。目前采用移动方法扫描获得立体图像的系统已应用于临床。

19.血浆内皮素的变化

长期以来多数学者认为颈椎的退变及椎动脉本身的退变是椎动脉型颈椎病的主要病因,但却忽视了一个关键性的问题,即血液本身的病理生理改变。内皮素是一种新近发现的血管活性肽,可以引起脑血管管径减小,血管痉挛。研究结果认为椎动脉型颈椎病是由于椎动脉受挤压时,可能有血浆内皮素的参与。是否存在血液中其他成分的病理或生理改变,这方面还有待以后收集更多病例进行更深一步的研究。

(五)交感型颈椎病(五官型)

舌淡苔薄,脉沉细。多见交感神经兴奋症状,少数出现抑郁症状。

1.交感神经兴奋症状

(1)头部症状:头痛或偏头痛。有学者报道 $C_{1\sim2}$ 前纵韧带钙化而引起长期头痛。头晕是在颈部旋转时加重,有时伴有恶心、呕吐。

(2)眼部症状:睑裂增大;视物模糊,重者视力明显下降到接近失明;瞳孔散大,眼底胀痛,眼目干涩,视野内冒金花等。

(3)心血管症状:心跳加速、心律不齐、心前区疼痛和血压升高(有学者取名为颈椎病型血压增高症)等。

(4)周围血管其他症状:因肢体血管痉挛,出现发凉怕冷,局部温度稍低,或肢体遇冷时有刺痒感,继而出现红肿或疼痛加重。此外,尚可有头颈、颜面或肢体痛麻,此类症状不一定按神经节段分布,例如指尖或趾尖痛,三叉神经某一分支或两支分布区麻木疼痛等。

(5)发汗障碍:表现为多汗,以一侧躯干常见,也可局限于某一肢体或手足。

(6)其他:耳底痛、耳鸣、听力下降,甚至失听;发音不清,甚至失音。

2.交感神经抑郁症状

也就是迷走神经兴奋症状,主要是头昏眼花、眼睑下垂、鼻塞、心动过缓、血压偏低、胃肠蠕动增加或暖气等。

(六)食管压迫型颈椎病

1.吞咽障碍

早期主要是吞服硬质食物时有困难感及食后胸骨后的异常感觉(烧灼、刺痛等),进而影响软食与流质进食。按其吞咽障碍程度不同分为轻、中、重三度。

(1)轻度:为早期症状,表现为仰颈时吞咽困难,屈颈时消失。

(2)中度:指吞服软食或流质者,较多见。

(3)重度:仅可进水、汤者,少见。

2.其他颈椎病症状

单纯此型者少见,约80%病例尚伴有脊髓或椎动脉受压症状。因此应对其进行全面检查以发现其他症状。

3.X线平片及食管钡餐检查

X线平片上显示椎体前缘骨质增生,典型者呈喙状,好发部位以 $C_{5\sim6}$ 最多,其次为 $C_{6\sim7}$ 及 $C_{4\sim5}$ 椎节。约半数病例其食管受压范围可达2个椎间隙。钡餐吞服透视下(或摄片)可清晰显示食管狭窄的部位和程度。食管狭窄程度除与骨赘的大小成反正外,且与颈椎的体位有关。当屈颈时食管处于松弛状态,钡剂容易通过;但仰颈时,由于食管处于紧张与被拉长状态,以致钡剂通过障碍加剧。

(七)混合型颈椎病

有两种或者两种以上颈椎病同时存在时称混合型颈椎病。本型患者舌苔、脉象不一。视原发各型的组合不同而有明显差别。由于此型症状复杂,故诊断常较困难,应注意治疗措施需全面考虑,以防顾此失彼,尤应注意此型患者年龄较大,全身状态欠佳,任何粗暴操作及手术更易发生意外和并发症。本型的预后一般较单一型差。

四、治疗

(一)手法治疗

1.按揉法

患者取坐位,放松颈部肌肉,医者站在患者身后,用拇指、中指同时按揉两侧风池穴、风府穴、哑门穴、天柱穴、大椎穴、肩贞穴、缺盆穴及颈后两侧、肩胛骨内上角,以有酸胀感为佳。

2.捏拿法

患者取端坐位,挺胸并将头颈及双肩肌肉放松,医者站在患者身后,用双手拇指指腹沿颈椎棘突两旁约1.5寸的骶棘肌处,从风池穴至大椎穴由上向下,由内向外按揉3~5次。

3.端提法

患者取端坐低位,坐在木凳上,头颈及肩部肌肉放松,医者站立于患者身后,用两手拇指压住患者枕骨粗隆,其余四指端住患者的下颌,轻轻向上端提其头颅约半分钟,然后缓慢轻轻地放下。

4.理筋法

患者取端坐位,医者站在患者患肢外侧或坐在凳子上,用双手拇指指腹从肩峰沿上肢内外侧肌肉至腕关节的经脉进行分理和拨离,并对肩髃穴、肩髎穴、曲池穴、手三里穴、合谷穴、肘髎穴等穴位进行按揉。

5.拔伸法

患者取仰卧位,去枕,将头颈部放在床头上方,双手拽住床的两旁。医者坐在患者头前,用一手掌托住患者下颌,将另一手臂放置在患者枕骨后下方,手臂用力与手掌按压固定,然后徐徐用力向患者头部后上方轻轻地左右旋转,进行拔伸约半分钟,最后缓缓地拔伸放松,以达到疏通气血,加大椎间隙,缓解对颈神经的压迫作用。

(二)物理治疗

物理治疗简称理疗,是治疗颈背疼痛的传统方法,对多数患者有治疗作用。其作用是增强局部血液循环,缓解肌肉痉挛。常用的颈部理疗方法有离子导入法、超短波疗法、短波疗法、石蜡疗法等。应用直流电导入各种中西药,如醋、普鲁卡因等,经临床证明,确实行之有效。电疗法主要是深部电热作用,但需不断调节。各种理疗不可长期不间断的应用,颈部肌肉长期充血反而可使症状加重。一般14天为1个疗程,每个疗程结束后宜停1周后再行治疗。

(三)药物治疗

1.常用内服中药选配规律

不同类型的颈椎病,各种药物使用率不同。总体使用率为葛根居第1位(63.15%),川芎、当归居第2位(59.74%),白芍居第3位(52.40%),黄芪居第4位(52.05%),桂枝、甘草居第5位(36.90%),红花、丹参居第6位(36.05%),羌活居第7位(32.74%),赤芍居第8位(32.45%)。不同类别的中药使用率从高到低依次为活血药、解表药、补气药、祛风湿药、补肾药、平肝息风药、祛痰药和利水渗湿药。

2.中药外治

颈椎病除用中药内服治疗外,中药外用也很有疗效,常用的有敷法、熨法、贴法、洗法,以上各种方法各有特色,根据病情、患者具体情况灵活运用,或配合其他疗法同时治疗效果更好。

(四)针灸疗法

针灸疗法亦是临床上治疗颈椎病常用的方法之一,而且适用于各种类型颈椎病的治疗。

(五)小针刀疗法

小针刀疗法是一种闭合性手术,所谓闭合性手术,即不打开皮肤,直接在体内进行切割松解等操作,从而达到治疗目的的手术方式。针刀既有针灸针的形体,又有手术刀的刀刃,只是这种刀刃很小,在刺入人体内时,较易避开重要的神经、血管。

(六)颈椎牵引法

颈椎牵引的治疗目的是拉伸紧张或者痉挛的骨骼肌,并起制动作用。通过增加椎间隙和扩大椎间孔,使颈椎长度变长。牵引疗法适用于某些压迫性疾患和颈椎疾患的治疗,如神经根型颈椎病、颈椎间盘突出症和颈项部肌肉痉挛等病症。

第三节 腰椎间盘突出症

一、流行病学与病因病机

(一)发病情况

1.发病率

目前在国内外很少见到报道关于腰椎间盘突出症大宗人群发病率的精确统计,但由于腰痛的主要病因是腰椎间盘突出,故腰椎间盘突出症的发病率通常是通过对腰腿痛的流行病学调查来进行初步估计的。Gaskill 综合国际上多方面报道发现,无论是发达国家或是发展中国家,均有 60%～80%成年人在他们一生中的某一时期发生过腰腿痛,复发率占 60%～85%。Recoules-Arche 等多数学者强调此病的主要病因是腰椎间盘突出。

对于性别与腰椎间盘突出症发病率的关系,各家报道相差较大。一般认为,男女发病率之比为(7～12):1(个别报道甚至达到 30:1)。其原因与男性通常劳动强度比女性大有关。

国内有学者统计,腰腿痛患者约占外科门诊患者的 50%,占骨科门诊患者的 70%左右。而腰椎间盘突出症占腰腿痛门诊患者的 20%左右。因腰骶部活动度大,正处于活动的腰椎与固定的骶椎和骨盆的交界处,承受垂直压力和剪切应力最大,椎间盘易于退变或损伤,所以第 4～5 腰椎和第 5 腰椎～第 1 骶椎椎间盘突出症发病率最高。国内外文献报道,第 4～5 腰椎和第 5 腰椎～第 1 骶椎椎间盘突出症约占本病的 95%,部分患者可以同时有 2 个或 3 个平面的突出。所不同的是,国外以第 5 腰椎～第 1 骶椎椎间盘突出症最多;而国内却以第 4～5 腰椎椎间盘突出症居多。

多数统计资料表明腰椎间盘突出症左侧发病多于右侧,左右之比约为 15:1。郭世绂推测可能是因为右手用力者其右侧腰背肌张力较强的原因,因而髓核易被挤至左侧。

CT 和 MRI 扫描的广泛应用,使腰椎间盘突出症有了更现代化的检查方法,但随之而来的是,一些无症状的腰椎间盘突出症也明显增多。Boder 等(1990 年)应用 MRI 对 67 名无症状者检查发现,60 岁以下组腰椎间盘膨隆或突出者占 20%,60 岁或 60 岁以上组则占 36%,说明无临床症状的正常人椎间盘膨隆或突出的发生率较高,同时与年龄有关。因此,必须仔细、正规地体检。只有确认有相应神经根症状或体征时,才能诊断为腰椎间盘突出症。否则,仅说明存在突出而不是突出症。在腰痛的研究中多为回顾性样本选择,很难对有症状者和无症状者进行统计对比研究,但是有症状的腰椎间盘突出症的发生率要明显高于无症状者。

2.相关因素

以下因素与腰椎间盘突出症的发病有不同程度的相关性。

(1)不良体位的影响:人在完成各种工作时,需要不断变换各种体位,包括坐、站、卧及难以避免的各种非生理性姿势,这就要求脊椎及椎间盘应随时承受各种不同的外来压力。如超出其承受能力或一时未能适应外力的传导,则可遭受外伤或累积性损伤。例如抬举重物时的姿势十分重要,不良姿势常诱发本病的发生。

(2)脊柱畸形或脊柱生理曲度的改变:脊柱畸形、脊柱生理曲度的改变易诱发椎间盘退变。脊柱侧弯症,原发性侧弯与继发性侧弯处,椎间隙不仅是不等宽,并且常扭转,这使纤维环承受的压力不一,致使纤维环在脊柱的凸侧承受更大的应力,加速退变。此外,有腰椎单侧骶化时,当发生椎间盘突出常可为多发突出。

(3)过度负荷:如长期从事弯腰工作如煤矿工人或建筑工人,需经常弯腰提取重物。Galante(1967 年)测定了纤维环后侧部分纤维的强度低于 $100kp/cm^2$。当双下肢直立弯腰提取 20kg 的重物时,椎间盘内压力增加到 $30kg/cm^2$ 以上,如长期处于如此大的椎间盘压力时,即易在早期使纤维环破裂。故从事重体力劳动和举重运动者常因过度负荷造成椎间盘早期退变。当脊柱负重 100kg 时,正常的椎间盘间隙变窄 1.0mm,向侧方膨出 0.5mm。而当椎间盘退变时,负同样的重量,则椎间盘压缩 1.5~2mm,向侧方膨出 1mm。但 Kelsey(1975 年)的调查未能证明从事重体力劳动者易产生椎间盘突出。

(4)医源性损伤:诊断性治疗、腰穿和腰麻误伤椎间盘也可增加其突出的危险性。早在 1935 年 Pease 首先报道在腰穿后发现椎间盘狭窄,以后陆续有些病例报道,在进行腰穿或腰麻以后发生椎间隙狭窄。这些病例多为少年甚至是 4 岁儿童。患者在腰穿后数天之内,严重腰痛,脊背部肌肉强直,一系列摄的 X 线片显示椎间隙比较迅速地狭窄。原因是在腰穿时,穿刺针穿破纤维环,髓核从针眼处漏出。但是,近年来自开展椎间盘造影和经皮腰椎间盘切除术以来,多数学者认为穿刺针通过纤维进入髓核,并不能导致髓核继发突出,特别在穿刺针较细和从旁侧入路穿刺时更是如此。

(5)急性损伤:急性损伤如腰背扭伤或捩伤,并不能引起腰椎间盘突出。但是在失去腰背部肌肉保护的情况下,极易造成椎间盘突出。临床上严重的脊柱骨折,椎体压缩 1/3~1/2 或以上,亦少有椎间盘纤维环破裂,使椎间盘向椎管内突出。但是,可使椎间盘软骨终板破裂,使髓核突入椎体内。Martin(1978 年)认为外伤只是引起椎间盘突出的诱因,原始病变在于无痛的髓核突入内层纤维环,而外伤使髓核进一步突出到外面有神经支配的 5 层纤维引起疼痛。

(6)长期震动:汽车和拖拉机驾驶员在驾驶过程中,长期处于坐位及颠簸状态时,腰椎间盘承受的压力较大。Nachemsonn 测定驾驶汽车时的椎间盘压力为 $0.5kp/cm^2$,当踩离合器时,压力增加 1 倍。长期反复的椎间盘压力增高,可加速椎间盘退变或突出。同时震动亦影响椎间盘的营养。实验中显示,震动频率为 5Hz,随震动时间增长,髓核、内层纤维环和外层纤维环的水含量亦随之逐渐减少,特别是髓核内。同时椎间盘内的氧张力及细胞活动度亦明显减低。这些亦是震动通过对微血管的影响而发生的变化。

(7)年龄:腰椎间盘突出症多发于 25~50 岁的人群,占整个患者数的 75% 以上。虽然这个年龄段是人的青壮年时期,但是椎间盘的退化已经开始了。

(8)身高:超过正常男、女的平均高度以及较大的腰椎指数,腰椎间盘突出症的发病率高。

(9)性别:腰椎间盘突出症多见于男性。这是由于男性在社会工作中从事体力劳动的比例大于女性,腰椎负荷亦长期大于女性,从而导致诱发腰椎间盘突出症的机会也较多。

(10)心理因素:对从事的职业长期厌烦、焦虑或紧张,有恐惧心理的人群,发生腰椎间盘突出症的概率高。

(11)职业:本病为常见病、多发病,广泛地存在于各行各业中,但仍以劳动强度较大的产业多见。此外,长期处于坐位工作的人员亦有相当大的比例患病。

(12)环境:长期工作或居住于潮湿及寒冷环境中的人,比较容易发生腰椎间盘突出症。据统计长年从事矿井井下作业的人,患本病的比例较高。

(13)种族:印第安人、因纽特人和非洲黑种人发病率较其他民族的发病率明显为低。

(14)遗传因素:腰椎间盘突出症是否与遗传因素有关,目前尚无定论,但可以肯定的是某些腰椎先天性发育不良的人,如患脊椎侧弯、先天性脊椎裂等疾病的人,同时并发椎间盘突出症的机会较多。遗传的因素也可能是病因学中要加以考虑的方面。

(15)妊娠:妊娠女性,由于特殊的生理原因,导致体重突然增长,加之肌肉相对乏力及韧带松弛,亦是诱发本病的危险时期。后纵韧带在原先退变的基础上使椎间盘膨出。

(16)吸烟:由于吸烟影响溶质运输率,营养物质不能进入椎间盘,代谢物质不能排出。长此以往,椎间盘营养不足,细胞功能不良,酶的降解促进椎间盘的退变。

(17)糖尿病:常致动脉硬化加剧,易引起血循环障碍。从动物实验已证明糖尿病对椎间盘的影响,其主要影响营养椎间盘的周围动脉壁结构,降低血流量,减少了椎间盘组织的代谢要求,最终引起椎间盘组织的破裂。

(二)常见病因

腰椎间盘在脊柱的负荷与运动中承受强大的压力。在 20 岁以后开始持续退变,为腰椎间盘突出症的基本病因。腰椎间盘突出与下列因素有关。

1.外伤

外伤是椎间盘突出的重要因素,特别是儿童与青少年的发病,与之密切相关。在脊柱轻变度负荷和快速旋转时,可以引起纤维环的水平破裂,而压力主要使软骨终板破裂。Martin(1978)认为,外伤只是引起椎间盘突出的诱因,原始病变在于无痛的髓核突入内层纤维环,而外伤使髓核进一步突出到外面有神经支配的 5 层纤维环,从而引起疼痛。

2.职业

汽车和拖拉机驾驶员长期处于坐位和颠簸状态,驾驶车时,椎间盘内压力为$0.5kPa/cm^2$,在踩离合器时压力可增加至$1kPa/cm^2$。从事重体力劳动和举重运动者因过度负荷造成椎间盘早期退变,从事弯腰工作者,如果提 20kg 的重物时,椎间盘内压力可增加到$3kg/cm^2$以上,如煤矿工人或建筑工人,长期处于较大的椎间盘内压,也容易造成腰椎间盘突出。长期或突然的较大应力,使椎间盘在原先退变的基础上,诱发椎间盘突出。

3.妊娠

妊娠期间整个韧带系统处于松弛状态,后从韧带松弛易于使椎间盘膨出。对此我们进行了有关的调查研究,发现在此时,孕妇腰背痛的发生率明显高于正常人。

4.遗传因素

腰椎间盘突出症有家族发病报道,印第安人、爱斯基摩人和非洲黑种人发病率较其他民族的发病率明显为低。

5.腰骶先天异常

腰椎骶化、骶椎腰化和关节突不对称,使下腰椎承受异常应力,是构成椎间盘旋转性损伤的因素之一。

6.无诱发因素者

常为腰椎间盘严重退变,在自身体重下发生纤维环破裂和髓核突出。

（三）发病机制

1.纤维环型椎间盘突出的发生机制

关于突出椎间盘物质的组成已争论了半个世纪。Mixter 等研究了手术切除的突出椎间盘碎片，发现 11 个碎片中 4 个由纤维组成，2 个由髓核组成，5 个由髓核和纤维环组成。Deucher 等研究了 100 例突出椎间盘物质，没有 1 例不含纤维环成分，髓核和纤维环以各种不同比例组成，因这两种结构成分的分界并不明确，有时很难区分。Saunder 等报道，在大多数病例，突出椎间盘是髓核和纤维环的混合物。Peacock 检查了手术切除的 20～40 岁患者的突出椎间盘，发现碎片中包含髓核和纤维环，偶尔有软骨板和骨碎片。他指出，随着椎间盘逐渐转变纤维软骨，在年龄较大的患者，髓核的真正突出是很少见的。Taylor 等指出，虽然"髓核突出"一词已应用了很长时间，且在许多情况下是正确的，但它并不占突出椎间盘病例中的很大比例。Yasuma 等研究表明，完全脱出的游离物，其组织几乎完全由纤维环组成。这对经典观点认为椎间盘突出是髓核脱出所引起的提出了怀疑。

髓核的退行性变最早发生在 20 岁之前，而纤维环退变的首先变化是出现裂隙，这出现在 40 岁之后。纤维环破裂和放射状裂隙的形成分别来自于机械撕裂和退行性变。Adams 等指出，低负荷活动作用于脊柱，可以导致纤维环慢性机械疲劳，而慢性进展则产生椎间盘突出。Vernon-robrets 等提示纤维环放射状裂隙可能来自于剪力作用的结果，而不是本身的退变。Osti 等实验研究表明，纤维环边缘损伤可以启动放射状撕裂的形成。损伤的纤维环是很难愈合的，有时甚至会在裂口处长出一层内皮而形成管腔，从而成为髓核突出的通道。另外，纤维环的损伤往往是引发椎间盘退变的启动因素。Kaapa 等的实验研究发现，外层纤维环损伤后，在裂口处长满肉芽组织，而整个椎间盘组织的生化组成发生明显变化。这与退变椎间盘的生化特性是一致的。当纤维环发生撕裂后，血管肉芽组织试图去愈合裂口，同时血管肉芽组织带来一些与椎间盘退变有关的生化因子如基质降解酶和生长因子等，这导致椎间盘的进展性退变。当纤维环发生损伤性破裂后，在压力下充盈的髓核发生脱出，这可以解释一些青年人的椎间盘突出。临床上症状性椎间盘膨出的平均年龄超过 40 岁，此时，髓核已失去高度充盈性，这强烈表明在中年以后的脱出是与年龄相关的椎间盘退变有关。当大的外部力量作用于已经发生退变的椎间盘后，一些退变的髓核可以通过纤维环的裂隙突出。Moore 等研究提示，成年人腰椎间盘突出是由于退行性变化所致。髓核脱水和碎裂导致纤维环裂隙形成，这些裂隙是髓核物突出的通道。他们认为髓核是突出椎间盘的主要物质。当有纤维环成分存在时，是来自于纤维环的过渡区，在髓核退变后，它已成为分离物。软骨终板在很多摘除物被发现，但所占比例有限，它黏附到髓核物上，这与椎间盘的病理表现一致。椎间盘退变后，可见髓核裂隙通过中央软骨板和沿着软骨-骨交界处延伸。虽然在一些突出的碎片中可见部分纤维软骨化生，但它不是发生在退变髓核中的一个常见特点。这样，他们不同意 Lipson 认为的突出物是新合成的纤维软骨的观点。如上所述，可以很好地解释髓核型椎间盘突出的发生机制，但不能解释完全脱出或游离物型突出的椎间盘分离碎片几乎完全由纤维环组成的突出。

Yasuma 等对大样本尸检椎间盘进行了组织病理学研究，他们发现随着年龄增长，纤维环黏液瘤变性增加,内层纤维束排列方向反转。对手术摘除的脱出椎间盘分离物研究发现,大多数纤维环样本都有黏液瘤变性。Yasuma 等进一步对 60 岁以上老年人手术摘除的突出椎间盘组织进行了研究,并与 60 岁以下年轻组进行了比较,结果发现所有脱出椎间盘样本都出现黏液瘤变性。纤维环的黏液瘤变性经常见于 20 岁以后的个体。纤维环的黏液瘤变性伴随囊肿形成,见于 70%~100% 的完全脱出或游离物椎间盘中。酸性黏多糖具有 alcianblue 染色阳性的性质,在正常椎间盘中随年龄增长而减少,它偶尔不规则或部分集中分布于纤维环中。Yasuma 等认为黏液瘤变性是椎间盘突出物的组织学特征,纤维环纤维反转方向正是以变性的黏液瘤为中心。当黏液瘤变性引起纤维环纤维肿胀时,直接的力量引起纤维束分离;同时,髓核由于退变、脱水、坏死,出现裂隙,内部压力减小。这样较大的力量作用于这样的纤维环,它的外层纤维可以被撕裂开,一部分纤维环组织可以形成突出物。这种纤维环单独突出,与髓核没有任何直接关系。这样的突出明显由于退变所引起,它可解释一些突出物主要由纤维环组成的机制。

2.软骨终板型椎间盘突出的发生机制

Eekert 等检查了 182 例手术切除的腰椎间盘,60% 样本包含软骨终板碎片。Taniguchi 研究了 66 个手术切除的腰椎间盘突出症样本,27 例(41%)含有软骨终板,甚至见于青年人中。Brock 等报道,在脱出型椎间盘突出样本中,44% 主要由软骨终板组成。Kokubun 等研究了手术切除的 21 例颈椎间盘突出样本,发现 21 个样本中都有软骨终板碎片。因为颈椎有 Luschka 关节保护,所以颈椎间盘承受压力相对腰椎间盘小,退变较晚。在颈椎间盘突出过程中,损伤因素较退变因素为小。软骨终板型椎间盘突出是由于椎间盘随着退变在水平和垂直方向出现裂隙以及软骨终板与椎体分离的结果。

Harada 等用组织学方法研究了 60 岁以上老年人突出腰椎间盘的碎片,并与 60 岁以下年轻组进行比较,他们发现 60~69 岁患者的 70%、70 岁以上患者的 80% 椎间盘碎片由纤维环和软骨终板组织构成。这种突出的类型是 30 岁以上人群中最常见的突出类型。这种突出可能是由于软骨终板先从椎体上分离,然后与纤维环一起形成突出物。Tanaka 等对老年椎间盘尸体标本研究发现,在严重退变的椎间盘,软骨终板大都有破裂,50% 以上的老年椎间盘中,终板从椎体分离。在终板与椎体的分离间隙中充满肉芽组织,且伴有新血管的形成。一些碎片终板与椎体先分离的情况下,然后从椎体上撕脱,伴随锚靠的纤维环脱出。这种形成的脱出在老年人更为常见。

Ishikawa 等研究指出,软骨终板的退变在椎间盘突出的发展过程中起重要作用。Hashimot 指出,椎间盘退变的首先变化发生在软骨终板。最近,Nerlich 等研究发现,人类在 2 岁时椎间盘软骨终板就已开始退变,而髓核的退变在 10 岁以后。椎间盘退变的首先组织学改变是软骨终板的钙化。Higuchi 等对不同年龄的小鼠椎间盘组织学研究后发现,小鼠终板外区深层的钙化发生于出生后 1 周,这可导致髓核和终板表层软骨营养物质和水分的弥散发生困难。而髓核的退变发生于出生后的 8 周,这明显迟于软骨终板的钙化。椎间盘的退变导致椎体间连接的失稳,在椎体承受负荷时,椎间盘内压力明显增加。椎间盘内增加的压应力可引起软骨终板的破裂,椎间盘物质通过裂口脱入椎体,此即 Schmorl 结节。终板的破裂可发生在任何部位,它从椎体分离妨碍了椎间盘营养的供应,更加快了椎间盘退变和突出的发展。

Saunders 等报道软骨终板的纤维与纤维环的纤维在终板边缘部位相互融合。软骨终板与椎体连接的表面,骨小梁间隔部位的骨髓直接与终板接触。Coventry 等发现软骨终板在中心部位穿透骨性终板,它仅靠一薄层钙盐与终板下骨形成松弛的连接。Inoue 用扫描电镜观察了腰椎间盘胶原网架,判定终板的纤维丝网和包绕髓核的纤维环纤维丝网紧密相接。软骨终板是由密集的水平排列的胶原网构成,在软骨终板和软骨下骨板胶原之间没有相互连接,纤维环内 1/3 斜行排列的纤丝板层与终板相互连接,外 2/3 则与椎体形成紧密的锚靠。软骨终板与椎体之间缺乏相互连接,椎间盘生物力学上对抗水平剪力作用减弱,可使软骨终板与椎体分离,与锚靠的纤维环一起突出。Yasuma 等报道纤维环内层纤维束排列反向,向内凸起,这样,外部直接力量更强地作用于外纤维环,导致纤维环破裂突出。Tanaka 等发现,椎间盘退变越严重,软骨终板与椎体的分离程度越大。他们断定,在老年软骨终板与椎体的分离或前分离阶段的存在,是软骨终板与锚靠的纤维环一起突出的先决条件。相反,如果椎间盘退变不严重,这种类型的突出在青年患者没有强大的外部力量是不会发生的。对于老年人来说,已经撕裂或正要撕裂的碎片可以在很小的轴向压力下引起严重退变椎间盘的突出。

3.椎间盘突出是由于纤维软骨的化生增殖

椎间盘退变的动物模型已经显示椎间盘组织形态学改变是由于纤维环纤维软骨增生的结果。基于动物模型结果,Lipson 对 21 个手术切除的腰椎间盘突出组织进行了组织学和生物化学研究。组织学研究证明突出椎间盘周边组织有密集的成纤维细胞分布,内部组织细胞很少,且呈组织退变状态,未发现髓核组织。生化结果表明纤维环组织胶原羟脯氨酸交叉连接数量明显多于突出组织,说明纤维环是更成熟组织,而突出组织是较新组织。据此推断,纤维环成纤维细胞化生增殖的纤维软骨组织是突出椎间盘组织的起源,而不是传统认为的是预先存在的椎间盘组织的突出。

已有一些研究支持 Lipson 的观点。Miyamoto 等实验研究显示纤维环细胞的增殖是椎间盘退变的早期组织学特点。Nagano 等的研究也发现椎间盘退变和软骨增殖之间的关系。随着椎间盘退变,纤维环成纤维细胞化生为软骨细胞,软骨细胞增殖和围绕这些细胞的细胞外基质合成增加可能是椎间盘突出的原因,因为除了突出部位,椎间盘结构并没有很严重的扭曲。

4.腰椎间盘突出与神经根的关系

任何一个椎间盘都可以因退变劳损而产生突出。但由于最下两个腰椎间盘的劳损重,退变重,故临床上最下两个椎间盘突出占腰椎间盘突出症的 90% 以上。

应当指出的是,腰椎间盘突出的病理过程,可同时发生在腰椎的多个节段或全部节段,在不同的节段,其进展的速度可能不同。然而,髓核物质在两个以上节段的突出并不常见(占所有腰椎间盘突出症的 10%~20%),而且不一定发生在相邻或同侧的节段。

(1)腰神经根发出水平与椎间盘及突出椎间盘的关系:腰神经根自硬膜发出后斜向外下绕椎弓根下出各自的椎间孔。第 1 骶椎神经根发出点位于第 5 腰椎弓根下缘与第 5 腰椎~第 1

骶椎椎间盘上缘之间,其外侧有第 5 腰椎神经根走行,发出后斜向外下,越第 5 腰椎~第 1 骶椎椎间盘及第 1 骶椎椎体后上缘入第 1 骶椎椎间孔,第 5 腰椎神经根发自第 4~5 腰椎椎间盘及其上下缘水平,斜向外下出椎间孔。第 4 腰椎及以上神经根则皆发自相应椎间盘之下,椎弓根内侧,并沿椎弓根之内下出椎间孔。因此,各神经根只有第 1 骶椎及第 5 腰椎神经根在椎管内与椎间盘的后外部相邻。基于上述神经根与椎间盘的比邻关系,突出的椎间盘可压迫或刺激神经根的起始段,或自硬膜囊发出处,或将离开硬膜囊进入单独神经根鞘的马尾神经。当第 4~5 腰椎椎间盘突出时,多侵及第 5 腰椎神经根的发出处。当第 5 腰椎~第 1 骶椎椎间盘突出时,则可压迫第 1 骶椎神经根的起始段,或第 2 骶椎神经根的硬膜内部分,第 3~4 腰椎及上位腰椎间盘突出时,则只能侵及下一条神经根的硬膜内部分,突出椎间盘向上潜行压迫出同一椎间孔神经的机会是极少的,因而突出的腰椎间盘常是影响下一个椎间孔的神经根,甚至更下一个椎间孔的马尾神经而不是同一椎间孔的神经。

(2)突出椎间盘与神经根的相对位置:虽然侧隐窝较小而部分突出较大,可占满侧隐窝,以致难于区分突出物与神经根的相对位置,但突出常为半球形隆起,区别其顶点与神经根的相对位置还是很有意义的。

基于神经根的发出点和行径与椎间盘的比邻关系,在第 3~4 腰椎及以上的腰椎间盘突出,都是通过硬膜压迫将要发出的上一条神经及马尾神经。第 4~5 腰椎椎间盘突出的后外侧型压迫第 5 腰椎神经根,第 5 腰椎~第 1 骶椎椎间盘突出,则损及第 1 骶椎神经根。如为偏中央或中央型,则可影响再下一条或更多的马尾神经,因而常见的神经和功能障碍,在第 5 腰椎神经根为小腿前外侧及足背痛觉减退。踇及趾背伸力弱,在第 1 骶椎神经根则为足背外侧及小腿后外侧痛觉减退,踇跖屈力减低。跟腱反射减弱或消失,如涉及更多的骶神经,则会产生鞍区麻木、阳萎及直肠、膀胱括约肌功能障碍。

5.腰椎间盘突出产生腰腿痛的机制

腰椎间盘突出后引起腰腿痛的机制尚不完全清楚,传统的观点认为突出的椎间盘对神经根的机械压迫是引起腰腿痛的原因。随着基础医学与临床医学研究的深入,新的研究成果动摇了许多传统的观点。对腰椎间盘突出引起腰腿痛目前比较一致的看法有两种机制,即椎间盘的机械压迫和继发性的炎症反应。

(1)机械压迫反应:一般认为,神经根受到突出椎间盘的急性机械压迫不会导致腰腿痛症状的出现。神经根受到压迫后的功能改变可能表现为两种不同形式:①神经根功能衰减,可有感觉障碍及肌力减退,反射减弱等;②神经组织过敏,即神经组织容易被进一步的一般性的机械性脉冲刺激所激动,从而神经根可产生异位的脉冲,这可能与疼痛相关。

此两种功能性的改变可同时发生。机械压迫引起神经根反应异常的机制可能有二:一是神经根传导特性的损害;二是神经根营养的障碍。突出越大,张力就越大,疼痛也就越严重。而在髓核化学溶解术及经皮穿刺椎间盘切除术后,虽然髓核突出并没有去除,但由于椎间隙狭窄,使得神经根的张力明显松弛,因而患者的神经根性疼痛也就会明显的得到缓解。而在老年人,因为存在有腰椎管狭窄,即侧隐窝狭窄,突出的椎间盘将神经根顶到狭窄的侧隐窝后壁上,产生挤压性压迫,造成患者的神经疼痛与神经症状。

突出的椎间盘压迫或刺激了相邻的神经根,刺激神经根较细的向心性纤维,产生疼痛。压迫还使神经根缺血、缺氧产生反应性水肿,加重对疼痛敏感性。持续性压迫,则使神经根萎缩,其支配供应区感觉运动丧失。除非及时减压,否则会使损害成为不可逆,一条神经根损害,可由相邻的神经代偿,两条以上的损害,则会出现难于代偿的感觉运动丧失的征象。

(2)炎症反应:腰椎间盘突出经常伴随炎症反应,突出的椎间盘作为生物化学和免疫学刺激物,可能是引起患者临床表现的原因。神经生理学的研究表明,椎间盘对机械刺激不敏感。Yamashita 等认为,椎间盘可能含有"静止伤害感受器",在正常情况下不易被激发兴奋,但在组织损伤或炎症时易被致痛物质所激发,这些致痛化学物质可能来源于突出的椎间盘组织。

最近的一系列研究表明,正常腰椎间盘髓核可引起组织炎症反应。自体髓核物质对硬膜囊和神经根有化学性致炎作用。当致炎物质释放刺激神经根,但无椎间盘压迫神经根时,就会出现虽然影像学检查和手术探查阴性,却有神经根放射痛的情况。另外,椎间盘造影术显示出髓核组织由纤维环漏出的诊断意义。一组腰椎间盘造影病例显示,如果椎间盘造影只显示退行性变,而无造影剂的漏出,患者多数无放射痛;相反,如果造影显示正常的椎间盘结构但有造影剂漏出,则患者多有疼痛。因此提出,神经根性疼痛是由经纤维环破裂处漏出的髓核物质刺激硬膜囊和神经根袖所引起的,这些漏出物质中所含的内源性化学炎症介质,不但可以引起炎症,还可致痛。总之,由突出椎间盘组织诱导产生的炎症反应可能在腰椎间盘突出产生腰腿痛的过程中起主要作用。

二、治疗

(一)非手术治疗

腰椎间盘突出症的治疗方法选择,取决于不同病理阶段和临床表现。手术和非手术疗法各有指征,大多数腰椎间盘突出症经非手术疗法能治愈。对于骨科医生来说,要求详细询问病史,仔细检查身体,熟悉各种检查项目,如常用检查方法及其意义、肌电图、脊柱的 X 线征象、椎管造影和 CT、MRI 等,对疾病不同的病理过程全面深入透彻的了解,以便采用适当的治疗方法。

明确诊断后,除有大小便功能障碍、广泛肌力和感觉减退或瘫痪的病例(可能为中央性突出或疑为破裂型、游离型突出)外,均可先采用非手术疗法,包括卧硬床休息、牵引、手法复位、按摩推拿、理疗及硬膜外腔注射类固醇治疗等。

1.非手术疗法原理

有两类:一是手法治疗,通过牵引推拿旋转复位,卧床休息,理疗等,可使肌肉放松,椎间盘内压降低,使突出的髓核部分还纳缓解症状。另一类是硬膜外腔类固醇注射,消除或减轻神经根炎症水肿,减轻突出的髓核对神经根的压迫,使症状缓解或治愈。

(1)手法治疗的原理:是牵引使椎间隙增大及后纵韧带紧张,有利于突出物的还纳。卧床休息,可减少椎间隙承受的压力,有利于水肿消退和纤维环的修复和突出物的部分还纳。按摩推拿可缓解肌肉痉挛,松解神经根粘连,或改变髓核与神经根的关系,减轻压迫。

(2)硬膜外腔注射类目醇疗法原理:硬膜外腔是位于椎管内的一个潜在腔隙,其中充满疏松结缔组织,有动脉、静脉、淋巴管及 31 对脊神经从此腔经过。在脊神经及神经壳的剖面,后纵韧带及黄韧带的内面,有丰富的神经纤维及末梢分布,这些纤维均属于细纤维,主要来自脊神经的窦椎支。腔壁和其中结缔组织的慢性劳损、急性损伤、椎间盘膨出和髓核突出等引起的椎管狭窄,都可引起硬脊膜外腔的组织无菌性炎症。

硬膜外腔注入普鲁卡因类麻醉药物及少量类固醇药物,可抑制神经末梢的兴奋性,同时改善局部血液循环,使局部代谢产物易于从血循环中被带走,减轻局部酸中毒,从而起到消炎作用,阻断疼痛的恶性循环,达到止痛的目的。此外,注射液体,起"液体剥离粘连的作用",可能使椎间盘组织从神经根上剥离。

2.具体方法

(1)卧床:腰椎间盘突出症的非手术疗法首选是卧床,并且最好是绝对卧床 1～2 周。大部分患者症状得到缓解。

(2)牵引疗法:牵引疗法可使椎间隙增大及后纵韧带紧张,有利于突出的髓核部分还纳,从而减轻对神经根的挤压。常用方法有手法牵引、门框牵引、骨盆牵引、机械牵引等。体位有坐位、卧床和立体牵引。机械牵引种类也很多,有自控脉冲牵引治疗床,振动牵引床,XQ 立式自动控制腰牵引器等。

(3)手法复位疗法:推拿按摩,常用方法有以下几种。

1)俯卧牵引按压法:患者俯卧,两手把住床头,一助手双握患者两踝部做对拉牵引约 10min,术者位于患者一侧,用手掌或指腹按压椎旁压痛点,压力由轻至重。

2)单腿后伸压腰法:此方法可按上法进行,患者俯卧,术者立于患者病侧,一手将患肢提起后伸,一手压于腰部压痛点,将患肢做上下起落数十次。

3)人工牵引按抖复位法:患者俯卧,轻者不用麻醉,症状重者可肌内注射哌替啶(杜冷丁) 50～100mg,有肌肉痉挛者,将 0.25％～0.5％普鲁卡因 50～100mL 注射于病变部位两侧肌肉至椎板处。在胸及髂腹部各垫一枕,使腹部稍悬空,用大被单折叠后分别绕过骨盆及双肩,腋部用棉垫保护,由两助手分别向上、下牵引,术者双手重叠对正突出部位,做有节律的快速按抖,每分钟 120 次,持续 5min,使其复位。按抖后应卧床休息 10～14d,起床后腰围保护,积极腰背肌锻炼,不宜弯腰和抬重物。

4)其他:如屈髋屈膝伸腿足背屈法和旋转复位法等,应用适当也可缓解症状,但有很大的盲目性和加重损伤的可能性,应慎重选择病例。

(4)硬膜外类固醇注射疗法:自从 1953 年,Lievre 等首先应用此法以来,由于此方法安全、操作方便,疗效肯定,近年来已被广泛用于治疗难治性腰腿痛患者。经过多种非手术疗法失败的患者,可作为手术前的一种治疗方法。

1)常用药物和剂量:氢化可的松 15mg 加 2％普鲁卡因 8mL;醋酸泼尼松龙 25mg 加普鲁

卡因 8mL;1%普鲁卡因 15～20mL 加地塞米松(氟美松)4mg 椎管注射,5～7d 注射 1 次,4～5 次为 1 个疗程。

2)操作方法:包括硬膜外注射和骶管注射。注意穿刺时,严防注入蛛网膜下腔,发生全脊髓麻醉。如发生,应争分夺秒地就地抢救,并通知麻醉师协助抢救,建立有效的呼吸和循环功能。

(5)药物治疗:药物治疗腰椎间盘突出症是综合治疗措施中不可缺少的一部分,合理的药物治疗不仅可以消炎消肿,缓解疼痛,而且可以改善局部血液循环,促进破损组织修复,加快损伤组织的愈合,维持正常的新陈代谢和生理功能。

1)西药治疗:主要是用来消炎镇痛、镇静、消除紧张,主要药物为非甾体类消炎药、镇静药、肌肉松弛药、激素类和维生素等药物。给药途径根据患者的病情和实际情况选用不同的剂型。如口服用药、外涂药、肌内注射药、静脉滴注用药等。

2)中药疗法:许多中药具有可靠的镇痛消炎抗粘连效果,药源广泛经济,治疗方便安全,有效率高,而且临床上中医药疗法丰富多彩,形式多样,既有内服药,又有外用药。目前,中医药疗法已经成为临床治疗腰椎间盘突出症不可缺少的方法。

以上药物治疗要遵循的用药原则:对症用药;个体化用药;中西药联合应用和综合治疗原则。取长补短,取得更好疗效,从而达到改善症状,提高生活质量,防止复发的目的。

(二)髓核化学溶解疗法

这些年来,随着微创技术的加入应用,腰椎间盘突出症的治疗从以往的非手术治疗或手术治疗两者择一的时代进入了多元化时期。腰椎间盘突出症的微创疗法具有方法简便、治疗有效、恢复迅速、椎管内干扰少等优点,微创治疗使用的器械和方式不同,命名不一,主要归纳为经皮穿刺椎间盘切除术和椎间盘注射疗法两大类。椎间盘注射疗法是向椎间盘内注射某种物质,通过改变椎间盘的内环境、结构或组织含量以及椎间盘内压力,达到缓解或解除临床症状的目的。其中,将使用蛋白溶解酶作为注入物的方法又称髓核化学溶解疗法,由于髓核化学溶解法不需要特殊器械,操作时间短,患者容易接受,因此,得以迅速推广,在临床上大量开展使用。

1.适应证

髓核化学溶解疗法是一种有效的治疗措施,但是对腰椎滑脱症、退行性腰椎骨性病变无作用,仅适应于引起坐骨神经痛且经非手术疗法无效的腰椎间盘突出症的治疗,不能用于其他腰腿痛,而且也并非对各种类型的椎间盘突出症都有效,同时考虑到该疗法可能产生的各种不良反应,国内外对其临床应用都制定了严格的规定,McCulloch 则主张仅用作非手术治疗的最后一种手段。

适应证具体为:①年龄在 18～50 岁。②腰椎间盘突出症引起的单侧性坐骨神经痛和下腰痛,并且下肢痛明显,为主要症状。③直腿抬高试验阳性(<70°)或者两侧比较相差 30°以上。④神经学检查至少具有一项体征者:踝反射或者膝反射减弱或消失、神经受压相应区域的浅感觉障碍、肌力减弱。⑤椎管造影、CT 或 MRI 等影像学明确诊断为椎间盘突出症,其神经受压

部位与临床表现相一致。按胡有谷的区域定位法则更为明确，椎间盘突出在旁正中区（2 区）和外侧区（3 区）、a 和 b 域为适应证。⑥单节段的椎间盘突出，并且临床症状与检查结果相符合。⑦至少经过 3 周时间的严格非手术治疗无效或再度复发者。

2.禁忌证

禁忌证分为相对禁忌证和绝对禁忌证。

(1)相对禁忌证：多半为经临床应用证实无治疗效果或疗效不佳者，分别为：①同一椎间隙有手术既往史或经过髓核切吸、成形、经皮穿刺激光椎间盘切除术等各种经皮腰椎间盘切除治疗史；②兼有腰椎管狭窄症、侧隐窝狭窄症等其他腰椎疾病或已有腰椎不稳表现；③多发性椎间盘退行性病变或多节段椎间盘突出且症状不典型和定位不明确者；④椎间盘突出坏死型、影像矢状面显示椎间盘向后突入椎管，占位 50% 以上的巨大型突出、椎间盘钙化或椎间隙明显狭窄；⑤椎间盘突出已发生足下垂、肌萎缩等严重神经障碍或膀胱直肠功能障碍。

(2)绝对禁忌证：①对碘和注入的酶剂有过敏反应；②孕妇或哺乳期以及 14 岁以下患者；③兼患有严重心血管疾病或精神不正常、肝肾功能障碍；④腰部有感染灶或创面者。

3.治疗方法

(1)术前准备：治疗中需造影确定穿刺位置，术前须做碘过敏试验。由于木瓜凝乳蛋白酶可引起严重过敏性休克，须常规做皮内过敏试验，阳性者不能使用木瓜凝乳蛋白酶。胶原酶尚未要求做过敏试验。术前接受椎管造影或椎间盘造影检查者，为避免毒性反应，至少间隔 3d 方可施行注射治疗，椎间盘造影检查注入的造影剂量和显示的椎间盘内部病变对注射治疗有参考意义。腰骶肌痉挛或症状严重者可给予肌内注射地西泮 10mg。为预防过敏反应，治疗前 1h 静脉给予地塞米松 5mg。开放静脉通道，以便治疗中应急时能迅速给药。另外，尚应备妥复苏抢救药品和施行气管插管所需器具，以备急需。

(2)麻醉：麻醉方式不受限制，各有利弊。使用全身麻醉可以在一旦发生休克等严重过敏反应或脑、脊髓损害时，有利于处理呼吸、循环危象；神经阻滞麻醉可以避免腰骶部肌痉挛造成的治疗不便；局部浸润麻醉最为安全、方便，既可及时发现注射不当引起的神经刺激或损害，又有利于治疗中变换体位和观察，目前大多数采用局部麻醉方式。

(3)注射方法：治疗过程中需要 X 线透视和摄片，应在具有透视条件的手术室或放射科进行，必须保持无菌操作。患者体位完全根据操作者的习惯，可以采取侧卧位、半侧卧位或俯卧位等姿势。但是，俯卧位不利于并发症发生时的处理，侧卧位比较安全、方便，也有利于透视定位。使患者侧卧于透视床，腰部尽量后凸。操作分为穿刺定位和酶剂注入两个步骤，穿刺通常采取后外侧进路，使用 22 号 15cm 长双套穿刺针（内针实心，针尖圆钝略伸出外套针尖 1mm）。根据酶注入部位的不同，分椎间盘内注射和硬膜外注射两种方法。

①椎间盘内注射法：如同椎间盘造影术，体表进针点在脊柱中线侧方 8～10cm，并且与病变椎间隙同一水平，然后在透视导引下与躯干矢状面呈 50°～60°缓慢进针，有沙砾样轻微阻力感时，提示已刺入纤维环。透视或摄片确认位置，前后位像针尖应在椎弓根影内侧，侧位像在椎体前后径的中央 1/3 内，抽除内针，注入离子型水溶性有机碘造影剂 0.2～0.5mL 呈髓核显

影。由于髂骨翼妨碍第5腰椎～第1骶椎穿刺,体表进针点宜向内上方偏移1cm或略减小进针角度。穿刺针遇到神经根时患者有下肢触电感,这时须立即退针至皮下,调整进针角度再刺入。穿刺到位后缓慢地(至少3min)或间歇性注入酶液,酶液的注入量取决于髓核腔容积或椎间盘退变程度,一般一个椎间盘注入1.5～2.0mL,不加压注射为原则。注入的酶剂量则因酶种而异,通常木瓜凝乳蛋白酶一次注入2000～4000U;胶原酶300～600U,均先溶于注射用水,摇匀溶化后注射。

②硬膜外注射法:如同硬膜外造影术,进针点与前相同,但进针角度宜增加5°～10°经横突间刺入椎间孔内,侧位透视下使针尖到达椎间盘层面的后缘,抽出内针,回吸试验无脑脊液,再注入1mL造影剂呈现硬膜外腔显影像,确认针尖位置在硬膜外腔如经多次调整穿刺到位或穿刺中出现下肢触电感时须做蛛网膜下隙阻滞试验,注入100mg普鲁卡因液,观察15min,如无蛛网膜下隙阻滞发生,说明硬膜完整无损,排除药液渗入膜内可能。硬膜外穿刺部位贴近神经根,容易造成根性刺激,因此针刺推进宜缓慢,如神经刺激严重或多次出现,宜暂行放弃操作。遇有脑脊液流出,必须立即拔针,不可继续定位及注入酶液,休息1周后再施行髓核化学溶解治疗。定位满意后将胶原酶600～1200U溶于4mL注射用水,摇匀溶化,缓慢无压力注入。

(4)术后处理:注射治疗后静卧10～20min,如无不适送返病室或观察室,继续卧床休息4～6h,然后允许下床自由活动。术后反应各不相同,一般不需要常规用药和特殊处理。但是术后观察十分重要,尤其是在治疗后1～2周,主要目的在于及时发现、处理各种不良反应。观察方法宜在术后连续3d,然后逐周随访至1～2个月,以后顺时延长。观察内容着重于过敏反应和腰痛反应、神经功能的变化以及临床演变。

4.并发症

并发症发生率在2%～3%。Watts对并发症曾详细报道,酶自身的不良反应和操作不当是产生并发症的根本原因。综合文献,13700例的并发症为3%,其中,过敏反应占1.5%,神经并发症0.4%,心血管反应0.3%,其他各种不良反应为0.8%。国内关于并发症的报道不多见,在1800例胶原酶注射的发生率为3.84%。

(1)神经损害:国内胶原酶硬膜外注射的发生率在0.22%,然而实际发生的可能还要多且严重。神经损害主要由于穿刺不当造成,硬膜损伤酶液漏入或误注入蛛网膜下隙引起脑或蛛网膜下腔出血、蛛网膜炎、横断性脊髓炎、膀胱功能障碍等,有关症状大多在注射后4～6h出现。神经根损害造成灼性神经痛、肌萎缩、足下垂等,多在注射后1～2个月逐渐出现。酶的化学性神经损害不可逆,早期给予大量激素、脱水和辅以支持、抗感染控制症状,后期矫形、康复减轻功能障碍。预防的关键是规范、熟练操作。有学者采取后正中进路经硬膜、蛛网膜下隙穿刺注射,这种做法十分不安全,不宜采用。

(2)过敏反应:皮肤反应多发生在注射后数天,出现皮肤发红、瘙痒、皮疹或紫癜,能自行消退。过敏性反应的发生率约0.5%,再次注射时增高到9%,女性多于男性。一般在注射后数小时内发生,全身状态差,迅速出现休克,病死率为0.03%。须紧急给予肾上腺素、激素和大量补液,注射前使用少量激素有预防作用。胶原酶的过敏反应发生率为0.61%,多为皮肤反应,症状轻微。尚未有引起过敏性休克的报道。

（3）腰痛刺激反应：椎间盘内注射可引起暂时性腰痛加重，伴腰背肌痉挛。有时还累及下肢，这是最常见的并发症。腰痛加重原因尚不确切，电镜观察发现酶注入后椎间盘组织像吸水海绵一样膨胀；CT 见到椎间盘密度降低、体积增大；也有学者认为是渗透性提高或者酶溶解过程的炎性刺激所致。临床观察，反应程度似与酶种、酶量、纤维环破裂程度有关。腰痛大多出现在注射中或注射后 6h 内，轻者 1d 内自行缓解，严重时持续 1～3 周。牵引、理疗无作用，可给予消炎镇痛药和肌松药，最好的办法是减少刺激，卧床休息。用硬膜外注射可避免严重腰痛刺激。

（4）心血管反应：多在注射后 1～2h 发生，表现为心悸、气急和血压升高等，给予吸氧和镇静药物，约 6h 后得以缓解。至于血栓性静脉炎、肺栓塞、心肌梗死等大多由于治疗后长时间卧床造成，多伴有既往相关病史。

（5）椎间盘炎：感染或化学性原因引起，由于普遍重视无菌操作，化脓性椎间盘炎已少见。化学性椎间盘炎主要表现为持久腰痛，但不严重，与体位无关，休息或卧床不改善，X 线检查可见椎间隙狭窄改变。可口服消炎镇痛药和少量激素，腰围制动，症状消失需 4～6 个月。

（6）椎间隙狭窄和腰椎管狭窄：椎间盘内酶注射实质上是加速椎间盘退变的一个过程，注射后再生取代的是类似瘢痕样的纤维化组织，椎间盘的膨胀能减弱造成椎间隙窄变，其程度取决于酶的溶解率和注入量。狭窄明显时发生腰椎不稳并发腰痛，类似退行性脊柱炎。硬膜外注射方法造成椎间隙狭窄不明显，但可由于注射局部的纤维增生引起硬膜囊缩窄和神经根粘连，且可累及数个椎间隙。

总之，髓核化学溶解疗法是一种治疗腰椎间盘突出症的有效方法，但鉴于酶剂自身存在的一些问题及造成的并发症尚难以克服，目前仍应谨慎对待，不宜扩大或首选使用。必须规范操作，控制酶注入量，治疗后严密观察。

（三）经皮椎间盘内臭氧气体注射术

1.适应证与禁忌证

（1）适应证

1）主要为轻至中度的单纯性包容性腰椎间盘突出合并相应的神经功能障碍，经 CT 或 MRI 检查证实者，非包容性中度突出者（突出＜5mm）亦在适应证之列。

2）临床表现为腰背痛和（或）坐骨神经痛、神经根受压体征明显、无或仅有轻度神经功能缺失，经保守治疗至少 8～12 周或以上无效者。

3）CT 或 MRI 检查应与临床定位症状一致，且临床症状与腰椎退行性改变关系不大者。

4）外科手术治疗后出现 FBSS 者。

（2）禁忌证

1）临床检查示严重运动神经功能损伤者。

2）非椎间盘源性坐骨神经痛者。

3）合并椎管狭窄、侧隐窝狭窄及椎体Ⅱ度以上滑脱者。

4）椎间盘突出伴大部分钙化者。

5）突出物大、压迫硬脊膜囊大于50％者。

6）纤维环及后纵韧带破裂致髓核形成游离体进入椎管内或硬脊膜囊内者。

7）合并重要器官严重疾病,手术有风险者。

8）甲状腺功能亢进症患者、蚕豆病患者及有出血倾向者。

9）有严重心理障碍者及有手术风险者。

2.设备与材料

（1）X线机:C形臂X线机,能进行正侧位透视,电视监视,清晰度高;或者CT机也可。

（2）臭氧发生器:能产生浓度至少为$30\mu g/mL$的臭氧,能实时显示臭氧浓度及压力。臭氧浓度稳定,有氧化还原系统。

（3）穿刺针:最佳穿刺针为锥形多侧孔空心针,头端封闭,外径为20～22G;或者弯套针;如果用椎间盘内置管法,应有加长短硬膜外穿刺针、多孔硬膜外导管。

（4）注射器:2～20mL各种规格注射器,螺口注射器为佳。

（5）其他:瓶装医用纯氧、无菌手术包、消毒用材料。

3.术前准备

（1）详细查体和做必要的特殊检查,包括血尿常规、凝血功能、心电图、肝肾功能、心肺透视等,以便发现和及时处理对治疗有影响或可能带来潜在风险的疾病。

（2）向患者及其家属说明病情,介绍手术过程,征得患者及家属的同意,并要求签字。

（3）对手术室或CT室预先进行正规消毒,注意室内通风,预防臭氧对医务人员及患者的眼结膜和呼吸道产生严重刺激。

（4）对患者做好心理疏导,对于精神紧张的患者应给予适量的镇静药。

4.操作方法

（1）传统侧后路注射法:患者患侧向上侧卧位或俯卧位,髂骨过高者可采取下侧肢体屈曲、上侧肢体伸直、腰下垫一薄枕。通常取突出椎间隙水平距脊柱中线旁开7～10cm处为穿刺点,常规消毒铺洞巾,2％利多卡因局部麻醉。在C形臂X线机或CT监视下,用21G多侧孔乙醇注射针刺入皮肤,针尖斜向椎间盘方向,与矢状面成40°～55°进针,紧贴后关节外缘进入安全三角区,继续向前进入病变椎间盘内,正位透视定位针尖位于椎间隙中央而侧位透视定位针尖位于椎间隙中后1/3区域表示穿刺位置正确。为避免增加椎间盘压力,常规不做髓核造影。按操作常规将O_3发生器与医用纯氧连接,设定其输出的O_2、O_3混合气体中O_3浓度为$30～60\mu g/mL$。接通O_3发生器电源开关,数秒钟后可闻及刺激性强烈的气体味。用注射器抽取O_2、O_3混合气体5mL在较短时间内（一般不超过30s）匀速注入椎间盘内。包容性椎间盘突出者推注时阻力较高,可见气体在盘内呈水滴状或裂隙状分布。而纤维环破裂者气体易进入硬脊膜前间隙,透视下显示为椎体后缘线状透光影。退针至椎间孔后缘,在确保不注入蛛网膜下腔的情况下,注入混合气体10～15mL。可见气体在腰大肌间隙弥散。再注入刺激性较小的糖皮质激素及利多卡因混合液行局部封闭后即可拔针。

（2）第 5 腰椎～第 1 骶椎椎间盘进针方法：对于第 5 腰椎～第 1 骶椎椎间盘突出的患者，由于有髂翼阻挡，使第 5 腰椎～第 1 骶椎椎间盘进针往往比较困难，但只要采取适当的体位和进针角度，绝大多数均能顺利进入第 5 腰椎～第 1 骶椎椎间盘。人体由于腰骶角的存在，所以在侧位如第 5 腰椎～第 1 骶椎椎间盘所在平面往往是由后上方向前下方即向人体足端倾斜，呈一个较大的角度.穿刺时可以利用这一角度。手术者要同时把握好两个穿刺角度，即穿刺针与人体矢状面的夹角和针尾向头侧倾斜的角度。

（3）双针注射法：该方法将 2 根穿刺针同时刺入椎间盘内的不同部位，目的是增大臭氧在椎间盘内的分布面积，使髓核氧化更充分，达到提高疗效的目的。其穿刺方法与传统侧后路注射法基本相同，根据穿刺针所在部位可分为同侧进针法和双侧进针法。同侧进针时，患者健侧向下侧卧位或俯卧位，通常取突出椎间隙水平距脊柱中线旁开 7～8cm 处为穿刺点，常规消毒铺洞巾，2% 利多卡因局部麻醉。在 C 形臂 X 线机或 CT 监视下，用 21G 多侧孔酒精注射针刺入皮肤，针尖斜向椎间盘方向，与矢状面成 50°～60°进针，紧贴后关节外缘进入安全三角区，继续向前进入病变椎间盘内。然后在距第 1 根针的穿刺点向外旁开 1～1.5cm 处为第 2 穿刺点，使第 2 根穿刺针与矢状面成 40°～50°紧贴后关节外缘向同一椎间盘穿刺。2 根穿刺针尽量从椎间盘的不同层面进入，达到理想位置后注射臭氧。

双侧进针法是在病变椎间盘间隙水平距脊柱中线旁开 7～10cm 处为穿刺点，分别从患侧和健侧向突出的椎间盘穿刺进行臭氧注射。具体进针方法与传统侧后路注射法相同。

（4）经小关节内侧入路注射法：该方法一般在 CT 引导下更为安全。患者俯卧于 CT 扫描床上，腹部垫高，使腰椎生理前凸消失或稍后凸，行突出节段椎间盘常规 CT 扫描，确定椎间盘突出最明显的部位为穿刺平面，设计穿刺途径为侧后方，需要求黄韧带、神经根内侧间隙、突出物、椎间盘中央为一平面，必要时可倾斜机架角度选择最佳路径，退床至该层面，打开激光定位灯放置金属标志物后再次扫描，确认路径无误，选择穿刺点并测量穿刺路径的角度及深度，打开激光定位灯标记穿刺点。常规消毒铺巾，局部浸润麻醉，用 22G 带侧孔穿刺针在穿刺点根据设计的深度及角度沿小关节内侧缘进针，当针尖抵达黄韧带有坚韧感时，经 CT 扫描证实穿刺针尖位于黄韧带内，抽出针芯连接含 5mL 过滤空气的注射器，进针时给予注射器轻度压力，当针尖穿过黄韧带达硬膜外腔时，注射阻力骤减，停止进针，行 CT 扫描确认针尖位置无误并回抽无血液及脑脊液后，将注射器中气体注入 3～5mL，再次行 CT 扫描确认气体已将硬膜囊推至健侧，继续进针至盘内，经 CT 扫描确认无误后，用 5mL 注射器吸取浓度为 30～60μg/mL 臭氧，首先在椎间盘髓核腔内分次反复注射，经扫描观察盘内臭氧分布，直至臭氧在椎间盘内呈弥散状分布时，然后按照 CT 测量针尖至突出物中央的距离缓慢将针退到突出物中央，再次扫描确定针尖位置，缓慢注射臭氧 5mL。对于神经根增粗明显者将针尖退至侧隐窝，再次回抽无血液及脑脊液后，注入浓度为 30～40μg/mL 臭氧 5mL。退出穿刺针，用创可贴敷贴针眼，并用平板车送患者返回病房。

如果在 X 线透视下进行穿刺，应于距脊柱中线 1～1.5cm 的患侧相应椎间隙作为穿刺点，透视下沿该点垂直进针，紧贴小关节内侧缘进入侧隐窝，并注射 1～2mL 非离子型造影剂，证实针尖未刺破硬脊膜,注射适量空气将硬膜囊向健侧推移以扩大进针间隙,然后将针尖刺入椎间盘内。其他操作方法与在CT下相同。

(5)经小关节间隙入路注射法:该方法适用于X线正位片显示小关节间隙清晰或下关节突外缘可辨者。在C形臂透视下首先确定好小关节间隙在体表的投影作为穿刺点,一般距后正中线的距离为1.5~2.2(1.8±0.6)cm。用22G带侧孔穿刺针经穿刺点快速刺入皮下,垂直进针至针尖下有韧感时即达小关节囊,继续进针进入小关节间隙,再继续进针遇到阻力时即为小关节囊前壁和黄韧带,边加压边进针,一旦阻力消失即进入侧隐窝。回抽无血液及脑脊液后,将注射器中气体注入3~5mL,将硬膜囊推至健侧,继续进针至盘内。臭氧注射方法与经小关节内侧入路注射法相同。

(6)椎间盘内置管法:以CT引导下穿刺为例,患者俯卧在CT床上,腹部垫一软枕,CT平行于椎间隙扫描,选取突出物最大层面,由椎间盘后中1/3点紧贴后关节前外缘引直线至患侧皮肤表面作为穿刺点,测量穿刺点至脊柱正中旁开距离,打开CT定位灯,在患者皮肤表面确定穿刺点,甲紫标记。常规消毒铺无菌洞巾,2%利多卡因局部麻醉,用加长硬膜外穿刺针刺入皮肤,针尖斜向椎间盘方向,与矢状面成40°~60°进针,紧贴后关节外缘进入安全三角区,继续进针入病变椎间盘内,CT平扫确认穿刺针针尖位于椎间盘后中1/3点,拔除穿刺针内针芯,用5mL一次性注射器分次抽取60μg/mL臭氧气体5~15mL注入椎间盘内,CT扫描观察气体在椎间盘内的分布情况,然后由穿刺针置入带钢丝的多孔硬膜外导管,右手固定导管,左手缓慢撤出穿刺针,再次行CT扫描,确认带钢丝硬膜外导管在椎间盘内的正确位置后,拔除钢丝,由多孔硬膜外导管注入30~60μg/mL臭氧气体5~15mL,CT扫描椎间盘,比较前后2次臭氧分布情况,封闭硬膜外导管口,胶布固定导管,平车推送患者回病房。分别在第4~7天由多孔硬膜外导管注入臭氧气体5~30mL,第7天注射臭氧气体后,拔除硬膜外导管,操作过程严格无菌操作,患者绝对卧床休息。

(7)弯套针旋转注射法

1)弯套针的构成:由一根直针和多根弯针组成,直针尖端呈弧形并向一侧开口,也可由16号Tuohy针替代;弯针较细,由弹性良好的不锈钢制成,可插入直针芯内,弯针比直针长2.5cm,直行部分与直针等长,超出直针部分有10°~50°不同角度的弯曲,当弯针进入直针时其弯曲的方向应与直针或Tuohy针的针尖的弧形方向一致。

2)注射方法:让患者俯卧于治疗床上,从椎间盘突出间隙的患侧旁开6~10cm,在CT或者C形臂X线机引导下将直针经安全三角区穿刺至椎间盘后外侧缘,当直针针尖抵住纤维环后,不刺破纤维环,再从直针中插入弯针,并将弯针前端超出直针的部分刺入椎间盘内,然后边注射30~50μg/mL臭氧边向后退针,当弯针退回到直针针尖位置时完成了对椎间盘第一个方向的注射,O_3沿着弯针在盘内的穿刺路径弥散于椎间盘内。然后将直针旋转一定角度,再次将弯针刺入椎间盘,重复上述过程。如果在CT引导下,可根据CT扫描所显示的O_3在椎间盘内的分布情况,可以旋转到不同角度多次注射,直到O_3在椎间盘内的分布较理想或突出物明显缩小。如果在C形臂X线机引导下,一般每次旋转90°,分4个方向注射即可。

如果要进行突出物内注射,可以选取合适弧度的弯针,使针尖进入突出物内注射。上述操作 O_3 总量一般不超过 30mL。对于根性症状严重的患者在盘内注射完毕后退出弯针,从直针中注入 $40\mu g/mL$ 臭氧约 10mL 至椎旁间隙。

5.术后处理

经皮腰椎间盘内臭氧气体注射术后患者应卧床休息 1d,并静脉滴注抗生素 3d 预防感染。一般主张术后患者应住院观察和治疗。临床症状较轻者也可回家休养,以卧床休息和口服维生素 B_1、维生素 B_6 等为主。症状较重者须用 20％甘露醇 250mL、地塞米松 5mg 及神经营养药静脉滴注 3d,必要时可给予镇痛药。出院后休息 2 周,并应按计划进行康复锻炼。6 个月内禁止负重及参加剧烈的体育活动。

经皮腰椎间盘 O_3 注射术后康复计划如下。

(1)术后 1~3d:睡硬板床,绝对卧床休息 1d。平卧时双膝下垫一枕头使腰部充分休息。尽量减少活动范围,坐立、行走时宜加用护腰带。

(2)4d 至 2 周:避免长时间坐立,一次坐立时间在 15min 之内。可进行轻微腰部伸展运动,严禁提举重物。

(3)3~4 周:腰背及腹肌锻炼;进行步行锻炼,可根据情况爬一定坡度。游泳锻炼(每周 3 次,每次 15~30min)。

(4)4 周至 3 个月:多数患者可恢复轻体力工作。

(5)6 个月:经循序渐进的腰背肌锻炼,部分患者可恢复重体力劳动。

(四)经皮穿刺椎间盘切除术

经皮穿刺椎间盘切除术(PN)是治疗腰椎间盘突出的一种介入疗法,从 20 世纪 70 年代后期起 PN 受到重视,逐渐在欧美以及日本各国开始使用,其后 30 余年与胶原酶化学髓核溶解术以及激光髓核气化法曾被各国普遍临床应用。

1.经皮穿刺椎间盘切除术的适应证

(1)主要指征经皮穿刺椎间盘切除术的主要指征包括:①患者发病年龄＜40 岁。②CTD 检查椎间盘的突出组织未穿破后纵韧带。③CT 显示未有退变引起的椎管狭窄存在。④无神经根畸形。⑤肌力检查 4 级以上。⑥除严重急性症状外,非手术治疗 3 个月以上无效者。

选择 40 岁以下病例作为适应证与 CT 检查排除椎间盘退变引起的椎管狭窄也有一定的关联。通常在施行后路髓核摘除术时,可观察到约占 70％的 40 岁以上患者存在由于关节病变引起的骨赘和黄韧带肥厚,这时病变神经根同时受到前方椎间盘突出组织和后方骨性或韧带组织的挤压,即通常所说的神经根狭窄性受压类型。PN 的作用机制是通过减低椎间盘内压获得相对减压效果,对这种前后狭窄的难以达到改善神经根受压的目的。通过 MRI 矢状面显示也能诊断椎间孔的狭窄,这与 CT 检查有无侧隐窝狭窄同样重要。

通过 CTD 可以明确椎间盘突出物是否穿破后纵韧带,依据椎间盘内的造影剂向后侧椎管方向溢漏的流向和位置可以分为 3 种类型。①纤维环内渗漏:造影剂溢流未超越椎间盘纤维环的后缘;②纤维环外渗漏:造影剂溢流超越纤维环后缘流向椎管,但尚未到达硬膜囊后侧;

③硬膜外渗漏：硬膜囊周围及后侧均可见到造影剂。纤维环内渗漏和纤维环外渗漏都判断为椎间盘突出物未穿破后纵韧带。比较术中所见实际椎间盘突出类型与CTD的对应关系，突出型相当于纤维环内渗漏，韧带下脱出型相当于纤维环外渗漏，经韧带脱出型和脱出游离型与硬膜外渗漏对应为主。从椎间盘突出类型来理解PN适应用于纤维环内渗漏和纤维环外渗漏比较容易，但即便是属于纤维环外渗漏的话，如椎间盘突出组织向上、下椎体后方移动较大（经韧带脱出游离）时，也不宜使用PN方法治疗。

然而也有报道指出，决不能仅根据影像上显示的椎间盘突出是否穿破后纵韧带来决定PN的适应证，因为在解剖上后纵韧带并非完全覆盖椎体和椎间盘的后侧，其在椎体部位窄细，并且在椎间盘的外侧结构疏松。但是在对椎间盘突出施行的CTD检查结果，约68%椎间盘突出先发生在后方中央部位，然后突出组织再逐渐移向左、右两侧，所以按照PN的降低椎间盘内压作用机制，椎间盘突出时是否有后纵韧带阻挡覆盖依然非常重要。

现在通过MRI检查表明椎间盘突出穿破后纵韧带后，主要为髓核成分的突出组织可在硬膜外腔被自然吸收，临床上在非手术治疗1年内常发生突出组织自行吸收的变化，对这些病例已无再行PN治疗的必要，因此决定使用PN治疗前正确诊断椎间盘突出是否穿破后纵韧带非常关键。

PN方法比较安全，对椎管内神经和血管组织无侵袭，但是当插入导管在经过椎间孔外侧部位时仍有盲目性，有可能因此损伤神经，尤其是当神经形态存在异常时。关于发生马尾神经根形态异常的比率各家报道不一，一般在0.4%～3%，随着MRI检查技术的进展，在其横断面、额状面上可以发现椎间孔外部位的神经根形态异常，但是确诊率尚较低，因此重要的是通过掌握椎管内马尾、神经根的异常来诊断椎间孔外的神经异常。如存在神经根分支异常、双重神经根等异常时，为安全起见应避免施行PN治疗方法。腰骶椎移行部有骨性形态异常时，也往往伴有神经走行异常，必须引起注意。PN操作中虽然要选择良好的插管位置，但是一旦患者诉说出现强烈的下肢痛或腰痛时，要考虑有神经根形态异常的可能。

对于肌力检查在3级以下的病例，手术探查结果绝大多数为神经根的绞窄压迫型，而且神经根与周围组织明显粘连并呈萎缩状态，在这种状况下PN治疗无效，治疗后大多需要再施行后路髓核摘除手术，因此，选择PN方法治疗时必须遵守肌力大于4级的原则。

关于采取PN治疗的时间，按照1992年制定的标准，定为从发病起经非手术治疗6个月无效者。但是实际上在临床往往由于疼痛治疗无效难以持久等待，而且考虑到经后纵韧带穿破的突出组织从发病3个月起即可开始被自然吸收的因素，现在改定非手术治疗时间为3个月，如届时仍无疗效则可采取PN方法治疗。

（2）次要指征：与后路髓核摘除术比较，PN的治疗有效率相对较低，约为75%，为了获得较为稳定的治疗结果并提高疗效，根据临床经验再进一步细化制定3项次要适应证：①当腰痛和下肢痛症状同时存在时以下肢痛为主；②CT或MRI横断面显示为单侧压迫型；③椎间盘造影侧位像显示椎间盘髓核的母体和脱出部分之间的显影较粗大（提示突出组织与母体间分离较少）。符合第3项的病例在PN治疗后症状能够较早获得改善，病例的满意度较高。第1

项的内容由于易受到患者主观因素的影响难以对治疗结果作出评价,但是在基本没有腰痛病例的治疗结果要优于有腰痛而下肢症状不明显的病例。同时符合 3 项次要指征和 6 项主要指征病例的 PN 治疗有效率可提高至 82%。

2.经皮穿刺椎间盘切除术操作

患者取侧卧位,患侧在上,腰部垫枕使腰椎凸向患侧。C 形臂 X 线机定位并标记,自后正中线沿标记线向患侧旁开 8～10cm 定点穿刺,第 5 腰椎～第 1 骶椎位 6～8cm。局部麻醉,穿刺针沿横向标记线平面,与躯干正中矢状面成 45°～60°方向进入。插入导针并保持固定,拔除穿刺针。以导针插入处为中心做 1cm 长的皮肤切口,沿着导针由细到粗依次旋入、置换套管,使套管顶端抵达纤维环。把持固定外套管后拔除内置的导针和其他导管,再经外套管插入环锯,旋转环锯切割纤维环。切割完纤维环后退出环锯,再插入髓核钳切除髓核组织,最后冲洗创口并缝合皮肤。

(五)经皮穿刺腰椎间盘激光减压术

1.适应证与禁忌证

(1)适应证

1)MRI、CT 等影像学检查确诊为腰椎间盘膨出或突出者。

2)经正规保守治疗至少 3 个月无效的患者。

3)临床根性疼痛及其他症状和体征与突出的椎间盘水平相一致者。

(2)禁忌证

1)经后纵韧带突出型及游离型腰离型腰椎间盘突出症患者。

2)存在其他相关骨关节疾病,如腰椎管狭窄、侧隐窝狭窄、椎间盘钙化、后纵韧带钙化、强直性脊柱炎、广泛性骨关节炎、腰椎小关节紊乱、腰椎滑脱、进展性退行性椎间盘病变等。

3)既往有该节段椎间盘手术史。

4)存在出血倾向、心功能不全等严重全身性疾病。

2.PLDD 手术过程

(1)术前准备

1)患者准备与 PLD 术前相同。若患者紧张可在术前使用镇静药。

2)术前进行 X 线平片、CT、MRI 等必要的影像学检查,选择适应证,排除禁忌证。

3)器械设备准备:激光器种类不同,调试方法也不尽相同,原则是保证正确的治疗功率输出。

4)穿刺针准备:采用脊柱穿刺针或 PTC 针。根据所用光纤直径选择穿刺针大小,一般 400μm 光纤用 18G 穿刺针,600μm 光纤用 16G 穿刺针,采用 15～16G 前端带有侧孔的穿刺针有利于术中排气。

(2)操作方法

1)体位:患者可取健侧卧位或俯卧位。

2)定位:术前应先根据 CT 或 MRI 测量定位,再采用 C 形臂 X 线机透视下确认目标椎间盘、椎体、椎弓根,确定最佳刺入点与刺入角度。也可直接采用 CT 定位,利用 CT 良好的空间分辨力和组织分辨力,可明确观察到目标椎间盘的椎体、神经根、邻近的肌肉、血管、腹部脏器等结构,精确测量穿刺距离和角度,使穿刺更为准确和安全。进针点一般在突出部位间隙水平向患侧后正中线旁 8～10cm 处。

3)穿刺:皮肤常规消毒铺巾后,在进针点处用 0.5% 利多卡因局部浸润麻醉,将 16G 或 18G 穿刺针与躯干正中矢状面成 45°进针,在 C 形臂 X 线机透视下确认穿刺位置。穿刺针由上关节突前外缘、神经根下方穿破纤维环进入椎间盘内。在此过程中如患者有下肢放射性麻木或疼痛等异常感觉应重新调整穿刺针方向和角度,以防损伤神经根。穿刺针尖端应位于椎间盘髓核中央偏后外分 5～10mm。

4)插入光纤或置入套管及激光手具:抽出针芯,顺针道置入光纤,光纤尖端超过针尖 0.5cm,使光纤尖端恰好位于髓核中央。目前,随着内镜技术的发展使 PLDD 手术有了质的飞跃,医生可通过放大的显示器清楚地看到髓核组织和激光烧灼过程。最新的钬激光手具集照明探头、摄像探头、注水管道及激光光纤为一体。沿穿刺针植入套管,套管进入椎间隙 0.5～1.0cm 为宜。固定套管,再置入激光手具,其穿入不宜超出套管 1cm。

5)激光汽化切割(以钬激光为例):钬激光采用脉冲发射,汽化烧灼髓核组织。一般使用能量 2J,脉冲频率 10/s,功率 20W,总能量 10～15kJ。在治疗过程中可看到轻微烟雾冒出针管并闻及焦味。若患者胀痛明显则可用注射器经三通管抽取气体,以减低椎间盘内压力,也可采取延长脉冲间隔的方法。如果是在 CT 引导下穿刺手术,可以观察穿刺针的位置、光纤位置、盘内气体及空洞、椎间盘回纳情况等,并根据这些情况决定是否继续烧灼。如果在内镜下操作,烧灼切割时使激光手具前端与间盘组织接触,此时可感觉到有弹性活动的感觉。烧灼过程中要不断地调整激光的方向、角度及深度,直到监视器上可见烧灼的空洞不再有椎间盘组织回缩时,其洞穴直径为 0.7～1.0cm 为宜。手术中要不断用生理盐水冲洗,这样不仅及时冲走了椎间盘组织的碎屑,而且可降低术野温度,防止烧灼面积扩大。

6)减压完毕,拔出光纤,拔出穿刺针,皮肤用创可贴覆盖。也有学者在拔针前向穿刺部位注入地塞米松 5mg＋1% 利多卡因 1mL,以预防术后腰痛发生。

(3)术后处理

1)口服或静脉给予广谱抗生素预防感染。如有神经根刺激症状,可选用 20% 甘露醇 250mL/d 及七叶皂苷钠针 20mg 加生理盐水 250mL 静脉滴注,每天 1 次,连续 3d。

2)腰椎佩戴腰围保护。

3)指导患者进行循序渐进的功能训练:术后第 1 天卧床休息;术后第 2～4 天每天进行 15～20min 短距离步行锻炼;术后第 5 天可正常活动;轻体力劳动者可于术后 1 周工作;术后 1 个月开始进行腰背肌训练。

4)在术后第 1、7 天及 1、3、6、12 个月进行随访。

(六)腰椎间盘显微外科切除术

腰椎间盘显微外科切除术具有切口小、对腰椎肌肉创伤小、容易分辨深在的结构、对神经结构牵拉损伤小以及可以在直视下工作等显著的优点,能够使瘢痕最小化且更快恢复劳动能力。随着显微外科技术的迅速发展,国内外采用显微外科技术椎间盘摘除的报道越来越多,有关这方面的治疗积累了不少经验。就用显微外科技术进行腰椎间盘摘除是为了尽可能减少创伤,最大限度保留脊柱的稳定性,减少神经损伤等并发症。

1.适应证和禁忌证

(1)适应证:腰椎间盘显微外科切除术经过众多专家多年的不懈探索和完善,已由 Williams 早期保留关节突关节并通常保留椎板的显微腰椎间盘切除方法发展到后来可切除某些骨性结构,甚至必要时进行棘突切除、全椎板切除等改良了的 Williams 腰椎间盘显微切除方法,故大多数学者认为该技术适合于几乎全部的传统腰椎间盘髓核摘除术的适应证,即使伴严重的腰椎管狭窄也可采取显微腰椎间盘切除术的方法。

1)传统的腰椎间盘突出手术的绝对指征

①马尾综合征:表现为大、小便功能障碍,鞍区感觉减退,双侧腿痛,多为脱出巨大的髓核对马尾形成压迫,应尽早手术。

②进行性神经功能障碍,下肢肌力减弱,应早期手术干预防止下肢力量的进一步减退,促进神经功能恢复正常。

2)相对指征

①急性神经根性压迫症状首次发病,经 3 个月保守治疗,症状不缓解,则应外科干预。

②保守治疗虽有效,但短期内还是有反复的坐骨神经痛复发。

③下肢疼痛剧烈,严重影响工作、生活者。

(2)禁忌证腰椎间盘显微外科切除术没有绝对的禁忌证,但由于应用显微外科技术行腰椎间盘摘除,手术暴露较局限,故下列情况应谨慎选择显微外科手术。

1)体型过度肥胖患者,因术野深在,显微镜焦距相对缩短,不便镜下操作,易造成神经损伤。

2)合并脊柱滑脱、不稳的腰椎间盘突出,或减压可能造成不稳,需要内固定稳定脊柱者。

3)多个椎间盘突出者,其椎管内病理变化复杂,显微外科处理困难。

4)诊断不能完全明确者,手术需椎管内探查。

5)凝血功能障碍者。

6)全身状况差,年老体弱或合并重要脏器功能障碍而不能耐受手术者。

2.术前准备

一般准备与传统外科手术相同。此外,为了尽量争取手术成功,腰椎间盘显微外科摘除术前必须详细地询问病史,进行体格检查及影像学检查,明确神经受压部位,相邻解剖关系以及是否合并移行椎等,对手术范围和方式进行详细的计划。

(1)X 线片:术前必须有比较清晰的前后位和侧位 X 线片以反映腰椎弯曲程度、椎间隙高度、脊椎关节病变程度、椎板间隙的大小和形状。由此预测是否有必要扩大椎板间隙,确定术中选择合适的椎间融合器。对于腰椎高度前突的患者,尤其在第 2 腰椎~第 1 骶椎,误入上一节段的危险性较高,术前一定要用穿刺针在透视下进行标记。

(2)CT 扫描:CT 扫描可以明确了解椎间盘与椎管的骨性变化以及椎管、神经根管横截面上的变化,更能从骨窗像上了解椎体骨性变化,确定选择不同大小的椎间融合器,同时可以二维或三维重建脊椎。对于不复杂的病例进行 CT 检查就已能满足术前准备的需要。

(3)MRI 扫描:MRI 成像已成腰椎间盘突出诊断的标准手段。MRI 扫描不仅可以明确反映突出椎间盘的大小、形态、部位等基础病变影像,还可以反映椎间小关节形状和大小、黄韧带的厚度和形状、侧隐窝和椎管的容积,也可以反映硬膜外脂肪、脊髓神经及硬膜外静脉系统的情况。

(4)椎管造影术或椎间盘造影术:脊髓造影由于对偏外侧的椎间盘突出、侧隐窝狭窄等不能显示,因此可能遗漏重要的病理改变,如手术时未能同时处理,必将影响手术效果。所以对于多数病例不必常规行椎管造影术或椎间盘造影术检查。

(5)其他:要特别重视对病史、体征及影像学表现进行综合分析,做好充分的术前计划。

1)要精确判断突出椎间盘的性质及分类。需要手术切除的椎间盘是否完整;是否经韧带下向硬膜外凸起;游离的椎间盘碎片位于后纵韧带之下还是超过了后纵韧带;脱出的椎间盘所处的椎间隙;椎间盘脱出是向头端还是尾端;脱出椎间盘的大小甚至成分等。这些问题手术医生在术前均应明确。

2)对于位于中央、旁中央型(在中线与椎弓根内侧缘之间)、或椎间孔内型(在椎弓根的内侧和外侧缘之间)的椎间盘突出,需从距脊柱棘突向患侧旁开 0.5cm 的旁正中线经椎板间开窗入路进行手术;对于椎间孔外型椎间盘突出,应从距中线向患侧旁开 3～5cm 处切口,从椎旁后外侧经肌肉入路到达椎间孔外侧进行手术;对于椎间孔内和孔外联合椎间盘脱出,则建议采用旁正中—椎板间入路与后外侧椎间孔外入路联合进行。

3)术前应标明椎间盘脱出的范围并计划好手术入路的扩大情况。如脱出物位于椎间隙的头端时应增加椎板切除量,扩大开窗;侧隐窝脱出时应扩大关节下减压。

4)仔细阅读 MRI 以确认椎间盘脱出是否位于神经根腋部,如果是腋下型椎间盘突出,要从神经根外侧进入椎间盘显得非常困难。

5)如果是复发型腰椎间盘突出症患者,则应明确瘢痕组织的大小以及保留的椎板、小关节等骨性结构的多少,因为这些骨性结构是复发性椎间盘突出症显微外科分离时的唯一可靠标志。

3.手术方法

(1)旁正中椎板间入路

1)麻醉:根据手术者的习惯选择气管内插管全身麻醉、持续硬膜外麻醉或局部麻醉。

2)体位:通常可采用胸-膝俯卧位或常规俯卧位中的一种,原则是避免压迫腹腔引起腹压增高,椎管内静脉丛充血,造成术中出血增加和影响椎管内的显微镜下分离。

①胸膝俯卧位:髋关节和膝关节弯曲 90°,保证下肢静脉回流,减少下肢深静脉血栓形成的危险性。患者的支撑点在膝、臀和胸部,这些部位均需用气垫或凝胶软垫加以保护,以防压疮

形成。适当倾斜手术台后部,减少或完全代偿腰椎前凸,这不仅可以扩大椎管体积还可以张开椎间隙。患者腹部必须悬空,避免受压,胸廓下垫软垫。头面前额部垫软圈,防止眼、鼻、下颌受压损伤。两上臂外展屈肘 90°并检查手臂有无过度外展及腋窝是否受压,以防臂丛损伤。

②常规俯卧位:患者前胸和髂嵴部各垫软垫 1 个,使腹部悬空,前胸软垫不得太靠前,以防压迫气管影响两肺通气。两髂嵴垫枕不能太靠中线以防腹部压迫影响静脉回流,增加术中出血,前额部垫软圈,防止眼、鼻及下颌受压,导致失明或压迫性溃疡。两前臂不得过于外展以防臂丛损伤。手术台折刀位,以增加椎板间隙张开度,减少腰椎前凸。

3)定位:首先在 C 形臂 X 线机透视下确定椎间盘突出间隙在后腰部皮肤上的投影并做好标记。然后皮肤常规消毒,将穿刺针与棘突平行刺入病变椎间隙作为标记,注意椎板间隙略低于此标记。穿刺针最好从手术入路的对侧刺入,以避免皮下和肌肉血肿妨碍手术入路的分离。

4)切口:以病变椎间盘为中心,从正中向患侧旁开 1cm 处做纵行切口,长 2.5～4cm。对不太胖的患者,中线旁做 2cm 的皮肤切口即可。为减少出血及良好止血,从皮下至骶棘肌腱于棘突上的附着均应用电刀切割。

5)暴露椎板及棘间孔:为了保留棘上、棘间韧带,于中线旁 1cm 处切开腰背筋膜,注意保留棘上、棘间韧带的完整,将骶棘肌从棘突、椎板上骨膜下钝性分离,直至关节突内侧充分暴露。先用鞍形拉钩将外侧骶棘肌拉开,随即插入半圆形双面撑开器,上下扩大创口后用骶棘肌辅助撑开器将骶棘肌向外撑开暴露整个椎板间隙,并校正显微镜。

6)暴露切除椎间盘:用 45°显微椎板咬骨钳咬除上位椎板下缘,用直骨刀凿除下关节突内侧部分骨质,然后再用显微椎板咬骨钳咬除上关节突内侧份,以扩大椎板间隙。在第 5 腰椎～第 1 骶椎椎间盘突出,一般不需咬除骨性组织或只需咬除第 5 腰椎椎板下缘少许骨组织,切除黄韧带即可暴露第 5 腰椎～第 1 骶椎。椎间盘。第 4～5 腰椎椎间盘突出时需咬第 4 腰椎下1/3 椎板始能暴露腰椎间盘。韧带切除用血管钳钳夹并提取黄韧带,用尖刀切开,用椎板咬骨钳咬除。暴露椎间盘并摘除髓核,将神经根轻轻移向内侧,即可见突出的椎间盘。置入神经拉钩,纤维环于放大镜下有时可见小裂孔。置入显微髓核钳夹出退变的髓核组织。如椎间盘突出处纤维环或后纵韧带无裂口,可用尖刀切一小孔,将退变的髓核夹出。除非髓核已游离,一般仅取出同侧后 1/4 象限内的髓核。尽量避免于纤维环上行大切口或广泛切除纤维环,尽量避免损伤软骨板。常规检查神经根周围有无合并狭窄等病变,如有上述病变应予相应处理。硬膜及神经根表面用从切口处切取相应大小的游离脂肪片覆盖。

暴露切除椎间盘过程中应注意如下几点。

①手术切口必须以病变的椎间盘为中心,而椎间盘并不总是与椎板间隙相对应。腰椎间盘间隙与腰椎板间隙的关系是:随着腰椎向近端移行上位椎板对椎间隙的覆盖越来越多。第5 腰椎～第 1 骶椎椎间盘与第 5 腰椎～第 1 骶椎椎板间隙上缘、第 4～5 腰椎椎间盘与第 4 腰椎椎板下缘、第 3～4 腰椎椎间盘与第 3 腰椎椎板中下 1/3 交界分别对应。所以要注意不同间隙的椎间盘突出需要切除的上位椎板的量不同,越高的椎间盘突出需要咬除更多的上位椎体的椎板才能暴露出相应的椎间隙。

②在插入扩张器牵拉椎板间隙肌肉,应旋转90°朝向助手打开,注意不要过度牵拉,以避免皮肤坏死。并使椎板间窗、黄韧带和上位椎板的下部处于视野中央。

③切开黄韧带时注意勿刺破硬脊膜。

④在显露神经根时,最好在6点位置开始显露,切除上位相邻椎骨的下关节突内侧部分,咬骨钳应始终保持与神经根走向平行使用,否则有硬膜撕破的可能。上位椎板的下缘和外侧缘可广泛切除,但必须不能切除小关节之间的峡部。如果上位椎板切除范围超过10mm,造成峡部区域破坏的危险性将增加。

⑤尽量保留硬膜外脂肪。如遇硬膜外静脉尽量予以保留。如有硬膜外静脉丛出血,严禁用单极电凝止血,也尽量少用双极电凝止血,应用双极电凝止血时注意保护神经根勿使受损。硬膜外最好的止血方式是暂时用吸收性明胶海绵或氧化纤维素填塞,注入冷盐水,等待1~2min出血即可停止,然后仔细除去吸收性明胶海绵或氧化纤维素等止血药。但由于脆性的硬膜外静脉常与止血药粘在一起,所以在除去止血药时很可能导致再次出血,如果在去除的时候持续注入盐水可松动粘连,以避免出血。

⑥进行神经根减压和纤维环切开时,必须找到神经根的外侧缘并将其牵向内侧。如果术中神经根寻找失败可能有以下几种可能:腋下型椎间盘突出将神经根挤到外侧;没有把上关节突内侧骨赘全部咬除;神经根粘连;解剖变异。在没有找到神经根之前最好不要使用尖锐的器械。寻找神经根的关键就是要明确椎弓根的位置。第3腰椎及第4腰椎神经根皆自相应的椎体上1/3或中1/3水平出硬膜囊紧贴椎弓根入椎间孔。第5腰椎神经根自第4~5腰椎椎间盘水平或其上缘出硬膜囊向外下走行越过第5腰椎椎体后上部绕椎弓根入第5腰椎~第1骶椎椎间孔。第1骶椎神经根发自第5腰椎~第1骶椎椎间盘的上缘或第4腰椎椎体下1/3水平,向下外走行越过第5腰椎~第1骶椎椎间盘的外1/3,绕第1骶椎椎弓根入第1骶后孔。如髓核突出于神经根内侧,不宜过度牵拉神经根,以免发生神经根牵拉性损伤。可于神经根内侧摘除髓核。

⑦硬膜外瘢痕组织增生,是手术分离神经根的最大障碍,瘢痕组织分离和切除必须从正常硬膜外逐渐向上或向下仔细而小心地分离,不得动作粗暴,以免损伤神经根或硬膜。

7)闭合伤口。用庆大霉素盐水彻底冲洗整个伤口,特别是椎间隙。用可吸收缝线逐层关闭伤口,2-0线缝合筋膜,3-0线缝合皮下组织,1-0线缝合皮肤。无菌纱布覆盖伤口。

闭合伤口前应注意以下几点。

①必须仔细止血,但不能将吸收性明胶海绵或其他止血药留在椎管内。

②用显微外科分离法分离硬膜外脂肪组织,并将其覆盖脊神经以消除硬膜外纤维粘连的可能。

③为防止在缝合时血液从椎旁肌流入椎管中,可以在用可吸收线缝合筋膜时在椎管中放入两个神经拭子,在缝合最后一针前取出神经拭子。

(2)后外侧椎间孔入路

1)麻醉:最好选择气管内插管、全身麻醉。也可选择持续硬膜外麻醉。

2)体位:可根据手术者的习惯选取膝胸位、跪卧位或俯卧位置-支架支撑位。注意使腹部悬空,以减轻静脉充血并使横突间间隙张开,便于手术时达到椎间孔的外口。

3)定位:皮肤切口定位应在 C 形臂 X 光机透视下定位。首先在标准侧位透视下,将细金属直条沿突出椎间盘所在椎间隙的下缘垂直置于患者身体侧面皮肤处,然后将一直尺与细金属条垂直相交紧贴患者腰后部皮肤放好,用甲紫沿直尺在皮肤上画一条水平直线 A 线。再将 C 形臂 X 线机调至后前位投影,将细金属条沿突出间隙的上位横突下缘水平放置于腰后部皮肤并沿此金属条画一条平行于 A 线的直线 B。然后沿脊柱中轴的棘突连线画一条与 A、B 线垂直相交的 C 线,再沿病变椎间隙患侧的上或下位椎弓根的外缘画一条平行于 C 线的 D 线。D 线与 A 线和 B 线分别交于 E、F 两点,EF 线段之间的距离即为皮肤切口,一般旁开 3~4cm,长亦为 3~4cm。

4)分离软组织:沿上述标记好的切口定位切开皮下组织和腰背筋膜的后层,纵行切开竖脊肌腱膜,用示指沿多裂肌和最长肌之间钝性分离。如果不能触及这一纤维性分隔,就向下方分离肌肉直至横突外侧末端,这样就暴露了横突的中 1/3 部分。

5)暴露手术野:将扩张器-拉钩插入肌间牵开,将扩张器尖部支撑在横突上,从而暴露手术野上下界,即暴露上位横突下半部与下位横突上半部。而关节突间部分的外表面和横突末端分别代表手术野中间界和外侧界。此时应做侧位 X 线透视进一步核实椎间隙是否正确。如果是第 5 腰椎~第 1 骶椎椎间盘突出,侧位透视还可以确定需要切除多少骨质才能进入椎间孔外口。

6)显微减压:将手术床倾斜 15°~20°,使手术通道与显微镜的视角一致,以便可以更好地观察椎弓根的外侧区域。除第 5 腰椎~第 1 骶椎,椎间盘突出外,一般无需切除骨质,但如果小关节有过度增生可以切除骨赘。切开横突间肌肉的中间部分,并将其牵向外侧,从而暴露横突间韧带,切开横突间韧带即可看到包绕神经根的脂肪。避免过度牵拉背根神经节,以免术后出现烧灼痛。对腰动脉的分支应尽量保护并仔细分离,如果并行的静脉有碍摘除椎间孔碎片,可以对其烧灼。通常情况下神经根和神经节被非常游离的椎间盘碎片推向外侧和头侧,只需要单纯摘除碎片。但如果纤维环已完全破裂,清理椎间隙的髓核以防从破裂口再突出。为了彻底清理椎间孔内的突出物碎片,需用双角度钝性拉钩对神经根管探查,探查后可用浸泡类固醇的凝胶海绵覆盖神经。

7)关闭伤口:将伤口逐层关闭,可以视情况选择性放置或不放置引流,肌肉无需缝合,筋膜和腱膜用可吸收线缝合。

4.术后处理

(1)术后严密观察生命体征及双下肢运动、感觉和括约肌情况。

(2)手术前 1d 和手术后均要用广谱抗生素以预防感染。

(3)术后第 1 天开始进行等长肌肉练习,指导患者随意自由活动。只要不引起或加重下腰部疼痛或坐骨神经痛,可以让患者起床活动。

(4)6 周后可以恢复工作。

5.并发症防治

显微外科技术椎间盘切除术的并发症与传统开放性手术并发症相似,但比传统手术的发生率要低得多。据文献报道,显微外科椎间盘切除术并发症总体发生率为 1.5％～15.8％,平均 7.8％;与非显微外科椎间盘摘除术相比,术后发生严重并发症的概率明显减低,术后发生脊椎关节炎的概率也较低。据 1986 年的一项研究报道平均为 0.8％(对比常规手术为 2.8％)。下面是一些最主要最常见的并发症。

(1)定位错误:由于术前 X 线透视时没有准确安置好体位或 X 线机位置,体表投影与切口不符合,导致间隙定位错误。所以要高度重视体表定位,透视时应注意在标准的正侧位下进行;尤其是第 5 腰椎～第 1 骶椎间隙解剖结构发生腰椎骶化、骶椎腰化等变异时,易引起定位错误。

(2)神经根损伤:特别在侧隐窝狭窄的扩大手术,在切除小关节突内侧骨赘时,采用枪式咬骨钳扩大易导致神经根损伤。在黄韧带相当肥厚时做切除也易损伤神经根。在接近神经根的部位切除骨质时应采用高速磨钻切除,且一定要握牢握稳,不能用力过猛。

(3)术中硬膜外出血:当椎管内减压时,有时产生脊膜外出血难以止血。主要原因是腹部压力增高,硬膜外静脉丛淤血,减压时易撕破静脉丛,或电凝后的硬膜外静脉电凝结痂脱落继之出血。由于硬膜外静脉丛壁薄,交通支无静脉瓣,出血量大,暂时性止血后易产生再出血。长时间俯卧位,手术干扰内环境,以及腹压增高,均可导硬膜外出血。硬膜外出血的最佳处理方法是用吸收性明胶海绵或氧化纤维素填塞加冷盐水灌注。

(4)腹膜后血管或肠管损伤:如果手术中髓核钳等工具插入椎间盘时位置过深,透穿前方或侧方纤维环及前纵韧带而将血管或肠管误认为髓核摘除,将会引发严重后果。一旦损伤,必须紧急仔细进行修补,必要时应施行传统切口,进行血管修复。预防腹膜后脏器损伤最可靠的措施是在 C 形臂 X 线机的侧位透视下将髓核钳插入椎间隙内进行钳夹,通过透视确定髓核钳头的位置,并标记好髓核钳插入的安全深度。钳夹时应禁止粗暴撕拉。

(5)术中硬脊膜撕裂:体位不正确,腹部受压,脑脊液压力增高,硬脊膜处于紧张饱满状态,硬膜外严重粘连,分离时动作粗暴,器械划伤或夹伤等均可能导致硬脊膜撕裂。特别是椎管狭窄减压术中容易出现此并发症,导致假性脑膜炎或脑脊液漏,其发生率13％。一旦硬脊膜被撕破,减压完成后应在显微镜下进行修补,一般采用 8-0～10-0 的无损伤缝线修补。

(6)术后脑脊液漏:锐利的骨片刺伤、手术操作时的损伤未正确修补,术中未观察到的硬膜损伤等多种原因均可导致脑脊液漏发生。临床表现为术后患者有恶心、呕吐、头晕和头痛等症状,有些在创口处有澄清脑脊液溢出或引流管引流出澄清液体。多数患者采取头低足高位卧床休息,局部加压 2～3d 可以停止漏液。如果仍有渗液则需做创口外深缝合或拆开创口做深部组织缝合。如果仍有脑脊液漏则需做另处脊膜下穿刺置细软的引流管引流脑脊液,待创口漏液完全消失后,再拆除置放的引流管。

(7)深静脉血栓:如果术后患者出现下肢肿胀疼痛伴有不明原因的发热及白细胞计数增高应注意可能有深静脉血栓,应进行超声检查或肢体深静脉造影进一步明确诊断。血栓多发生于股静脉、髂股静脉或咽静脉,产生原因与术中长时间牵拉或压迫血管有关。此并发症重在预防,应经常测量肢体围径,观察有无肿胀,及时行血流动力学检查,鼓励患者积极活动肢体,肝素有预防血栓形成的作用。一旦血栓形成应禁止剧烈活动,以防血栓脱落引起脑梗死而致猝死。并应用尿激酶、双嘧达莫、阿司匹林或右旋糖酐静脉滴注,肢体肿胀一般可在 2～3 周消退。

(8)椎间隙感染:在显微外科手术中,很少发生椎间隙感染。这是一种深部的亚急性或慢性感染。

(9)马尾综合征:术中电凝损伤马尾神经或脊髓血供,或术中过度牵拉马尾神经等,术后应用干扰凝血的药物(非甾体消炎药、阿司匹林、肝素等)、血肿等均或导致马尾神经损伤。主要表现为急性尿潴留伴有鞍区麻痹、严重坐骨神经痛、下肢无力以及腿和足部的感觉障碍。检查生殖器官感觉和直肠括约肌的收缩功能对诊断马尾综合征具有重要意义。对马尾综合征应按急诊处理,一般均需在 24h 内进行手术探查。探查前需做 MRI、脊髓造影等影像学诊断,同时可酌情选用大剂量皮质类固醇与脊髓损伤同等处理。

(10)继发性蛛网膜炎:继发性蛛网膜炎是指覆盖脊髓或马尾表面的软脑膜炎症,产生炎症的主要原因是蛛网膜下腔出血,手术后的感染及脊髓造影等因素,多属医源性。轻微的蛛网膜炎没有临床症状,严重的可出现背痛和腿痛,个别病例可出现痉挛性瘫痪。MRI 检查、腰椎穿刺脑脊液检查对该病有诊断意义。继发性蛛网膜炎的治疗仍以保守疗法为主,如胎盘组织液、α-糜蛋白酶、胰蛋白酶应用,消除粘连物。椎管内推注消毒氧气 40～60mL 有一定疗效。消炎镇痛药物及中草药治疗亦有效果。对非手术治疗无效且症状加重者可行手术治疗,其方法有根性减压、松解粘连。该病预后一般较好,化脓性感染或全椎管蛛网膜下广泛粘连引起瘫痪可致死亡。

(11)相邻椎节不稳:如果后路腰椎手术广泛切除椎板、破坏小关节或对退变性椎体滑脱进行减压而又没有进行有效融合和内固定,术后相邻椎节或手术椎节相应产生生物力学上的不稳定,后关及椎间关节受力不均匀,相邻椎节退变增快,可产生不稳。所以手术时应尽量减少椎板、小关节突关节的切除,对不稳的椎节除摘除椎间盘还应做椎间融合,但尽量避免多节段椎间融合。

Caspar 报道术后效果满意者为 92%,术后感染率为 2.0%。许焕学等应用显微外科技术对 354 例腰椎间盘突出症患者施行手术,有效率达 98%。其优点是:手术切口小,出血少,脊柱稳定性不受影响,术后恢复快。

(七)手术治疗

1.手术治疗的原则

(1)根据突出类型和位置选择术式:腰椎间盘突出在临床上分为椎体内型、突出型、脱出型和游离型,但是从选择手术方式的角度出发,尚需要结合考虑在横断面上椎间盘突出组织所在的位置。在横断面上突出组织所在位置分为:①正中型;②旁正中型,突出组织位于神经根分叉或神经根的下方;③后侧方型,突出组织位于神经根的后侧方;④椎间孔内型,突出组织位于椎间孔的内侧;⑤椎间孔外型,突出组织位于椎间孔的外侧;⑥椎体内型;⑦前侧型,突出组织突向椎体前方。椎间盘突出的椎体内型(即具有病理性意义的施莫尔结节)和前侧型可加速促进与年龄不相符的椎间盘变性而导致腰痛,但基本上不会由于突出物造成神经根或脊髓受压变形。

椎间盘突出手术治疗的基本理念向来都是以摘除突出组织、解除神经根压迫变形为目的,当然采取的手术进路要根据突出组织所在的具体位置做出相应的改变,进而涉及对椎间盘变性的病理、病变状态、形态学、生化学、生物力学以及生理学等各方面知识的理解掌握,同时考虑到对椎节运动单位的影响,采取多样化最适宜的手术方式。

腰椎间盘突出的手术大致分为后路法和前路法。后路法最大的优点在于能直视突出物和神经根等神经要素,适宜于椎管内的椎间盘突出(后方突出),用于突出、脱出和游离各型,后路法是大多数椎间盘突出的基本术式。但是后路法的缺点在于:①椎管外的突出切除困难;②对神经组织有侵袭;③髓核(突出组织)摘除不完全可能引起复发;④术后硬膜外形成血肿或瘢痕粘连;⑤可能损伤腹部大血管、肠管;⑥可能损伤或影响后方支持结构。②~⑥点的问题有待通过提高操作技能得以克服。

与上相反,前路法能够切除在横断面上通过后路不能摘除的突出物。除此以外,尚能在不侵袭神经组织的前提下完全切除椎间盘,并且施行椎体间融合固定后,一般不会发生椎管狭窄,可使局部保持永久性稳定,这是前路法的重要特点。如果将椎间盘突出理解为是在椎间盘变性的病理基础上导致的一种疾病的话,那么由前路施行椎间盘切除并做椎体间融合固定非常符合逻辑。但是该方法并非适用于所有向后方突出的类型,对伴有软骨板后移的青少年椎间盘突出、游离移位的突出以及向硬膜内脱出等类型不宜使用前路手术方法。另外,第5腰椎~第1骶椎椎间的展开具有技术难度,需要加以训练掌握。

(2)根据突出局部病态选择术式:简单地以突出物的形态、与神经根相互位置关系来认知、解析椎间盘后方突出的局部病态及其产生症状的机制是不全面的,造成神经根受压变形最终还是与椎管尤其是空间有限的侧隐窝有关,并且作为脊椎的运动单位,从横断面上看椎管是个形态不断发生变化的空间。就治疗学的角度而言,椎间盘突出的局部病态一般分为以下4种形式。

形式A是椎间盘突出物造成神经根的单方向压迫,对神经根来说,椎间盘突出物是来自前方的压迫因素,临床上通常见于少年至青壮年时期的典型的椎间盘突出。

形式B多见于老年患者的椎间盘突出,由于年龄老化,脊柱发生退行性增生变化,关节突关节和椎板等骨组织变性肥大、黄韧带肥厚隆起引起椎管侧隐窝狭窄,神经根同时受到前方的椎间盘突出组织和以上退变产生的后方压迫因素的对向挤压。

形式C是椎间盘突出同时伴有椎间运动单位的不稳定,对此治疗原则宜施行脊椎融合固定手术。

形式D是指后方压迫和脊椎不稳定两种因素同时存在的椎间盘突出。

形式A最为常见,以突出型和脱出型居多,突出组织直接位于神经根下位,从前向后造成神经根压迫变形,临床特点是直腿抬高试验阳性,出现神经根刺激症状,治疗原则是摘除突出组织和髓核。形式 B 神经根被前、后挤压呈扁平形状，几乎均见于中老年患者，如有髓核脱出移位可造成更广范围的神经根挤压。临床表现为下肢放射痛和神经功能障碍，除外尚出现间歇性跛行。因此手术治疗至少要施行后路开窗减压或椎板切除减压，但一般不适宜使用前路方法。形式 C 是形式 A 合并有脊椎节段性不稳，神经根遭受前方的压迫变形，并且常受到动态刺激，除了由于运动节段不稳引起椎间盘源性疼痛（主要是窦椎神经所支配范围的疼痛感受）外，也有来自关节突关节囊的刺激。除了诉说椎间盘突出特有的下肢放射痛外，主要表现在躯体运动、劳作诱发腰痛或者明显腰部僵硬。治疗原则为合并施行脊椎固定手术。形式 D 多为退变性腰椎管狭窄、脊椎变性滑脱和椎间盘突出数种病变同时合并存在，原则上考虑在椎板切除减压或开窗减压的基础上加以脊椎固定手术，但是对＞65 岁的老年患者，必须充分考虑具体的年龄、机体活动能力和强度、主观意愿以及全身状况来决定手术方法和大小。总之，根据以上所述突出部位的病变状态（归属于哪种形式）作为采取手术治疗的基准。

（3）临床症状和手术应用：腰椎间盘突出的发病初期多以腰痛为主，不久随病程延伸出现下肢痛（放射痛、下肢麻木、感觉异常）等神经根刺激症状，演变成典型的椎间盘突出表现。

手术疗法以经过一定期间的非手术治疗无效，仍有疼痛等症状者为对象，务必遵守这个原则，但是疼痛持续难忍、明显活动限制、出现下肢运动麻痹以及排尿障碍者则作为手术的绝对指征。然而，有时在慢性病变过程中逐渐发生下肢肌群的明显弛缓型麻痹，特别是下垂足，到这时下肢痛的主观不适往往有所减轻，即便是这种情况也作为手术治疗的绝对适应证，而手术的目的与患者的病痛无关。

2.手术方法

（1）后路髓核摘除术：早在 1939 年神经外科医师 Love 发表了摘除椎间盘突出的开窗手术，因此又称之为 Love 法。Love 法最初的方法是仅切除椎板间的黄韧带，完全不涉及椎板以保持脊椎骨性结构的完整性。以后 Love 又认为拘泥于黄韧带的切除并无必要，并对手术方式进行了改良，采取在必要时一并切除部分椎板的做法。迄今，Love 法已成为腰椎间盘突出后路手术的主流方法。

Love 法手术特点是侵袭性较小，但是这并不意味强调局限于黄韧带的切除，如果必要的话也可以合并切除单侧的一部分椎板，即通常的开窗术。然而，单侧的部分椎板切除范围不涉及关节突关节，以不减弱脊柱的力学结构为原则，而如必须施行侧隐窝彻底减压时可消除关节突关节的内侧缘。针对腰椎间盘突出的 Love 手术方法在临床上最为普及应用，并取得优良的疗效，但是术后因该手术方式引起疗效不佳而再次手术的病例也时有发生，必须谨慎选择病例，掌握操作技巧。

腰椎间盘突出经后路施行髓核摘除手术时，在突出的椎间盘组织摘除后宜进一步将髓核钳插入椎间盘腔内，插入 5mm 以上的深度，尽可能地摘除大量的髓核，称之为髓核摘除术，而平林等主张尽量努力将突出的组织整块取出，如果完整取出有困难则不必强求，髓核钳插入也不宜过深，一般＜5mm 深度，最大限度地保留残存的髓核和纤维环，这种方法称为突出物摘除术。

（2）腰椎后侧方固定术：腰椎后侧方固定手术主要存在骨融合率的问题，并且为了达到骨融合需要卧床制动，躯干石膏固定以及硬性腰围外固定，术后处理较为复杂。为此，现在常在植骨同时合并施行脊柱器械内植物固定，以减少植骨不能融合失败的比例和骨融合所需要的制动措施和时间。

（3）后路腰椎椎体间融合术：后路腰椎椎体间融合术（PLIF）是对神经组织进行全方位减压，同时施行椎体间融合固定的较受推崇的手术方法，适用于需要固定的所有腰骶椎退行性疾病，其中对于腰椎间盘突出症则有进一步的适应指征。随着现在各种椎间融合器、脊椎器械内固定的迅速开发应用，明显降低了 PLIF 手术时间和术后并发症，有效提高了手术疗效。

（4）前路固定术：一般而言，前路固定术适用于以椎间盘变性严重、椎体间不稳定为主要病因且伴有腰痛的病例，对于腰椎间盘突出，适用于椎间不稳、伴有椎体边缘损伤、腰椎后路手术后需要再次手术以及中央型巨大突出的病例。手术与否必须综合考虑到患者的全身状况、年龄、所处的社会情况等各种因素，通常应用于以腰痛为主诉的重体力劳动者（如运输、建筑、制造业），多从事弯腰姿势作业，腰部载荷较大的职业。

前路固定手术不适用于多节段障碍、后方因素为主的椎管狭窄以及游离脱出型的腰椎间盘突出的病例。

前路固定术还可根据具体手术进路分为腹膜外进路和经腹进路 2 种方法。腹膜外进路皮肤切开可有斜切口或侧切口 2 种，也有从腹部正中切口的腹膜外进路，但腹膜在正中部较薄，剥离困难，通常多采取斜切口。腹膜外进路的切口高度相当于第 4～5 腰椎椎间或略微向上一些的平面较适宜。经腹进路切口则选择相当于第 5 腰椎～第 1 骶椎椎间平面为妥，尤其是在第 5 腰椎滑脱时可直接扩大术野。

前路固定术的优点在于不损伤腰背肌，也不侵袭椎管内神经组织，可切除椎间盘，增大椎体的间隙，随着水平、垂直方向的减压能够施行强固的椎体间融合固定，能较好地改善包含腰痛在内的症状，长期疗效稳定。缺点在于对腹部脏器、大血管的处理颇为繁琐，手术侵袭较大，术后处置时间长。尚可发生特有的并发症，如在男性病例可由于上腹下神经丛损伤引起性功能障碍，下肢血栓性静脉炎以及经腹膜进路导致的肠梗阻等，还可由于交感神经干损伤引起下肢皮肤温度的升高（较少见）。

第四节 脊柱感染

一、脊椎骨髓炎

（一）发病率及危险因素

1.占所有骨髓炎的 2％～7％（儿童该比例为 1％～2％）。

2.发病部位：腰椎＞胸椎＞颈椎。

3.男性＞女性(2:1)。

4.50 岁后常见(50％以上患者发病年龄为 50 岁以上)。

5.静脉吸毒者、糖尿病患者以及免疫缺陷患者(长期服用类固醇药物、HIV、营养不良)常见。

(二)病因学

1.血行感染是脊柱骨髓炎最常见的感染途径,感染源可来自:

(1)泌尿道是最常见的感染源(泌尿道感染、泌尿生殖系统隐匿性感染)。

(2)软组织感染。

(3)呼吸系统感染。

2.有些感染来源不明。

3.直接感染(脊柱穿通伤、脊柱侵袭性操作)。

4.致病菌(按发生率由高向低排列)。

(1)革兰阳性需氧球菌(＞80％)。

①金黄色葡萄球菌(＞50％),耐甲氧西林金黄色葡萄球菌(7％)。

②链球菌(10％～20％)。

③凝固酶阴性的葡萄球菌(10％)。

(2)革兰阴性需氧菌(15％～20％):泌尿道是最常见的来源地(大肠埃希菌、铜绿假单胞菌、变形杆菌)。

(3)胃肠道的微生物:沙门菌(一般罕见),但镰状细胞贫血的患者中较多见。

(三)病理改变

1.细菌的种植

细菌主要是经由血流丰富的椎体滋养动脉网血行蔓延至椎体干骺部。

(1)Batson 无静脉瓣的静脉丛在细菌的血行蔓延中并不起到重要作用。

(2)椎体干骺端内血流速度很慢,细菌可直接蔓延进入椎间盘、或跨过椎间盘进入邻近脊椎。

2.蔓延到椎间盘,引起骨/椎间盘破坏

细菌产生酶溶解椎间盘组织,通过各种炎性介质激活破骨细胞,引起骨吸收。

3.扩散到软组织

(1)腰大肌脓肿。

(2)椎旁肌脓肿。

(3)硬膜外脓肿:可能直接压迫脊髓和神经根引起神经功能受损。

(四)临床表现

1.诊断延误的情况很常见。

2.腰背痛或颈部疼痛是最常见的主诉(90％)。

(1)50％患者就诊时上述症状出现已超过 3 个月。

（2）因出现急性败血症或脓毒血症就诊的病例罕见。

3.局部压痛并脊柱活动度降低是最常见的体征。

4.超过 50% 患者有高热的病史［高于 100°F（约 37.8℃）、伴或不伴寒战］。

5.儿童脊柱骨髓炎特征性表现是跛行或不愿步行。

（五）实验室检查（表 6-1）

表 6-1　脊柱感染的实验室检查

检查	结果
血沉（ESR）	80% 以上患者会升高
	2/3 患者充分治疗后，ESR 会恢复正常
血白细胞计数（WBC）	超过 50% 病例＞10000/mm³
	白细胞计数对诊断的敏感性较低
C 反应蛋白（CRP）	对脊柱感染术后的疗效判断上在敏感性和特异性上均优于 ESR
血培养	儿童化脓性脊柱炎更有用
	只在约 35% 的患者为阳性
	对受累的器官直接取标本培养更可靠
细针穿刺活检	患者如已使用抗生素治疗，易出现假阴性
开放活检	如果细针穿刺活检结果阴性和（或）缺乏诊断意义，但临床上高度怀疑感染可能，可进行该检查
	比闭合活检假阴性率低

（六）影像学检查（表 6-2）

表 6-2　脊柱感染的影像学检查

影像学检查	表现
X 线片	感染的临床症状发生约 2 周之后 X 线片才会出现异常表现
	椎间隙狭窄、侵蚀的表现（75%）
	溶骨表现、弥漫性骨质疏松、局部缺损（骨小梁的破坏达到 50% 平片上才会显现骨破坏的表现）
	骨硬化（11%）
	慢性病例可能会出现自发性骨融合（50%）
核素显像	作为初筛检查比较有效：与平片相比，能更早地发现感染并明确病灶位置
	联合使用镓（炎症）和锝（骨）扫描感染诊断的准确率＞90%
	[111]In 标记的白细胞扫描对脊柱感染并不敏感：可能因为白细胞减少的原因引起假阴性率高

影像学检查	表现
CT	显示骨质破坏最好的检查方法
MRI	脊柱感染较好的影像学检查手段
	T_1加权像——椎间盘及相邻的终板信号降低
	T_2加权像——椎间盘、终板及邻近的部分椎体信号增加终板的界限模糊不清
	钆增强扫描,病变的椎间盘和毗邻的部分椎体信号增强
	能显示受累的软组织(椎旁、腰大肌是脓肿)
	鉴别感染与肿瘤最好的检查方法

(七)治疗

1.目的

(1)获得组织学确切诊断并确定致病菌。

(2)清除感染。

(3)解除疼痛。

(4)预防或处理神经功能损害。

(5)重建脊柱稳定性及正常序列排列。

2.原则

(1)改善患者一般情况。

①营养支持。

②纠正实验室检查发现的异常情况。

(2)治疗脊柱外的感染源,包括泌尿道、心血管系统(感染性栓子)、胃肠道感染。

(3)如果可能,在确定致病菌之前不要使用抗生素,但对出现脓毒血症的患者可以先使用广谱抗生素。

(4)使用致病菌敏感的抗生素治疗。

(5)治疗前注意检查患者血沉(ESR)和 C 反应蛋白:根据上述指标的动态变化可评价疗效。

3.手术治疗

(1)适应证

①非手术治疗失败的病例。

②进行性的神经功能障碍:可能因为感染直接压迫引起,也可能因为进行性的脊柱畸形或不稳定而引起。

③脓肿或肉芽肿形成,这种情况下抗生素效果不佳。

④非手术治疗难以控制的顽固性疼痛。

（2）手术技术

①前路手术（椎体切除术）是进行椎体病灶清除最佳的入路，禁忌单行椎板切除减压，有引起脊柱不稳风险。

②自体骨移植是重建的金标准（取髂嵴、肋骨或腓骨），但自体骨填充的钛网重建和带皮质的异体骨支撑植骨也显示了很好的临床疗效。

③胸椎和腰椎骨髓炎可以使用单纯后路手术（清创和固定），手术时要经后路进行前方椎间隙感染的清创及融合。

二、硬膜外脓肿

（一）病因学

1.28%病例常合并有脊椎化脓性骨髓炎。

2.金黄色葡萄球菌是最常见的致病菌（约60%）。

3.常见的部位。

（1）胸椎（50%）：容易发生神经功能受损。

（2）腰椎（35%）。

（3）颈椎（14%）。

4.成年人多见（儿童患病很少），术后硬膜外脓肿发生率为16%。

（二）临床表现

1.由于临床表现多样，超过50%病例会有误诊及治疗延误的情况。

2.常有脊柱局部压痛。

3.可能会有颈项强直及其他脑膜刺激征。

4.伴或不伴神经功能受损。

（三）诊断

1.超过98%的病例会有血沉升高。

2.白细胞计数并不可靠。

3.MRI是最常使用的影像学检查。

（1）T_2上病灶局部信号增高。

（2）应注意鉴别硬膜外转移瘤、硬膜下脓肿。

（四）治疗

1.硬膜外脓肿需要紧急进行手术。

2.硬膜外脓肿伴神经功能损伤是急诊手术适应证。但下述情况除外：如果患者难以耐受手术打击、手术可能会影响患者生命，可先行抗生素等非手术治疗并密切观察患者病情变化。

三、椎间隙感染

(一)流行病学/病因学

1.细菌直接种植引起:一些手术操作容易引起椎间隙感染,如椎间盘造影术、椎间盘摘除手术、椎间盘内电热治疗。

2.细菌血源性扩散:这是儿童最常见的传播途径,椎间盘的血供来源于邻近椎体表面。

3.腰椎最常累及。

(二)临床表现

1.一般为 2~7 岁患儿。

(1)可能没有腰背痛。

(2)症状有患儿跛行、拒绝行走或髋部疼痛等症状。

2.血沉及白细胞升高。

3.MRI 和骨扫描在疾病早期即能发现病变。

4.X 线片可能表现出椎间隙狭窄、椎体边缘骨质硬化及破坏。

(三)治疗

1.很少需要手术。

2.佩戴支具制动。

3.抗感染治疗。

4.如果抗感染治疗无效,需要进行活检以明确诊断。

四、脊柱结核

(一)流行病学/病因学

1.世界上最常见的肉芽肿性感染。

2.最常见的播散方式为血行播散(肺或胃肠道为细菌侵入途径)。

3.脊柱是骨骼中最容易受累的部位。

(1)最常累及脊柱前部。

(2)可通过椎间隙播散到邻近节段。

(3)50%为局部感染,可进行以下分型。

①椎间盘周围型(最常见):从干骺端开始,沿前纵韧带下方蔓延。

②中央型(少见):从一个椎体内起病。

③前方型(少见):从前纵韧带下方起病。

(二)临床表现及诊断

1.疼痛:以及疾病的全身系统性表现,如发热、乏力和体重减轻。

2.局部压痛、肌肉痉挛和活动度受限。

3.因为结核杆菌培养时间很长,利用软组织活检进行细菌培养来进行确诊很困难,细菌培养有 55% 的假阴性率。

4.鉴别诊断。

(1)肿瘤。

(2)结节病。

(3)夏科特脊柱病。

(三)影像学检查

MRI 是重要的检查手段,结核与化脓性感染有明显区别

1.椎间隙常受累。

2.连续多个节段椎体前部受累。

3.钆增强 MRI 扫描可清楚显示椎旁脓肿和肉芽肿组织。

(四)手术治疗

1.香港手术。

(1)前方的病变使用前路手术。

(2)病灶清除,彻底去除所有坏死组织。

(3)使用自体骨或异体骨进行支撑植骨/融合重建脊柱前柱。

(4)前方脊柱受累超过两个节段,要辅以后路器械内固定。

2.禁忌行单纯椎板切除术。

五、手术后感染

(一)可为早期、也可为晚期感染

1.早期感染

一般因全身系统感染症状而发现,症状有发热、寒战、伤口局部红肿、局部溢液、腰痛加重。

2.晚期感染

(1)更常见,特别是有内植物存在的情况下。

(2)诊断比较困难,如果存在明显的危险因素,应考虑该诊断可能。

(二)可为浅表、也可为深部感染

查体很难进行鉴别,因此所有的病例进行清创及灌洗手术时,均应打开深筋膜以检查是否有隐匿性深部感染(表 6-3)。

表 6-3　术后感染的危险因素

糖尿病

长期使用皮质激素

化疗

翻修手术

手术时间过长(＞4h)

病态肥胖

术前/术后其他部位存在/发生感染

　牙周脓肿

　尿道感染

　肺炎

　压疮

手术创口放置引流时间过长

第七章　呼吸系统疾病影像诊断

第一节　气管支气管疾病

一、气管性支气管

正常情况下,气管分为左、右主支气管。如从气管直接分出一个异位的支气管或一个额外的支气管到肺叶或肺段称为气管性支气管。这一畸形很少见,且都发生于右侧。一般气管性支气管开口离气管隆突较近。

临床无任何症状。常规 X 线难以显示,而支气管造影和 CT 可以发现。

二、先天性气管狭窄

(一)病因病理

本病是气管先天性发育异常或胚胎期前肠分隔气管与食管时发生障碍引起气管狭窄。根据病变范围及病因可分为两种:①局限性:主要为纤维性狭窄,气管腔内有环形或新月形隔膜。②弥散性:累及气管全长,主要由气管软骨环发育不全所致。

(二)临床表现

多无临床症状,可有喘憋、呼吸困难及上呼吸道反复感染。

(三)X 线表现

X 线检查可以确定病变的部位、范围及狭窄的程度。常用侧位摄片,也可用高电压或体层摄影。一般不做造影检查。纤维性狭窄病变范围短,呈漏斗状。气管软骨环发育不全则病变范围长,为普遍性气管狭窄。

CT 可见气管内腔横断面各个径线变小。气管软骨的异常有软骨环缺如。

(四)鉴别诊断

①外伤、手术或导管长期滞留所致的气管狭窄 CT 表现为有肉芽组织和息肉形成的软组织影像,结合病史不难鉴别。②应注意与外压性狭窄和气管肿瘤及复发性多软骨炎等鉴别。

三、先天性气管软化症

为气管壁的异常软弱,可累及主支气管,故又称气管、支气管软化症。

(一)病因病理

气管软骨环发育不全时,气管壁的支持力不足,造成呼气期气管变形或完全萎缩。呼气时表现为气管冠状径缩小。

(二)临床表现

可以是非特异性的喘鸣、喘息和咳嗽。过度的伸颈呼吸和反射性的呼吸暂停常提示本病。气管内分泌物引流不畅可致上呼吸道反复感染。

(三)X 线表现

气管冠状径狭窄、矢状径正常。一般冠状径小于矢状径的 50% 即可诊断本病。狭窄的气管内壁光滑,管壁无增厚,也无钙化。深吸气末或尽力呼气后屏气摄片,管腔可有变化。

(四)鉴别诊断

①刀鞘样气管:病因不明,可能为反复咳嗽后造成的气管软骨的退行性变。特征为胸内气管冠状径缩小、矢状径正常,但其管壁可见钙化、不同呼吸时相管腔的形态无改变(结合透视动态观察很有价值)。②需注意结合病史与长期插管气管壁损伤所致的局限性软化鉴别。此外,多软骨炎、周围肿块的压迫、邻近血管压迫、食管气管瘘,也可导致气管软化。对于长期应用肾上腺皮质激素所致者,应注意结合病史鉴别。

四、巨气管支气管症

又称为 Mounier-Kuhn 综合征、气管支气管巨大症。

(一)病因病理

是因气管和主支气管平滑肌和弹力纤维发育不良而引起的管腔明显扩张。病理上因气管和支气管壁异常无力,导致尽力呼气和咳嗽障碍,阻碍正常的纤毛运动,且因为反复感染,最终导致支气管扩张。

(二)临床表现

多好发为 30～40 岁男性。可伴有反复的肺部感染。也有少数无明显症状。

(三)X 线表现

普通 X 线检查可见气管主支气管吸气时扩张,而呼气时可有萎缩,与单纯呼气时才有的气管狭窄或萎缩,而无明显扩张的气管软化症不同。而且巨气管支气管行支气管造影显示异常扩张的巨气管、支气管和位于软骨环处的管壁有切凹形成。必须注意的是婴幼儿气管软骨环较软,呼气时气管可有轻度狭窄。

气管和支气管内径增大:可达 30～50mm,最宽达 50～60mm,主支气管内径可达 25～35mm;叶和叶以下支气管多正常,但亦可扩张。气管内壁光滑,在软骨环间向外突出,但 X 线和 CT 不易发现,肺内可有斑片状炎症。总之,当气管横径、前后径男性超过 25mm、27mm 或左、右主支气管径超过 18mm、21mm;而女性则分别超过 21mm、23mm 和 17.4mm、19.8mm

即可诊断。以 CT 测量为优。

（四）鉴别诊断

应注意与以下疾病相鉴别：①结节病和囊性纤维化等导致的严重肺上叶纤维化可牵拉气管、支气管导致其扩张；②慢性气道感染如吸烟、慢支、肺气肿和囊性肺纤维化可引起气管支气管软化，亦可表现为弥散性气道扩张和软化；③气道感染性疾病如过敏性支气管肺曲菌病亦可引起中央气道或中央性支气管扩张。

五、气管憩室

气管憩室是先天性气管壁的局部缺陷所致的罕见病。

（一）病理

一般见于气管的后壁即气管软骨环的缺口处或气管的膜部。憩室常有较窄的颈部，而有人将基底部较宽者称为囊样膨出。一般多偏于右侧，因气管左壁与食管紧邻，故左侧少见。单个的憩室也可能为原始异位支气管芽的遗留。多发的憩室可伴有巨气管支气管、气管壁内肌肉和弹力纤维发育不全。

（二）临床表现

气管憩室本身无症状，而偶然发现。如继发气管支气管炎可出现相应症状。

（三）X 线表现

可见气管局限性增宽，气管旁（多为右侧）低密度含气腔，边缘光滑，以狭颈或广口与气管相通。其内偶可见液气平面影。以 CT 检查显示为佳。

（四）鉴别诊断

①支气管含气囊肿继发感染：系支气管囊肿继发感染后与气管支气管发生交通，但常有继发感染的临床及影像学表现，可予区别。②颈部气管重复畸形：系喉气管沟先天性发育异常所致，可形成颈部包块。影像学见颈部气管旁一含气囊腔影，无直接交通口。但手术可见含气腔结构与气管壁相连。

六、先天性支气管闭锁

（一）病因病理

本病为胚胎发育过程中节段性的支气管从索状演变为管道受障所致。好发于两肺上叶尖后段支气管开口处，尤以左侧多见，也可位于肺叶或肺亚段支气管。闭锁远端的支气管盲端黏液积聚形成黏液栓或圆形黏液囊肿；相应肺组织发育正常，由侧支通气而含气。

（二）临床表现

可概括为无症状和反复呼吸道感染两种。继发感染出现相应的临床表现。约 1/3 患者有气短、咳嗽等症状。局部呼吸音可减低,可有哮鸣音。

(三)X 线表现

局限性阻塞性肺气肿和支气管黏液栓塞或黏液囊肿为主要征象。①局限性阻塞性肺气肿:吸气期气体从病变周围正常的肺泡内经过 Lambert 管和肺泡孔进入病变肺叶内,而呼气期不能顺利排出,最终导致局限性阻塞性肺气肿。②支气管黏液栓塞:平片表现为近肺门区的分支状肿块影像,可伴邻近肺气肿和支气管扩张。黏液栓塞的支气管与 CT 扫描层面平行时呈"V"形、"Y"形或多个分支条状、手指状影像;支气管与扫描层面垂直时呈结节状影像。其 CT 值为 $-5 \sim 20 \mathrm{Hu}$,黏液浓缩后为 $30 \sim 50 \mathrm{Hu}$。这时远端肺组织密度可减低。③黏液囊肿:近肺门区,呈圆形,边缘光滑,密度同上,亦可伴邻近肺气肿和支气管扩张。

(四)鉴别诊断

需注意与气管内肿瘤、过敏性支气管肺曲菌病、肺血管畸形等相鉴别。

七、先天性支气管囊肿

先天性支气管囊肿可发生于肺和纵隔,发生于肺内者称为肺囊肿。

(一)病因病理

肺芽从胚胎的原始前肠发生。从胚胎第六周起,两侧肺芽开始分叶,右侧三叶,左侧两叶。支气管发育是从索状组织演变成中空的管状组织。期间如发育停止,不能使索状结构成为贯通的管状结构,远端支气管分泌物不能排出,可积聚膨胀形成囊肿。如仅涉及一个支气管芽则形成孤立性囊肿;如不发育的索状部分已分支,涉及多个支气管芽,则形成多发性囊肿;如有局部小块组织从整个组织上脱落,则形成与支气管毫无联系的囊肿(此种情况多见于纵隔)。

囊肿壁较薄,病理上囊肿壁由支气管组织构成,有呼吸上皮、软骨、平滑肌和黏液腺体等结构,壁内无尘埃附着,易与后天性囊肿区别。先天性肺囊肿可合并先天性或继发性支气管扩张及肺发育不全。尤其多发性支气管囊肿可合并支气管肺发育不良。本病一般下叶比上叶多,左肺多于右肺。

(二)临床表现

新生儿期一般无症状,仅有少数有呼吸困难。较大儿童和青年可出现反复感染症状如发热、咳痰、咯血和喘鸣,也可无症状。肺囊肿易反复感染。

(三)X 线表现

1.孤立性肺囊肿

有 3 种表现形式:①含液囊肿:呈圆形或椭圆形高密度灶,密度均匀、边缘光滑锐利。液体一般较稠厚、含有较多胶冻样蛋白质成分,故密度较一般囊肿高,CT 值约 $20 \sim 30 \mathrm{Hu}$。②含气囊肿:如囊肿与支气管相通,液体排出代之以空气而形成含气囊肿;或因支气管发育畸形而使肺内中、远端支气管形成活瓣性阻塞,气体易进难出而形成单纯含气囊肿。囊壁菲薄,约 $1 \mathrm{mm}$ 左右,多 $<2 \mathrm{mm}$。有时有间隔,呈多房性。③液气囊肿:囊肿与支气管相通仍含有部分液体而

形成液气囊肿;或因含气囊肿继发感染所致。后者囊肿壁可增厚,周围可有斑片状渗出灶。

2.多发性肺囊肿

多为含气囊肿,可分布于一叶或多叶、一侧或两侧。呈弥散性多发薄壁环形透亮影,边缘锐利,部分囊肿内可有浅小液平。气囊大小不等,自豌豆至桃子大小,密集者形如蜂窝。有时呈串珠状高密度灶。可合并支气管肺发育不良,表现为肺体积缩小,常伴胸膜增厚。

有人将肺囊肿分为薄壁囊腔型、厚壁囊腔型(壁厚>2mm)和肿块样型。厚壁型与反复感染有关;肿块样型与囊内出血、含高蛋白液体或含钙乳样物质,以及囊壁大量纤维组织增生、肉芽肿形成或合并炎性假瘤形成有关。

3.其他表现

①含气囊肿可继发曲菌球,呈囊肿内球环形软组织影。②囊壁可有钙化(软骨钙化及反复感染、出血所致),呈点状或弧形,以弧形最具特征性。③囊肿周围可有局限性肺气肿,在肺内孤立性球形病灶中,其他疾病很少有此表现。④可合并其他先天性疾病如肺隔离症、先天性膈疝等。⑤肺囊肿偶可破裂形成气胸。

4.肺囊肿并发感染

若肺囊肿继发感染,则在其周围出现浸润性炎症病灶,邻近胸膜可增厚;也可感染时囊肿增大,感染控制后缩小。囊壁增厚多>2mm。囊肿与周围组织粘连使其形态不规则、边缘模糊。有时边缘有分叶征、毛刺征,尤其肿块样型与肺癌可难以鉴别。CT增强扫描可提供一定的鉴别诊断依据。

有时肺囊肿继发感染后,囊内有干涸脓液、肉芽组织及少量气体,而在囊内形成半月形的低密度空气区,称为空气半月征。

5.恶变表现

先天性肺囊肿有少数可发生恶变,显示含气囊肿的囊壁内缘有不规则软组织结节生长,或含液囊肿迅速增大、边缘不规则。

(四)鉴别诊断

1.肺脓肿

先天性肺囊肿继发感染后,囊肿周围有炎症浸润、囊肿内可有少量液平,类似肺脓肿。其区别为:①先天性肺囊肿周围的炎性浸润比肺脓肿少;②囊内液体与腔外浸润不成比例;③囊壁相对比脓肿壁薄;④急性肺脓肿治疗后可完全消失;⑤慢性肺脓肿往往有较广泛的纤维化,而囊肿反复感染见纤维化局限于囊壁周围。此外,先天性肺囊肿继发感染后往往能找到一段比较规整且薄的囊壁有鉴别意义。

2.后天性肺气囊肿

可不易鉴别。①气肿性大疱:伴有周围组织的气肿征象;②感染后肺气囊肿常有肺部化脓感染史,但残留的感染后肺气囊周围肺野可无任何异常改变。

3.肺隔离症

亦可呈囊状表现,但常位于下叶后基底段,以左侧多见。结合其异常的主动脉供血血管影多能鉴别。

　　4.先天性囊腺瘤样畸形

　　为细支气管和肺泡的发育畸形所致。呈多发的囊状或囊实性改变,病灶较大且有明显的占位征象,纵隔向健侧移位有助于鉴别。但也可呈单发的薄壁囊肿,且无血供异常,则与肺囊肿难以鉴别。

　　5.肺包虫囊肿

　　呈水样密度且边缘光滑的囊性肿块,可与支气管相通而含液气平面。囊壁钙化以及内囊分离为其典型表现。结合疫区居住史和血清试验可资鉴别。

　　6.肺良性肿瘤

　　含液囊肿呈圆形,椭圆形,似有水滴感,以侧位明显,沿纹理走行,深呼吸时可见囊肿大小形态改变。良性肿瘤则无上述改变。CT增强扫描囊肿不强化,可资鉴别。

八、气管支气管骨软骨形成症

　　又称骨化性气管支气管病、骨软骨发育不良性气管病。是指在气管、支气管内有结节性骨、软骨增生。

(一)病因病理

　　本病的发生可能与慢性炎症、退行性变、化学或机械刺激、代谢异常、先天性素质等有关。病理主要表现为小结节内可见软骨灶和骨化灶。

(二)临床表现

　　多见于50岁以上,男性多于女性。通常无症状,可有呼吸困难、干咳、咳痰、咯血等症状。

(三)影像学表现

　　早期可见气管软骨环处(一般不累及气管的后部膜性部分)向管腔内突出的小结节状影像。CT值较高,部分钙化为骨性密度。大小1~7mm不等,多为2~4mm。一般黏膜下高密度钙化影与气管环不连接。可累及叶支气管。病变严重者可有气管支气管壁增厚、气管环钙化、多发性骨化及软骨结节、长段管腔狭窄。

(四)鉴别诊断

　　多发黏膜下高密度钙化小结节并突向管腔内是气管支气管骨软骨形成症的较特征性表现。而且由于多不累及气管的后部膜性部分而与复发性多发性软骨炎、气管淀粉样变(也可有管壁钙化)不同。

九、复发性多发性软骨炎

　　本病主要累及全身软骨组织和含有多量粘多糖类的组织。

（一）病因病理

病因尚不明，可能与黏多糖代谢异常及自身免疫性血管炎（属结缔组织疾病）有关。病理改变为软骨破坏和结缔组织增生。可见嗜碱染色的软骨早期丧失，可发展到软骨结构的溶解和碎裂。病变边缘处有纤维结缔组织向内生长，最后替代损伤的软骨，而过量生长导致气道狭窄，并可有管壁塌陷。可累及喉和气管，甚至累及主支气管等。

（二）临床表现

以 40 岁左右多见，男女发病率相近。临床可见两个或两个以上部位的软骨反复发生炎症。早期表现为声音嘶哑（喉受累），甲状软骨处可有触痛。耳、鼻软骨受累可有相应表现，如耳廓红肿、听力下降。气道受累约占半数，有咳嗽和呼吸困难。总之，其主要特点为多关节炎、动脉炎、葡萄膜炎和复发性软骨炎，反复肺部感染是患者发病和死亡的主要原因。

（三）影像学表现

X 线一般摄颈部软组织侧位及气管正位体层片，可显示气管软骨环塌陷导致的气管狭窄。喉部狭窄需造影检查；影像学表现为真假声带肿胀、活动受限，声门下及气管管壁增厚、管腔狭窄。骨关节间隙增宽，骨质疏松。

总之，主要表现为：①较广泛的、长段的气管、主支气管狭窄和腔壁增厚、钙化，还可累及中间段和上、下叶支气管。②杓状软骨和环状软骨肿胀、密度增高及钙化。③肺内常合并肺炎和肺气肿改变。

（四）鉴别诊断

弥散性中央气道狭窄除复发性软骨炎外，主要还有溃疡性结肠炎、淀粉样变、结节病、韦格纳肉芽肿、气管支气管骨软骨形成症和各种感染，并均可有气管壁增厚、狭窄和钙化。恶性肿瘤偶可引起弥散性中央气道狭窄。军刀鞘状气管与弥散性气管狭窄表现相似，是慢性阻塞性肺疾病的表现，亦可有轻度支气管壁增厚伴气管环的钙化。

十、急性支气管炎、支气管周围炎

（一）病因病理

急性支气管炎一般与气管炎并发，常由气管延及支气管。其病因为感染或冷空气与刺激性气雾等，而以感染为常见因素。病原体主要为病毒，亦可为细菌如链球菌或葡萄球菌等。病理上主要涉及气管、主支气管和肺叶支气管。主要侵及黏膜和黏膜下层。有充血、水肿及浆液性或黏液性渗出。细菌感染则呈脓性。

支气管周围炎可以是急性支气管炎向远侧细支气管甚至呼吸性细支气管的继续延续，也可以是支气管肺炎的前驱改变。主要累及叶支气管远端的支气管、细支气管。

（二）临床表现

本病可发生于任何年龄，体质虚弱者更易发生。主要表现为喉痒、咳嗽、白色黏痰或少量黄色黏痰,重者可有发热。

(三)X线表现

对急性支气管炎,胸片一般显示正常或仅有肺纹理增粗现象,无诊断意义。有时胸片检查是为了观察肺部有无并发炎症或由黏痰所引起的气道阻塞现象,如局限性肺气肿或肺不张。

支气管周围炎或者说支气管周围炎性浸润,X线表现"肺纹理增强"伴有多发性、绒毛状或界限不清的小结节影,和腺泡实变相似。这些结节和粟粒性结节不同,主要是界限不清晰或呈绒毛样边缘。对大多数支气管肺炎患者而言,这些小结节表现是一时性的,很快被更具特征的小叶式样的、直径1～2cm的阴影代替。

支气管周围炎可以是支气管肺炎的前驱病变,但不一定发展为支气管肺炎,故绝不可把其诊断为支气管肺炎。

十一、细支气管炎的分型

综合有关文献可将其分为5型:①闭塞性细支气管炎(BO),又称为缩窄性细支气管炎;②闭塞性细支气管炎并机化性肺炎(BOOP),又称为增生性细支气管炎、隐源性机化性肺炎;③细胞性细支气管炎,又称感染性细支气管炎;④全细支气管炎,又称为弥散性全细支气管炎;⑤呼吸性细支气管炎(RB)及呼吸性细支气管炎-间质性肺病(RB-ILD)。

上述5类细支气管炎的影像学改变是非特异性的,应密切结合临床,且多需活检确诊。

十二、闭塞性细支气管炎(BO)

亦称为缩窄性细支气管炎、细支气管炎闭塞综合征。其病理定义是导致气道腔变窄或阻塞的小气道壁的不可塑性纤维化。

(一)病因病理

与感染、免疫等因素有关,特发少见。其主要病因有儿童时期的病毒、支原体、麻疹等感染,有毒气体、化学物质、刺激性气体的吸入,结缔组织病,器官或骨髓移植及药物(青霉素、可卡因)反应等。此外,中年妇女可出现原因不明的BO。其病理特点是细支气管壁瘢痕引起的向心性狭窄、平滑肌细胞增生肥大以及黏液栓塞。

(二)临床表现

严重的进行性气道阻塞而致呼吸困难。尽管类固醇治疗可阻止病程发展,但肺功能很少随之改善,因为小气道的瘢痕是不可逆的。继发于小气道感染(主要为腺病毒)的BO可导致Swyer-James综合征,典型者在8岁前即肺泡尚没有完全发育时发病,这个特殊的综合征仅指儿童,其典型影像学表现为:肺野透光度高、肺容量减少,同侧肺门变小,外周血流减少,以及出现空气滞留征。

(三)影像学表现

早期由于肺泡的充气程度较轻平片和常规CT多无异常,而呼气相HRCT可显示不同程度和范围的空气潴留。随病情进展平片和 CT 可见两肺密度弥散性减低。发病 3～6 个月后可出现弥散性柱状支扩。HRCT 主要表现如下。①直接征象：唯一的征象为细支气管壁增厚，呈小叶中心的分支样影和小叶中心结节。②间接征象：常见的有支气管细支气管扩张、肺密度的马赛克表现及呼气性空气滞留。

十三、闭塞性细支气管炎伴机化性肺炎（BOOP）

亦称为增生性细支气管炎、闭塞性细支气管炎伴腔内息肉、隐源性机化性肺炎（COP，属于特发性肺间质性肺炎的范畴）。其病理定义是指小气道被息肉样肉芽组织填塞（闭塞性细支气管炎）以及蔓延到气道远端肺泡的扩散过程（机化性肺炎）。BOOP 曾经与 BO 相混淆，1985年英国学者将其作为一种临床病理学类型从 BO 中独立出来。

（一）病因病理

本病特发多见，亦可与感染有关。一些特发性病例与结缔组织疾病、自身免疫性疾病、药物反应以及骨髓和肺移植等相关。其病理改变为细支气管、肺泡管、肺泡囊内成纤维细胞导致的不完全纤维化或颗粒状息肉形成，在细支气管肺泡周围出现巨噬细胞、单核细胞浸润，其管腔内有局限性纤维化。

（二）临床表现

平均发病年龄 55 岁。多呈亚急性，病程短，症状可持续 2～6 个月（平均<3 个月）。表现为咳嗽、咳痰、呼吸困难、发热、不适以及体重下降。与 BO 的区别是：BOOP 为亚急性病，而不像 BO 为慢性病；肺功能试验是限制性的，而不像 BO 以阻塞性改变为主，而且 BOOP 类固醇治疗有效。

（三）影像学表现

BOOP 的 X 线和 CT 可见单侧或双侧磨玻璃样变或片状实变，具有胸膜下分布的倾向，也可主要在中央沿支气管血管结构周围蔓延。本病可出现小结节（<1cm）和大结节（>1cm），并可见空气支气管征。

典型 HRCT 表现为：①片状实变或磨玻璃影，通常为胸膜下或支气管旁分布；②小叶中心结节；③肺病变区内支气管壁增厚或扩张；④碎路石征（即磨玻璃影伴小叶间隔增厚）亦常见；⑤还可见不规则线状影及胸膜下轻度的蜂窝影、胸膜渗出。以①最常见。

十四、感染性细支气管炎

又称细胞性细支气管炎。本病是指支气管壁和腔内急性、活动性炎症的过程。儿童急性细支气管炎即属此病范畴。

（一）病因病理

急性感染性细支气管炎是其原因之一，包括病毒、支原体、流感嗜血杆菌、结核、曲霉菌感染等,以炎性细胞浸润为特征。在婴儿呼吸道合胞病毒感染亦是常见原因。其他与哮喘、吸入性肺炎、慢性细支气管炎和过敏性肺炎有关。病理可见上皮细胞脱落坏死、管腔内充满炎性渗出物及脱落的上皮细胞,使管腔部分或完全阻塞。成年人的感染性细支气管炎是可逆的。

(二)临床表现

急性感染性细支气管炎常见于婴幼儿。临床以发热、气短、喘息、过度充气为主。

(三)影像学表现

HRCT 表现:①外周小叶中心的线状或结节状阴影即所谓的"树芽征"。②另一表现是小而边界不清晰的小叶中心结节,均匀、弥漫分布,高度提示高敏感性肺炎。③还常见非特异性斑片状、磨玻璃状高密度灶,说明可能伴随感染引起的支气管肺炎。④间接征象有空气潴留、亚段肺不张。

急性细支气管炎 X 线表现主要引起弥散性空气积聚,肺过度充气,透光度增高,甚至胸廓轻度扩大的阻塞性肺气肿征象。典型者可见肋间膨出征而无肺实质阴影,但有时可见小点状阴影,为支气管周围炎表现。诊断本病时应排除其他呼吸困难的病变。急性细支气管炎可以是支气管肺炎的前驱病变,但不一定发展为支气管肺炎。

十五、全细支气管炎

又称为弥散性全细支气管炎,是原因不明的慢性炎症。在北美和欧洲少见,是亚洲人种的一种特发感染的肺部疾病,尤其多见于日本男性。

(一)病理

为呼吸性细支气管的单核细胞炎症。其特征包括细支气管的淋巴细胞渗出引起管壁增厚,支气管扩张引起的分泌物和泡沫样巨噬细胞填充于有慢性炎症的气道和与之相邻的肺泡。炎症范围从小叶中央的气道到相邻的间质,不累及气腔。后期可出现细支气管腔狭窄,伴有病变部位近端细支气管扩张。

(二)临床表现

由于呼吸道的反复感染,多表现为非特异性进行性呼吸困难、咳嗽、咳痰、肺功能损害。大多抗生素(红霉素)治疗有效,但长期预后仍较差。

(三)HRCT 表现

结节样表现和小气道分支不透光影主要沿小叶中央分布即树芽征,是小气道嵌塞所致。常伴轻度柱状支气管扩张,少数可见马赛克表现。可发展为闭塞性支气管炎(BO),且可继续进展为 BOOP。

十六、呼吸性细支气管炎及呼吸性细支气管炎-间质性肺病

(一)呼吸性细支气管炎(RB)

又称为"吸烟者"的细支气管炎。是大多数吸烟者肺组织学的表现。

1.病理

其特征为呼吸性细支气管轻度慢性炎症和呼吸性细支气管及相邻肺泡内巨噬细胞及色素聚集,伴有细支气管周围轻度纤维化。

2.临床表现

很少有临床症状和胸片的异常表现,肺功能检测轻度受限、通气量减少。

3.HRCT 表现

X 线平片没有异常。HRCT 仅少数有异常表现,最常见的是散在分布的磨玻璃样及小叶中心的微小结节密度灶。同时上叶区域常见肺气肿。

(二)呼吸性细支气管炎-间质性肺病(RB-ILD)

是指有症状的呼吸性细支气管炎,该类患者有大量吸烟或长期接触烟草史。其病理和影像学类似于间质性肺炎的改变,故称为 RB-ILD

1.病理

其特征为呼吸性细支气管及相邻肺泡内巨噬细胞及色素聚集,同时伴有中度细支气管周围的间质纤维化增厚。尽管组织学与 RB 相似,但 RB-ILD 有大范围的肺实质组织受累。

2.临床表现

常常表现为慢性咳嗽、呼吸困难和限制性肺功能障碍。停止吸烟后症状改善。

3.HRCT 表现

X 线平片可显示肺纹理紊乱及肺气肿表现。HRCT 常表现为磨玻璃样密度影或小叶中心结节、支气管壁增厚、线状或网状小叶间隔增厚、肺气肿、肺膨胀不全,亦有学者发现与脱屑性间质性肺炎的病变相似。有的亦可无明显异常。

十七、慢性支气管炎

(一)病因病理

慢性支气管炎的病理改变有支气管黏液腺体增生、肥大、腺体增宽。黏液分泌亢进、细支气管阻塞及其周围炎和阻塞性肺气肿是本症的影像学基础。本病常合并肺内炎症、肺气肿、肺大泡及继发肺源性心脏病。

(二)临床表现

临床上以咳嗽、咳痰为主,可伴有不同程度的气短。痰血少见,多数患者有呼吸困难,冬季发病较多。易发生急性呼吸道感染,使咳嗽及呼吸困难加重。

(三)影像学表现

1.X 线平片表现

肺纹理增多、增粗、扭曲及边缘不清,有时可见轨道征及网线影,以两下肺为重。细支气管及其周围炎、肺泡壁的纤维化则形成不规则的索条影和网状影,分布不均且较粗大。慢性支气管炎常合并肺气肿,平片表现为肺纹理稀疏与肺纹理增多、扭曲因肺气肿程度不同而各异,可共同存在,也可倾向于一种表现。

肺炎及支气管扩张征象:肺纹理边缘模糊及其周围不规则阴影、肺下野斑片状模糊阴影及大叶阴影(以中叶为常见),感染时支气管扩张管腔内存在液平及管壁增厚。

2.CT 表现

CT 检查的目的是鉴别肺间质性疾病和弥散性疾病,以及排除肺癌。

(1)肺气肿:肺血管影稀少以全小叶性肺气肿多见;肺血管影增多以小叶中心性肺气肿多见。两者不是绝对的,可同时存在。

肺间质纤维化:表现为蜂窝状和网线状阴影,可伴有支气管扩张、胸膜下线、小叶间隔增厚。

(2)支气管壁增厚:两下肺多见,炎性增厚的支气管壁呈平行的线状影,中间为管腔,合称轨道征。支气管血管束增粗、僵直、模糊。

(3)刀鞘状气管:表现为气管矢状径增大、冠状径变小,气管指数(冠状径与矢状径之比)$\leqslant 0.5$。

(4)肺大泡:表现为局限性无血管区域,壁薄,边缘清楚,通常位于胸膜下或接近肺表面,上叶多见。CT 可发现平片难以发现的极少量气胸。

十八、支气管哮喘

支气管哮喘是由多种细胞及细胞组分参与的慢性气道炎症,此种炎症常伴随引起气道反应性增高,导致反复发作的喘息、气促、胸闷和(或)咳嗽等症状,多在夜间和(或)凌晨发生,此类症状常伴有广泛而多变的气流阻塞,可以自行或通过治疗而逆转。

(一)影像表现

1.X 线

(1)哮喘发作少或间歇期者无明显 X 线表现。发作期表现为肺透过度增加的过度充气状态。

(2)慢性发作史者表现为肺气肿,肺透过度增加。横膈低平,肋膈角钝,并发支气管炎者见肺纹理增粗、增多、紊乱。

2.核医学

ECT 通气显像可见肺叶或肺段的放射性减低或缺损,轻者用扩张剂后重复显像可恢复正常,可显示支气管痉挛的部位、范围以及观察治疗效果。纤毛运动显像其运动速度变慢。

(二)诊断与鉴别诊断

支气管哮喘的诊断可以分为非特异性诊断与特异性诊断两类。非特异性诊断亦即不要求明确病因的一般病种诊断,最主要是通过肺功能检查结合临床表现确定,而支气管哮喘的特异性诊断则是属于病因性诊断,最主要是通过变态反应检查确定。

十九、慢性阻塞性肺气肿

肺气肿不是一种独立的疾病,而是一个解剖/结构术语,是慢性支气管炎或其他慢性肺部疾患发展的结果。主要是肺组织终末支气管远端部分包括呼吸性细支气管、肺泡管、肺泡囊和肺泡的膨胀和过度充气,导致肺组织弹力减退,容积增大。由于其发病缓慢,病程较长,故称为慢性阻塞性肺气肿。在我国的发病率大约在 0.6%~4.3% 之间。

(一)影像表现

(1)X 线表现胸廓扩张,肋间隙增宽,肋骨平行,活动减弱,膈下降且变平。两肺野透亮度增加,有时可见局限性透光度增高,表现为局限性肺气肿或肺大泡。肺血管纹理外带纤细、稀疏和变直,内带血管纹理可增粗和紊乱。心脏呈垂直位,心影狭长。

(2)CT 扫描有利于显示早期肺气肿及提高肺大泡的检出率。

(二)诊断与鉴别诊断

根据病史及肺气肿的临床、X 线胸部表现及呼吸功能测定可诊断。

应与代偿性肺气肿、老年性肺气肿鉴别。

二十、支气管扩张症

支气管扩张症是指支气管内径呈不可逆的异常扩大。男女发病率无明显差异,好发于儿童及青壮年。

(一)临床与病理

病因分为先天性和后天性,多数为后天性。先天性支气管扩张病因为:①先天性免疫球蛋白缺乏;②肺囊性纤维化;③纤毛无运动综合征。后天性支气管扩张病因为:①慢性感染引起支气管壁组织的破坏;②支气管内分泌物淤积与长期剧烈咳嗽,引起支气管内压增高;③肺不张及肺纤维化对支气管壁产生的外在性牵拉。这三个后天因素互为因果,促成并加剧支气管扩张。根据形态可分为:①柱状型支气管扩张;②曲张型支气管扩张;③囊状型支气管扩张。三种类型可同时混合存在或以其中某一种形态为主。支气管扩张一般发生在 3~6 级分支,以右肺下叶、左肺下叶和左肺舌段多见,可两肺同时存在。患者常出现咳嗽、咳痰和咯血等临床症状。

(二)影像学表现

X 线:常规 X 线可表现正常,有时可见肺纹理增多、环状透亮影。

CT:CT 特别是高分辨力 CT 是目前诊断支气管扩张最常用的影像方法。CT 主要表现为:①柱状型支气管扩张时常表现为"轨道征";当支气管和 CT 层面呈垂直走行时可表现为有壁的圆形透亮影,与伴行的肺动脉共同形成"戒指征"(图 7-1)。②曲张型支气管扩张表现为支气管管腔呈粗细不均的增宽,壁不规则,可呈念珠状。③囊状型支气管扩张,支气管远端呈囊状膨大,成簇的囊状扩张形成葡萄串状阴影,合并感染时囊内可出现液平。④当黏液栓充填扩张的支气管管腔时,表现为棒状或结节状高密度阴影,类似"指状征"改变。合并感染时扩张支气管周围有斑片状渗出影、纤维条索影等表现。

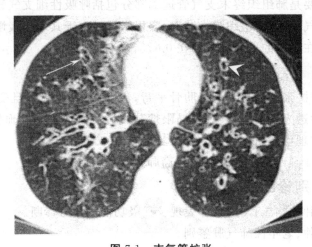

图 7-1 支气管扩张

CT 肺窗，双肺多发支气管扩张，可见"轨道征"(白箭)和"戒指征"(箭头)

第二节 肺结核

一、概述

(一)原发性、继发性、先天性肺结核的概念

1.原发性肺结核

机体初次受结核杆菌感染后所发生的肺结核称为原发性肺结核。其肺部原发灶、局部淋巴管炎和所属淋巴结炎三者综合起来称为原发综合征。原发综合征的原发灶和淋巴结病变的程度可不一致。

原发性肺结核根据其病理演变过程可分为原发综合征和支气管淋巴结结核。原发性肺结核大多趋向愈合，尤其是 5～12 岁的儿童预后良好。

2. 继发性肺结核

机体再次感染结核杆菌时所发生的肺结核称为继发性肺结核。

3. 先天性肺结核

是妊娠期间或生产过程中由感染了结核杆菌的母亲传染给胎儿所致的肺结核。

(二)初次和再次感染肺结核的机体反应

当结核杆菌侵入肺组织后，在肺内产生的病理演变一般取决于结核菌的数量、毒力、机体的抵抗力和对结核菌的过敏反应。

(1)初次感染结核菌时，由于机体缺乏免疫力，肺部病灶进展较快，易随着淋巴管和血管在胸部乃至全身器官扩散，因此肺门、纵隔淋巴结增大和粟粒性结核较为多见。但是由于过敏反应低，肺部病灶的局部坏死液化较少，所以空洞较为少见。

（2）当肺部再次感染结核菌时，由于过敏反应的增强，使肺部病灶易于产生坏死及形成空洞。但由于免疫力的增高，使病灶易被纤维组织所包围和修复，发展趋向局限。即使病灶广泛，肺门和纵隔淋巴结通常无增大，粟粒性结核亦较少见。

（三）肺结核病灶的病理演变过程

结核杆菌侵入肺组织后最初产生的渗出性炎性病灶，系由炎性细胞和渗出液充盈肺泡和细支气管所造成的。渗出性病灶如早期不吸收，很快即产生结核结节，形成结核性肉芽组织，成为增生性病灶，并常发生不同程度的坏死即干酪样改变。干酪样改变易于产生液化而形成空洞，并沿着支气管播散。渗出性病灶如迅速发展或相互融合而干酪化即形成干酪性肺炎。结核病变也可经淋巴和血行播散。这是结核病变的进展和恶化过程。

肺结核的愈合方式为吸收消散、纤维化和钙化。渗出性病灶可以自行缓慢地吸收或经治疗后很快地吸收，但较一般肺炎慢，并可残留少许纤维病变。结核性肉芽组织即增生性病灶须经纤维化，而干酪性病灶大都须经钙化才能愈合。空洞的愈合则须经关闭、纤维化和钙化方能完成。这是渗出、增生、干酪性病灶、空洞好转和愈合的一般规律。

由于抗结核药物的应用，渗出性病灶可以完全吸收，增生性病灶亦可部分吸收，空洞则可以开放地愈合。必须指出，结核病灶的好转和恶化不一定单纯进行，可以有反复曲折，在好转和愈合过程中可以有恶化。

国内有学者报道，肺结核在化疗过程中可出现暂时、可逆的良性"恶化"现象，与驱梅治疗时赫克斯海默反应相似，称为类赫反应；病灶的"恶化"与临床表现呈矛盾现象，故也称为矛盾反应。国内报道1组，发生于治疗后20天至3.5个月，表现为肺内病变进展、胸膜病变（胸腔积液、胸膜结核球）、心包增厚、淋巴结肿大、胸腺反应（局限或弥散性密度增高）。多认为与变态反应有关，即抗结核治疗时，死亡的结核菌体及其裂解产物直接刺激或作为抗原进入血液循环，使处于高敏状态的肺、淋巴结、浆膜、脑膜等发生更高的变态反应；也有学者认为是治疗过程中局部免疫增强、免疫反弹的结果。

（四）肺结核的基本病变及其 X 线表现

肺结核的基本病变有 6 种：①渗出性病灶；②增生性病灶；③干酪性病灶；④结核性空洞；⑤纤维性病灶；⑥钙化。其中渗出性病变和增生性病变为肺结核的基本病理改变，其他为其病理演变的改变。在病理上，它们大多由以上不同成分的改变所组成，但以一种病变为主。如渗出性病灶，在进行影像学检查时大都有不同程度的增生性改变，其内可见多个小点状或小结节状更高密度影。

1.X 线表现

（1）结核渗出性病灶

①结节状模糊阴影：代表腺泡或肺小叶的实变。病灶边缘模糊，常为多发，以两肺上叶常见。

②融合性实变：常为分散结节灶融合而成，呈不规则片状高密度灶，密度不甚均匀，常有支

气管充气征。在 HRCT 上常显示小叶中心区密度增高的结节或片状影,小叶内支气管、血管壁增厚呈葡萄串样为典型表现。

(2)结核增生性病灶:渗出性病灶演变为增生性病灶后,病变一般都缩小而局限,且密度增高,边缘清楚。这种病灶由肺泡中产生的肉芽组织即结核结节所形成,周围环绕着正常肺泡。总之,增生性病灶影像学表现为边缘清楚的高密度影。

(3)结核干酪性病灶

①颗粒状干酪病灶:这种病灶大多随着较多的结核杆菌经支气管或血行播散而产生。直径一般在 5mm 左右,常为多发。影像学表现为散在的密度较高而轮廓模糊的颗粒状阴影,如多而密集可有融合表现。

②结节状或团状干酪病灶:结节状干酪病灶多由渗出、增生性病灶产生较多的干酪改变所引起,也可由几个较小的干酪病灶融合而成。直径多在 1cm 以上,甚至达 3~4cm 或更大。由于发展缓慢,在其边缘产生纤维增生,可形成一层较薄的纤维包膜,如果病灶直径>2cm 即称结核球。影像学表现为直径≥1cm 的结节状或团状影,密度一般较高,轮廓较为清楚,有时可见薄层包膜。其内有时可见液化。

③干酪性肺炎:大多由大片渗出性结核性病变很快产生干酪化所致,有时也可由多个小的干酪性病灶融合而成。干酪性肺炎的范围较大,可涉及一个整叶,至少涉及一个肺段。影像学表现为肺段或肺叶的致密实变,高电压曝光或体层摄影有虫蚀样空洞。小叶性干酪性肺炎呈密度较高的支气管肺炎样改变,并可融合呈大片状、团块状。

(4)结核性空洞:结核病灶的空洞是由于病灶内组织坏死液化并经引流支气管排出,空气进入坏无效腔内所形成。结核空洞可多发,也可单发。根据其形成的病理基础和 X 线形态。

(5)结核纤维化病灶:结核纤维化病灶大多由增殖性病灶愈合而成。根据其形态可分为以下 5 类。

①颗粒状纤维病灶:是由较小的增殖灶纤维化而成。表现为 3~4mm 左右的颗粒状高密度灶,界限清楚,边缘可光整或稍不整齐。

②结节状纤维病灶:是较大的增生性病灶,从边缘开始纤维化,逐渐向内进展而形成。表现为边缘锐利、密度较高的圆形或卵圆形结节状影,大小在 1cm 左右。须与干酪病灶鉴别,如边缘光整,为一层薄膜线所包围,提示为干酪灶;如边缘锐利,但有不规则收缩牵拉现象,则提示为纤维化病灶。

③星形或斑片状纤维病灶:表现为有多个尖突的星形高密度灶或小斑片状的不规则高密度灶。

④索条状纤维病灶:为肺实质性或间质性,大多代表已完全纤维化的病灶。沿索条状影或在其附近可见散在的小结节状高密度灶提示为结核,否则难与一般肺炎的纤维化改变相鉴别。

⑤大片弥散性纤维化(肺硬变):类似不张,密度常不均,可见残存的结核病灶。

(6)钙化病灶:大多在干酪性病灶的愈合过程中产生。其形态多样,如小点状、颗粒状、较大的结节状、团块状、环状、弥漫粟粒状等,可位于整个结核灶的中心或边缘,局限或散在、弥漫。

（五）肺结核的分型

肺结核通常分为以下 5 型：①原发型肺结核：包括原发综合征和胸内淋巴结结核。②血行播散型肺结核：包括急性粟粒性肺结核和慢性血行播散性肺结核。③浸润型肺结核：包括肺尖、锁骨下等处的结核、干酪性肺炎、结核球。④慢性纤维空洞型肺结核。⑤结核性胸膜炎。

二、原发性肺结核

原发型肺结核为机体初次感染结核菌引起的肺结核病，多见于儿童和青年，临床表现有低热、盗汗、乏力及精神不振，体温可达 39～40℃。

（一）原发综合征

结核杆菌初次侵入肺组织后，多在肺中部靠胸膜处发生急渗出性的原发病灶。其周围肺泡内充满渗出液而形成病灶周围炎，范围多数为 0.5～2cm。结核杆菌沿淋巴管蔓延，至所属的肺门淋巴结，引起结核性淋巴管炎与结核性淋巴结炎。

1.X 线

原发综合征包括原发病灶、淋巴管炎与淋巴结炎。原发病灶为圆形、类圆形或斑片状模糊影像，有的病灶边缘清楚，或为肺段、肺叶实变影像。肺门及纵隔淋巴结增大。有时在肺内病变与淋巴结之间可见条索状阴影，即结核性淋巴管炎。

2.CT

对肺内病变显示清楚，尤其是易发现纵隔淋巴结肿大。

（二）胸内淋巴结结核

原发病灶易于吸收消散，病灶较小时也常被掩盖。但淋巴结炎常伴不同程度的干酪坏死，愈合较慢，当原发病灶已被吸收或被掩盖而不能发现时，则原发型肺结核即表现为肺门部有肿大淋巴结或纵隔淋巴肿大，是为胸内淋巴结结核。

1.X 线

肺门淋巴结肿大一般发生在单侧，呈边缘清楚的肿块。有的肿大淋巴结伴有周围炎症使其边缘模糊。纵隔淋巴结核在 X 线胸片上表现为纵隔阴影增宽或突向肺内的肿块阴影。右侧支气管淋巴结增大常见。可见淋巴结钙化。

2.CT

CT 可以发现肺门和纵隔内较小的淋巴结。结核病的淋巴结肿大多发生于气管旁、气管分支下及肺门等区域的淋巴结。有的淋巴结内可见钙化。CT 增强扫描淋巴结内干酪性坏死部位不强化，边缘强化多见。

三、急性粟粒性肺结核

本病是由于大量结核杆菌一次侵入血循环所引起。以在原发性肺结核中较多见，其结核杆菌进入血流的途径有以下几种：①在初次感染的早期，结核杆菌经过淋巴道进入血循环，形成早期血行播散；②干酪样原发病灶直接侵蚀邻近的肺动脉或肺静脉；③干酪样的淋巴结引起淋巴血行播散。继发性肺结核中则多由其他部位的结核灶破入静脉所致。

（一）病理

病灶弥散性均匀分布于两肺。根据病菌的数量和毒力，以及机体的抵抗力，病变随时间的演变可以增生为主或形成渗出干酪性病灶。但由于结核菌侵入血液的菌量与进入肺组织散落停滞在间质或肺泡的不同，可使粟粒粗细不等与分布不均，跟随着粟粒结节趋向融合或消散的不同演变，以及邻近肺组织有无肺水肿、纤维化或肺气肿，使其病理、影像学表现可发生不同变化。

（二）临床表现

起病急剧，症状严重，持续高热、寒战、头痛、昏睡、咳嗽、呼吸困难、发绀、盗汗，甚至头痛、昏迷。痰可呈泡沫状、黏液痰等。血沉高度增快。

（三）X线表现

肺部X线改变多在症状发生后2～3周显示。透视下很难发现病灶，仅表现肺透光度减低。平片可见病灶分布、大小、密度都均匀，即"三均匀"为其特征（图7-2A）。从肺尖到肺底，从内带到外带，单位体积内的病灶数目大致相同。病灶大小一般多为1～3mm，少数可达5mm。病灶边缘多清楚，亦可模糊。由于粟粒病灶的遮掩使肺纹理显示不清。经抗结核治疗病灶可逐渐吸收消散，亦可经纤维化或钙化而愈合。

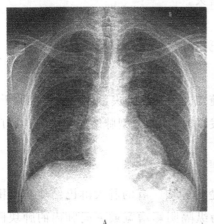
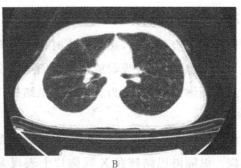

图7-2 急性粟粒性肺结核

（A、B非同一患者）

CT扫描96％可见弥漫随机分布的微结节，92％可见到磨玻璃状影，还可见到小叶内间隔增厚和小叶内网状影，亦可有纵隔淋巴结增大和支气管源性播散灶（图7-2B）。

急性粟粒性肺结核出现气肿泡均发生在粟粒病灶增大呈渗出变化的过程中。病灶增大渗出时，对呼吸性细支气管压迫或阻塞，使之呈活瓣作用，致使远端肺泡空气潴留而形成气肿泡或肺气囊。气肿泡或肺气囊破入胸腔形成气胸，亦可形成间质性肺气肿进而形成气胸。

（四）鉴别诊断

1. 血行播散型转移瘤

大小不一致、分布不均匀,特别下肺部较上肺部病灶多而大较有意义。淋巴血行转移瘤可见支气管血管束增粗、毛糙且合并结节,呈串珠状。急性粟粒性肺结核大小多为 1～3mm(少数可达 5mm),且大小均匀;转移瘤大小不均,结节相对较大。

此外,急性粟粒性肺结核可能引起小叶间隔结节,CT 表现呈串珠状表现,但一般不引起肺门部的支气管血管束结节,有别于癌性淋巴管炎、结节病等。

2. 肺血吸虫病

早期可呈两肺弥漫的粟粒状结节,密度一般较淡、边缘较模糊,且分布不均,以两中下肺多见。还可出现片状、絮状高密度灶。结合疫水接触史和血液中嗜酸粒细胞的增多可以作出诊断。

四、亚急性、慢性血行播散性肺结核

本病是由于较少量的结核杆菌在较长时间内屡次侵入血循环所造成。其播散的来源可由原来的肺结核灶或其他部位的结核灶侵入静脉所致。

（一）病理

一次较少量的结核杆菌所引起的肺血行播散灶分布范围较小,多见于肺尖部,有时可限于一侧,呈粟粒状。当初次播散的病灶趋向愈合时,再次血行播散在两肺上部又出现新的病灶,范围向下伸展。经长期反复播散,使病灶的数目增多、范围增大。新、老病灶同时存在或混杂存在,有的可相互融合。

（二）临床表现

早期多无明显症状。当反复的血行播散,可出现明显的结核病症状如咳嗽、咳痰和咯血、午后低热、夜间盗汗、失眠、消瘦等。血沉轻度增快。痰菌阳性者较急性粟粒性肺结核多。

（三）X 线表现

表现为大小不一的多发结节灶,从粟粒样至直径 1cm 左右。密度不一,从渗出、增生灶到钙化灶。轮廓有的较模糊,有的较清楚锐利。形态不一且分布不均,老的硬结、钙化灶大多位于肺尖和锁骨下,新的渗出、增生灶大多位于下方。亦可有病灶融合、空洞形成、支气管播散表现。总之,其所谓分布、大小、密度三不均为其特点。

（四）鉴别诊断

1. 细支气管肺泡癌

其弥漫型可能是其结节型和浸润型通过淋巴、血行或支气管播散而致。表现为结节大小不一,在两肺分布不对称(两下肺为著)和不均匀(在一处较密集而另一处较松散)。结节病灶的融合,以及融合病灶的支气管充气征是与粟粒性肺结核的主要鉴别点;亦与亚急性慢性血行播散性肺结核由肺尖向下的老、中、青"三辈"病灶,不难鉴别。

2. 支气管源性播散性肺结核

血行播散型肺结核不论急性或亚急性随血流动力学的因素,肺尖首先受侵袭,痰菌常阴性。而支气管源性播散性肺结核不论发生在上叶或下叶,均自肺门向邻近支气管播散;结节影常较大而毛糙,大小不一;痰菌可阳性。

五、浸润型肺结核

浸润型肺结核是继发性肺结核中最常见的类型,多见于成人。结核菌可来自肺部的原发性肺结核灶,也可是从外界吸入肺部。

(一)病理

浸润性结核灶最初通常在锁骨上下形成渗出性病灶,如不顺利吸收即形成结核结节,且常伴有干酪性改变。干酪灶可液化并经气道播散到其他区域,严重者可以渗出和干酪为主,形成急性干酪性肺炎。浸润型肺结核如不经适当治疗可形成空洞和支气管播散。病变好转,可经纤维化、钙化等方式愈合。在慢性病例多种病灶共存。

(二)临床表现

多种多样。有的患者早期无症状或症状轻微,体检偶然发现。常见症状为:①全身中毒症状:如发热(一般不高)、面部潮红、夜间盗汗、脉搏加速,身感不适、疲乏、食欲缺乏和消瘦等。②胸部局部症状:如咳嗽、咳痰和咯血等,涉及胸膜有胸痛。血液检查可见 ESR 增快,白细胞分类可出现单核、淋巴细胞增多。

(三)X 线表现

1. 典型表现

早期病变大多局限于一侧或两侧肺尖和锁骨下区,呈云絮状、斑片状密度增高影,密度不均,边缘模糊。本型肺结核即使早期病例,也大都已有渗出和增生改变同时存在,并往往伴有少量的干酪性改变。所以仔细寻找渗出性改变内的密度稍高的颗粒状增生和(或)干酪灶甚有定性意义。病灶同时见于两侧锁骨上、下区是浸润型肺结核较为典型的表现,其次是两肺下叶背段。在青年患者中,如果空洞见于一侧下叶背段,一般多为结核性空洞。对称分布于两肺基底部的浸润病灶,则通常可以排除肺结核。CT 可为结核的诊断提供更为详细的信息(图 7-3)。

X 线片上,渗出病灶、增殖病灶、干酪样肺炎、干酪灶和空洞(除个别净化空洞外)都表示有活动性。肺结核附近又出现浸润影说明:①结核恶化;②结核并发感染;③结核与肺炎并存,与结核恶化不易区别;④初治中的类赫反应。

钙化、纤维化是结核修复、好转的表现,是非活动性肺结核的主要征象。

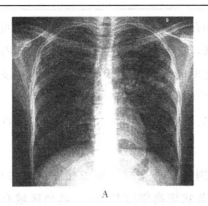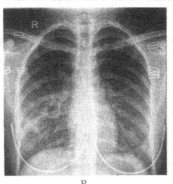

图 7-3　浸润型肺结核

A.两中上肺野有斑片状、颗粒状密度增高影;B.右肺中下野可见斑片状、云絮状密度增高影,中野内带可见空洞影(CT 证实均为结核灶)

2. **非活动性(陈旧性、静止性)肺结核**

结核病灶部分或大部分已钙化,周围有纤维条索影,通常是其特征性表现(图 7-4)。纤维化呈不规则线状影,较明显的纤维化可使周围肺结构紊乱(如支气管血管束变形)并可见支气管扩张、肺容积减小、瘢痕旁肺气肿。此外,还可见纵隔淋巴结钙化、胸膜增厚、支气管壁增厚、小叶间隔增厚等。还有报道 12% 可见到薄壁空洞,但其他肺野内无播散灶有助于与活动性病变鉴别。

但上述改变并非完全可靠,通常要作至少 6 个月的观察,无改变时才能认为是非活动性或陈旧性肺结核。

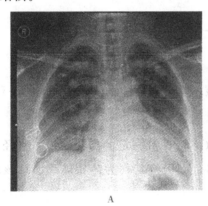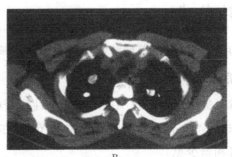

图 7-4　陈旧性肺结核(钙化)

A、B 为同一患者

3. **结核空洞及其演变**

结核空洞常位于上叶尖、后段以及下叶背(上)段。在急性或亚急性期常有厚壁,内缘多不规则,形态欠规整;至慢性期壁多薄且趋向均匀光整。除非有引流支气管阻塞,一般无液平或有浅小液平。周围多有卫星病灶。

其愈合经下列几种方式:①纤维收缩:空洞中干酪样物质完全排出后,洞壁由于纤维收缩而逐渐缩小闭合,最后形成纤维瘢痕。此种愈合方式必须具备两个条件,即引流支气管必须通畅和周围肺组织必须有足够的弹性。因此,如在洞周围有较多实质性病变,则可以估计空洞不易收缩愈合。②空洞闭塞:引流支气管被阻塞,空洞被干酪样物充填而凝集,周围被纤维膜包围形成结核球。这种方式愈后差,可重新液化形成空洞。③开放性愈合:引流支气管的上皮细胞向空洞内壁生长覆盖,空洞不再排菌,这种空洞称为净化空洞。影像学表现为空洞壁薄而均匀,无张力,周围无活动性病灶。如果洞壁有局限性增厚则表示空洞尚未完全净化。

(四)鉴别诊断

(1)以渗出为主的结核须与其他肺炎,特别是肺炎支原体肺炎相鉴别,因为它们的表现相似。如在渗出灶内看到夹杂有小颗粒状或结节状更高密度灶,或在其他区域有支气管播散病灶,则应考虑为结核。支原体肺炎和其他肺炎一般吸收较快,并可完全消失或留少许瘢痕;而结核灶则吸收缓慢,并往往产生纤维化痕迹。

(2)对于呈肺段、肺叶阴影的肺结核,即使 CT、MR 也不能分辨增生灶、干酪性病灶及慢性肺炎,但可显示其支气管扩张。此种结核与中央型肺癌的鉴别应着重于对肺段、肺叶支气管的观察。

(3)非结核性分枝杆菌是一种普遍存在的微生物(它不像结核那样由个人间传染,而是暴露于环境内的感染),该病的临床症状和体征多与结核病相似;病程是一种慢性、惰性的过程,X 线上常可持续多年不变。在疑为肺结核甚至痰分枝杆菌阳性的病例中。经长期抗结核治疗无效或有反复发作,而影像表现呈多种病变形态共存(斑片状及片状实变、空洞、纤维性病变和结节是其主要表现)并累及多个肺叶时,应考虑到该病可能,尽早做非结核性分枝杆菌培养,以便确诊。

六、结核球

亦称为结核瘤,属浸润型肺结核。在我国结核球是孤立性肺结节中最常见的一种。

(一)病因病理

结核球是被纤维组织包围的结核干酪性病变(亦可含有一定的肉芽组织),直径＞2cm 者称为结核球;而＜2cm 者称为纤维干酪结节,但亦有人仍将其称为结核球或小结核球。结核球＞5cm 者相当少见。

其形成方式如下:①由干酪样肺炎局限、纤维化而形成;②由纤维性肉芽组织干酪坏死所形成,往往是由几个小病灶融合而成;③由阻塞性空洞充满干酪物质所形成;④由靠近肺门的较大气管结核向外发展形成。其中①最为常见。

目前研究认为:①结核球包膜内层为含血管结构的结核性肉芽组织,外层为透明变性的纤维结缔组织。急性进展性结核球周围有炎性血管增生及充血反应。②结核球实质部分是否有血供不能一概而论,与其病理进程密切相关。早期如果坏死不均匀或不彻底则实质应有血供。但对于陈旧性结核球由于病灶坏死彻底,包膜内层也可缺乏肉芽组织结构,病灶实质区及包膜则不可能存在血管结构。

（二）临床表现

一般无明显临床症状和体征。追问病史可有结核史,但也可病史不清。

（三）X 线表现

①形状和大小:多为圆形、椭圆形或梨形。大小不一,直径多为 0.5～4.0cm。②数目和部位:常单发,多发者少见。可发生于两肺任何部位,以两肺上叶尤以右上叶多见。③密度和轮廓:密度常不均匀而且较高。轮廓通常光滑整齐,约 10％呈浅分叶状;病灶发展期边缘可模糊。④钙化:约占 20％～30％,结节内有钙化是结核球的较特征性表现。钙化可呈弧形、多层状、弥散性斑点状、靶心样、点状、爆米花样,尤以层状钙化最具特征性。⑤卫星灶:90％有卫星病变。⑥空洞形成:空洞呈圆形、椭圆形等,裂隙样空洞和偏心性靠边缘的半月形空洞较有特征,并引起支气管播散。⑦在结核球通向肺门的区域有时 CT 可见增强的肺纹理和索条状阴影。但无淋巴结增大,与肺癌有鉴别意义。⑧包膜:有时可见 1～2mm 的线条状包膜为良性病变的可靠征象。⑨胸膜病变:多数有胸膜粘连带为本病的另一特征。

七、干酪性肺炎

亦属浸润型肺结核。本病见于机体抵抗力差,对结核杆菌高度过敏的患者,是由于大量结核菌经支气管侵入肺组织而迅速引起的干酪样坏死的肺结核。

（一）病因病理

它主要来源于干酪样坏死的支气管淋巴结结核;也可来自慢性活动性结核病灶的迅速干酪样坏死后,由空洞排放大量干酪样坏死物质并经支气管播散。干酪灶液化并经气道播散到其他区域后,发生严重的渗出和干酪坏死,即形成急性干酪性肺炎。

（二）临床表现

病情急剧恶化,引起明显的结核中毒症状,如患者出现高热、寒战、咳嗽、咳痰、胸痛、呼吸困难及痰中带血等。血沉高度增快。

（三）X 线表现

可分为以下两类。

1.大叶性干酪肺炎

好发于右肺上叶。整个肺叶或肺段实变,早期密度可不均匀,很快出现虫蚀样空洞,肺叶体积通常缩小。其他肺叶可见支气管播散灶。短期复查无明显变化。

2.小叶性干酪肺炎

病灶沿支气管分布,呈支气管肺炎状,以两下肺多见。病灶呈融合趋势,可有空洞。不典型者可呈团块状。病变发展迅速。

总之,干酪性肺炎的影像学诊断需密切结合临床综合诊断。

(四)鉴别诊断

与大叶性肺炎的主要鉴别点:干酪性肺炎多见于右肺上叶,致密影的密度较高且不像大叶性肺炎那样均匀,其内有虫蚀样空洞。在同侧或对侧可见播散性肺结核灶。痰内可查到结核菌。

八、慢性纤维空洞型肺结核

本病是继发性肺结核的晚期阶段,是由干酪性肺炎或慢性血行播散型肺结核等转变而来。

(一)病理

肺组织破坏较严重,两肺上部有多发的、纤维包膜较厚的慢性空洞,空洞周围有较显著的纤维改变和散在的新老不一的结核病灶。邻近的健康肺或双侧肺代偿性肺气肿。胸膜常增厚粘连。

(二)临床表现

有慢性肺结核病史,在病变发展过程中,病变恶化与好转反复出现。其肺部的症状一般较全身毒血症状明显。主要表现慢性咳嗽、咳痰和咳血。从痰中可查到结核杆菌。

(三)X 线表现

肺尖及锁骨下区可见形态不规则的纤维空洞,其周围有广泛的纤维条索改变以及新老交替的结核病灶,CT检查亦可提供更为丰富的影像学征象。在患侧下方或对侧往往有支气管播散病灶,也可能有新形成的空洞。由于纤维收缩,常使肺门上提,肺纹理垂直向下呈垂柳状,纵隔向患侧移位,未被病变涉及的部位可见代偿性肺气肿,可伴发胸膜肥厚及肺大泡。可发展为肺硬变(或称为毁损肺),肺硬变内可见到明显的支扩。还可见到肺心病的相关表现。

总之,本病系继发型肺结核的晚期阶段。其主要特点如下:①有慢性肺结核病史,在病变发展过程中,病变恶化与好转交替出现;②肺组织破坏较严重,有纤维空洞,从痰中可查到结核杆菌;③在空洞的同侧、对侧常有支气管播散灶;④有较广泛的纤维化病灶时,邻近的健康肺或双侧肺代偿性肺气肿。

九、支气管结核

有资料统计,在肺结核患者中10%～20%累及气管及支气管。气管及双侧主支气管结核也称为中央气道结核。

(一)病因病理

可有以下几种感染途径:①主要是结核杆菌经支气管周围的淋巴道播散;②其次是痰液中结核杆菌的直接侵犯;③也可为结核性淋巴结炎破溃直接侵犯气道。

本病累及的部位主要是气管下段与双侧主支气管,右侧主支气管多于左侧。结核杆菌在支气管黏膜下产生的病理演变也是从渗出性病灶开始,其后即形成结核结节和干酪性改变。

多同时伴有肺内活动性或非活动性肺结核。病理可分为4型:浸润型、溃疡型、增生型、纤维狭窄型。

(二)临床表现

除慢性肺结核的一般症状外,本病还有较为特殊的呼吸系统症状,如黏膜溃疡使痰中带血或整口咯血;经常有阵咳、痰量可多;往往有哮鸣音。此外,痰内可经常有大量的结核杆菌。

(三)影像学表现

1.X线表现

①平片只能见间接征象即支气管播散灶;②阻塞性肺气肿、肺不张或阻塞性肺炎;③体层片示:对称性支气管狭窄,狭窄段往往较长,多在3cm以上,狭窄的支气管壁边缘光滑,有时呈息肉样或不规则狭窄,但较为少见。

2.CT表现

气管的狭窄或阻塞。轻或中度向心性管状或漏斗状狭窄,狭窄段较长或主、叶、段多支气管受累是结核性支气管狭窄的常见表现。邻近还可见纵隔或肺门淋巴结增大及其对气管的压迫,以及合并的肺内结核。可继发局限性、阻塞性肺气肿和肺不张,张力空洞等改变。合并其他细菌感染出现相应表现。

(1)活动性病变:表现为气管不规则狭窄、管壁明显增厚(可达4~6mm),常伴邻近淋巴结增大与肺内活动性结核。增强扫描可见增厚的管壁有强化。治疗6个月以上气道狭窄与阻塞明显减轻或消失,淋巴结增大减轻,管壁变薄、变光滑,同时肺内病灶有吸收或缩小。

(2)非活动性病变:气管狭窄但较光滑,管壁增厚较轻或不明显,可伴有或不伴有肺内活动性结核。

(四)鉴别诊断

应与结节病、气管淀粉样变性、恶性肿瘤、非结核性分枝杆菌感染以及复发性多软骨炎等鉴别,但主要应与支气管肺癌鉴别。结核性气管病变的特点是病变范围较长(1.0~5.0cm),为环周狭窄,无腔内肿块,同时有肺与肺门纵隔淋巴结结核且患者较年轻等。而支气管肺癌支气管狭窄较局限,管腔狭窄为偏心性的,有腔内肿块,患者年龄较大等。但中央气道结核CT显示管腔狭窄伴邻近淋巴结增大,又合并肺不张与阻塞性肺炎时则颇似支气管肺癌,仍需支气管镜及活检鉴别。

十、肺底结核

肺底结核系指发生于一侧或两侧下叶底段的肺结核。病变与发生于上肺的结核基本相同,但空洞和支气管结核的发生率远较上肺结核高。大多起病急剧,有畏寒、发热、盗汗等中毒症状,同时有咳嗽、咳痰、咯血等症状,易被误诊为急性肺炎。仔细寻找空洞、纤维增生性病灶及小纤维干酪性病灶有助于本病的影像学诊断。

十一、先天性肺结核

由于先天性肺结核的感染途径特殊,入侵的结核杆菌数量多,迟发型变态反应于新生儿不久就形成,而抗原特异性细胞免疫功能尚未完善,以及新生儿 IFNγ 生成不足等因素致使其肺部病变的发生、发展和影像学表现并不完全遵循儿童原发性肺结核的模式。

(一)感染途径

①从感染的胎盘经脐静脉;②通过吸入受感染的羊水;③通过吞入受感染的羊水。

(二)诊断标准

先天性肺结核的诊断标准仍有争议。目前认为能确诊婴儿结核病,必须加上至少下面 1 条:①出生后 1 周内发病;②肝原发综合征或干酪性肝肉芽肿;③胎盘和(或)母体生殖道结核感染;④通过详细的调查排除出生后感染。但排除产前产后感染仍有困难,尤其②、③亦难以证实。发病时间是诊断先天性肺结核的重要依据。后天性结核感染通常需经 4～8 周产生迟发型变态反应和细胞免疫后才发现较明显的症状和肺部病变。故先天性肺结核多发病于 1～2 周内,发病越早,可能性越大。如再加上其余 3 条的任何 1 条或临床有明显肝大时,则先天性肺结核的诊断基本成立。

(三)临床表现

其症状常于出生后 1～2 周出现。呼吸窘迫、肝脾大和发热是最常见的症状和体征。

(四)影像学表现

肺部病变常广泛多发,境界模糊,不易局限,发展迅速,淋巴结增大可有可无,缺少特征性。国内有学者认为以下两种方式有一定影像学特征:①两肺弥散性粟粒性病变:主要由血行播散所致,呈边缘模糊的细颗粒状或点片状病灶,且有融合趋势。②两肺广泛分布的斑片-结节状病变:可能为粟粒结核发展而来,或由吸入感染了结核菌的羊水经支气管播散所致。

十二、肺结核的合并症

常见的合并症有:①肺不张;②肺气肿:瘢痕旁肺气肿、局限性肺气肿、肺大泡、肺气囊肿、代偿性肺气肿;③支气管内膜结核;④支气管扩张;⑤并发肺癌。

结核杆菌侵犯支气管,由于持久的支气管结核感染和阻塞而产生的扩张,称为结核性支气管扩张。邻近常伴有活动性肺结核。随着慢性肺结核的纤维收缩,支气管被牵拉而产生扩张(邻近的病灶已愈合或已经长久稳定),可称为继发性支气管扩张。但往往统称为结核性支气管扩张。CT 有利于对支气管扩张的显示。

第三节 肺肿瘤

一、概述

(一)部位

胸部肿瘤最好以其原发部位分类:肺肿瘤;胸膜肿瘤;纵隔肿瘤;气管肿瘤;胸壁的肿瘤。

(二)肺部肿瘤分类

1.恶性肿瘤

支气管源性癌;淋巴瘤;转移瘤;肉瘤,较少见。

2.低度恶性肿瘤(支气管腺瘤)

类癌,90%;囊腺癌(圆柱瘤、类腺瘤),3%;黏液表皮样癌,1%。

3.良性肿瘤(少见)

错构瘤;乳头状瘤;平滑肌瘤;血管瘤;化学感受器瘤;肺母细胞瘤;软骨瘤;多发肺纤维平滑肌瘤;假性淋巴瘤。

(三)经皮穿刺活检

经皮肺穿刺活检的真阳性率为 90%～95%。假的阴性率通常是因为穿刺针的位置放置不当或组织坏死等原因所致,肿瘤种植转移非常罕见(1:20000),活检的禁忌证通常是相对的。

1.禁忌证

严重的阻塞性肺病;肺动脉高压;凝血功能障碍;对侧肺切除;可疑包虫病。

2.技术

①内镜或 CT 定位;②从肋骨上缘进针以避免损伤肋间血管;③避免穿过叶间裂;④套管针系统,套管针径 20G～22G;⑤细胞病理学家应该在现场决定所取组织是否足够,以便作出诊断;⑥穿刺后应摄胸片以观察是否存在气胸。

3.并发症

(1)气胸,25%,其中 5%～10%需要放置引流管(气胸>25%或患者有症状)。

(2)咯血,3%。

二、原发性支气管肺癌

原发性支气管肺癌(简称为肺癌)是最常见的肺部恶性肿瘤,本病绝大多数起源于支气管黏膜上皮和腺上皮,亦有少数类型可能起源于肺泡Ⅱ型上皮细胞。肺部恶性肿瘤常见于原发性支气管癌和全身其他脏器的恶性肿瘤转移至肺部者,以原发性支气管癌占绝大多数。

（一）影像学表现

1.X 线表现

（1）中央型：其病理类型按发生率高低依次为鳞癌、小细胞癌、腺癌和大细胞癌。X 线上，肺门影增深、增大和肺门区块影为其直接征象，同时常伴有间接征象，包括局限性肺气肿，阻塞性肺炎和肺不张等表现。

（2）周围型肺癌：早期较小，直径多在 2cm 以下。表现为密度较高、轮廓模糊的结节状或球形病变。由于生长不均衡或邻近血管及支气管的限制可形成分叶状肿块，边缘毛糙有放射状细毛刺。毛刺的形成与肿瘤沿血管及肺间质浸润有关。肿瘤的成纤维反应可使邻近胸膜皱缩向肿瘤凹陷，形成胸膜凹隐征。生长快而较大的肿块，边缘可较光滑，肿块中心可以发生坏死形成癌性空洞，表现为偏于肿块一侧的透光区，壁内缘不规则或呈结节状。

（3）肺泡癌早期可表现为孤立的结节状或肺炎样浸润影，其中可见含气的支气管或小的透明区，系部分肺泡尚含有空气所致。晚期可表现为弥散性病变，在一侧或两侧肺内出现多处大小不等，边缘不清的结节状或斑片状影，进一步发展可融合呈较大的片状癌性突变。

2.CT 表现

（1）中央型：肿瘤直接影像①管内型表现为支气管空腔内可见软组织肿物，呈息肉状、乳头状或蕈伞状。②管壁型表现为受累支气管壁不规则增厚，管腔狭窄甚至阻塞。③管外型多发生肺段支气管，肿瘤组织沿气管壁蔓延并穿透其外壁，在肺内形成球形或椭圆形肿块。支气管改变可见腔内肿块，腔外压迫及管壁增厚或造成支气管环形、鼠尾状狭窄、杯口状截断。支气管阻塞继发征象为阻塞性肺气肿、阻塞性肺炎、肺不张和支气管扩张，范围可包括肺段、肺叶、甚至一侧肺。

（2）周围型：CT 扫描，特别是高分辨力 CT 扫描能提供较 X 线胸片更清晰的图像，有利于显示结节或肿块的边缘、形态、瘤周表现、内部结构特点及密度变化等，从而更易明确诊断。如不规则的分叶、放射状毛刺和偏心性厚壁空洞等，问时更易见到胸膜凹陷征。直径 3cm 以下的肺癌，肿块内可见小圆形及管状低密度影的空泡征或支气管充气征。增强扫描时，肿块呈密度均匀的中等或以上增强.更有助于肺癌的诊断。另外增强 CT 对发现肺门纵隔淋巴结转移更敏感。

（3）细支气管肺泡癌：表现为肺内孤立结节，多在 3cm 以下内有空泡征、含支气管征，边缘毛刺及胸膜凹陷征。病变亦可呈双肺弥漫分布的结节，其边缘模糊，伴有肺门纵隔淋巴结肿大。少数表现为大片炎性实变，近肺门部可见空气支气管征，实变内可见高密度血管影，在 CT 强化扫描时表现为血管强化，或少数先周边强化后中部强化。动态 CT 增强肺癌的时间密度曲线呈逐渐上升的形态。

3.MRI 表现

（1）中央型：在显示支气管壁增厚、破坏、管腔狭窄、阻塞等方面不及 CT。但可做冠状、矢状及横断面扫描，对确定肺门肿块与支气管的关系较 CT 更为清楚。肺癌在 T_1WI 上呈与肌肉相似的中等均匀信号,在 T_2WI 上为高信号,信号多不均匀。MRI 检查对于肺门肿块、是否侵犯纵隔结构、有无淋巴结转移优于 CT。

(2)外围型肺癌:外围型肺癌主要表现为肺内孤立结节或肿块,T_1WI 上呈中等信号,T_2WI 上呈中高等信号,信号多不均匀。MRI 的三维成像有助于肺内结节的准确定位,如对肺上肿瘤的定位,冠状及矢状面用于判定臂丛受侵,横断面用于检查脊椎受侵及肿瘤向椎间孔扩散的形态。

(二)鉴别诊断

1.中央型肺癌

中央型肺癌诊断要点是发现支气管腔内结节或肿块,支气管壁增厚、狭窄或完全闭塞以及肺门肿块和并发的阻塞性肺炎及肺不张。纵隔结构受侵及淋巴结转移也是诊断的重要依据。主要与支气管内膜结核鉴别。支气管内膜结核也可见阻塞性肺炎和肺不张,同时支气管壁内缘不规则而外缘光滑,一般不形成管壁肿块,管壁增厚较轻。确诊需经支气管镜活检。

2.周围型肺癌

周围型肺癌诊断要点是外围肺组织内发现结节或肿块,直径 3cm 以下者多有空泡征、支气管充气征、分叶征、毛刺征以及胸膜凹陷征。直径较大者可有分叶征,肿块内可发现癌性空洞。CT 增强扫描时,肿块可有中等以上强化。如果同时发现肺门和纵隔淋巴结肿大,则更有助于肺癌的诊断。周围型肺癌应与炎性假瘤结核球及肺错构瘤鉴别。炎性假瘤一般边缘光滑,无毛刺,无或偶有分叶。结核球边缘清楚,无毛刺,偶有分叶,肿块内可有环状或斑片状钙化,病变周围常有"卫星灶"。肺错构瘤常边缘光滑锐利,无毛刺,如果 CT 上,见到骨骼或脂肪成分,则可明确诊断。

三、肺和支气管腺瘤

起源于较大的支气管黏膜腺体,女性多见,发病年龄多在 20～40 岁之间。形态似良性,但可侵犯邻近组织,也可发生淋巴结转移,有人认为应归入恶性肿瘤。患者如长期咳嗽,反复发作肺炎及咯血,应考虑手术切除。

(一)影像表现

1.X 线表现

依肿瘤的发生部位有不同表现。中心型腺瘤向腔内生长者,可引起所属肺叶或肺段不张或气肿,以及阻塞性肺炎;当腺瘤侵犯支气管壁向腔外发展,可形成肺门肿块,支气管被推压移位和支气管腔狭窄;肿瘤向肺外生长者,大部分位于肺内,显示为圆形肺块阴影,外形整齐,边缘光滑;周围型腺瘤表现为肺野内球形病变。轮廓清楚,整齐光滑,密度均匀,不形成空洞,钙化很少见。肿瘤发展缓慢,肿块阴影的大小可在较长时间内不变。

2.CT 及 MRI 表现

CT 及 MRI 对于管腔内腺瘤的显示具有传统 X 线不可比拟的优越性,取代了断层及支气管造影。

(二)诊断与鉴别诊断

主要根据影像学表现,中央型可通过纤维支气管镜活检确诊。部分病例需手术后诊断。当肿瘤仅限于支气管腔内时,肺部平片只能看到支气管阻塞引起的肺炎及肺不张,不能显示支气管内肿瘤。体层摄片和支气管造影均可以显示支气管腔内存在病变,支气管镜检查是重要的诊断方法,但应避免做活组织检验,以免大量出血。

四、肺及气管、支气管良性肿瘤

(一)临床概述

肺及气管良性肿瘤占肺孤立性病变的8%～15%,目前多按肿瘤来源分类,原发气管肿瘤少见。

(1)上皮细胞肿瘤:①乳头状瘤:发生于儿童,可多发,偶可弥散性生长。⑨息肉:类似上呼吸道炎性息肉样变,为鳞状上皮化生、柱状上皮或肉芽组织。

(2)中胚层肿瘤:①脉管瘤:包括血管瘤、淋巴管肌瘤病、动静脉瘘、硬化型血管瘤。②支气管肿瘤:包括纤维瘤、软骨瘤及骨软骨瘤。

(3)神经源性肿瘤少见,包括神经瘤、神经纤维瘤及神经鞘瘤。

(4)发育性肿瘤及未知起源的肿瘤:①肺错构瘤,起源于支气管的胚基,是正常组织的不正常组合,生长缓慢,一般无症状。②肺内畸胎瘤极少且多为良性。③化学感受器瘤为非嗜铬性副神经节瘤,多为良性,恶性者表现为粟粒样浸润,诊断靠病理检变。④胸腺瘤偶可位于肺内,可伴有肌无力。

(二)影像表现

1.X线表现

错构瘤:①肺内型:肿瘤早孤立的圆形、密度均匀的块状阴影,直径约2～3cm。肿块外形整齐,边缘光滑。但常可呈分叶状,与周围肺组织分界明显。约有1/2的病例肿瘤中的软骨成分可钙化,钙化软骨呈小点状,有的呈斑片状钙化,中心区钙化形如"爆米花"状,对错构瘤诊断具有重要意义。②支气管内型:可造成所属肺段、肺叶不张或肺气肿,也可反复出现阻塞性肺炎。

2.CT表现

(1)软骨瘤起源于气管软骨环,肿块位于黏膜下,基底宽,轮廓完整,常见散在钙化点。

(2)乳头状瘤可多发或单发,起源于黏膜,轮廓毛糙,甚至可呈菜花样,可以带蒂。气管壁无增厚,增强扫描肿块钙化不显著。

(3)平滑肌瘤位于气管黏膜下,轮廓完整,密度均匀,增强扫描尚有明显的强化。

(4)血管类肿瘤位于黏膜下,呈圆形或类圆形,也可为不规则形,外缘轮廓光滑,增强常有轻度强化,少数可同时显示颈部或纵隔其他血管性疾病,气管壁坏死增厚。

(三)诊断与鉴别诊断

依据影像学表现,结合临床特点可提示诊断,最后确诊往往依靠手术后病理。气管、支气管病变可经纤维支气管镜诊断。气管内良性肿瘤主要与恶性肿瘤相鉴别。

五、肺部转移性肿瘤

人体许多部位的恶性肿瘤可以经血行、淋巴或由邻近器官直接蔓延等途径转移至肺部。所以在恶性肿瘤的诊断与治疗中,肺部 X 线检查被列为常规。发生在肺部转移的肿瘤依次为绒癌、乳癌、肝癌、胃癌、骨肉瘤、甲状腺癌、肾癌、前列腺癌、睾丸癌及肾胚胎瘤等。

(一)影像学表现

1.X 线表现

(1)血道转移:常显示为大小不一的多发性圆形致密阴影,密度均匀,病灶轮廓大都清楚,以两肺中下部较多见。单个病灶通常轮廓清楚,比较光滑,可有分叶征象。颗粒性转移较少见,为一次大量的或短期内多次癌细胞播散所致,多见于血供丰富的原发肿瘤。

(2)淋巴性转移:典型 X 线表现为肺门与气管、支气管淋巴结肿大.肺纹理呈网状增多,沿纹理有细微的串珠状阴影和细小的结节状阴影。其病理基础是淤积扩大的淋巴管和淋巴管内的癌结节。间隔线在淋巴性转移时经常出现,它反映了间隔的淋巴淤积、水肿和增厚。另外,有病例除了上述淋巴转移表现外,同时伴有血行转移病变。

2.CT 表现

(1)结节型:又分为多发结节型和单发结节型,两中下肺野外 1/3 带或胸膜下弥漫分布的多发小结节影。大小从几毫米到几厘米不等,密度一般均匀,边缘光滑,呈球形,与周围肺组织分界清楚。

(2)肿块型或肺炎型:类似于原发性肺癌或肺炎,肿块型通常为孤立病灶,但也有多发的,边缘光整或不规则,密度均匀,边缘可有分叶,毛刺少见。肺炎型边缘模糊,往往局限于一肺叶,也可为散在多发斑片状模糊影。

(3)淋巴管型:为淋巴管转移性肺癌的常见表现,常伴肺门淋巴结肿大,并可见自肺门向肺野作放射状分布的树枝状或索条状影。高分辨率 CT 上呈网状结节影,通常沿支气管及分支分布。

(4)粟粒播散型:两侧肺野可见无数细小结节,呈粟粒样,大小为 2～5mm 不等,边缘清楚。

(5)肺门纵隔肿块型:为肺门区或纵隔淋巴结肿块影,边缘光滑有分叶。

(6)混合型:指上述两种以上类型同时存在。

(二)诊断与鉴别诊断

如有明确的原发病灶,诊断较易。其他转移瘤的肺内 X 线表现提示肿瘤的来源,有利于寻找原发灶。

第八章 循环系统疾病影像诊断

第一节 心肌梗死

心肌梗死(MI)是冠状动脉完全阻塞所致的心肌缺血性坏死,急性者致死率高达30%,95%病因是冠状动脉粥样硬化,累及心肌全层时为透壁性心肌梗死,仅涉及心内膜下者称心内膜下心肌梗死。临床表现包括胸痛、呼吸困难、恶心、呕吐、心悸等,但约33%无典型胸痛。

(一)诊断要点

(1)平扫表现为局部心肌密度减低,增强扫描呈低灌注及延迟强化,动态增强表现为时间密度曲线低平(图8-1A)。

(2)CT同时可显示相应冠状动脉病变及肺水肿、胸腔积液等(图8-1B)。

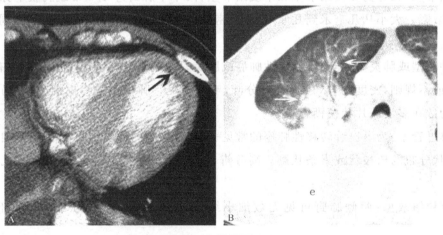

图8-1 心肌梗死(MI)

男,75岁。A.LV心尖部心内膜下低强化(黑箭);B.右肺弥散性支气管血管束增粗、模糊,多发斑片状GGO与实变(2个白箭),胸腔积液(e),左肺类似改变(未列出)

(二)特别提醒

增强扫描无延迟强化则提示无复流。

一、室壁瘤

室壁瘤是梗死心肌局部扩张、变薄及异常的袋状膨出,局部收缩舒张活动减弱、消失或出现反常运动,分为真、假性两类,真性者瘤壁包括心壁全层。最常见病因是心肌梗死,致心律失常性右心室发育不良、心肌炎、心脏术后、创伤也可出现。临床表现主要是心绞痛,其次为呼吸困难、心律失常、心悸、晕厥、猝死(破裂),易合并血栓。

(一)诊断要点

(1)以左心室心尖部最常见,也可见于左心室侧壁、下壁,以及右心室。

(2)局部心壁变薄、突出及钙化。50％以上病例可见邻近附壁血栓(图 8-2)。

(3)心脏 CTA 不同期相图像显示局部心肌运动减弱、消失或矛盾运动。

(二)特别提醒

假性室壁瘤的口径较小。

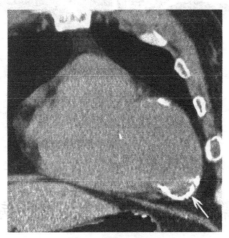

图 8-2　真性室壁瘤

男,37 岁。心肌梗死后 4 年。LV 增大,心尖部局部膨隆及弧形钙化(白箭)

二、心内血栓

CT 能确定心肌之内缘与外缘,这是较血管造影优越之处,心内血栓的发生率约为 20％~60％,注射造影剂后,心室壁和心腔密度增加,而壁血栓的 CT 值却无变化。CT 与超声对于壁血栓的检出率大致相同,但对于左房,尤其左房侧壁与左房耳部的血栓 CT 优于超声。

冠状动脉架桥术后　冠状动脉架桥术后能恢复心肌的血液供应,手术后症状复发常见,原因多为冠状动脉进行性狭窄或移植血管的闭塞。

常规 CT 与 Cine CT 均能显示冠状动脉搭桥血管通畅与否;据报告 Cine CT 观察移植血管的准确性＞90％(与血管造影组对照);CT 对于前降支与右冠状动脉的观察优于对于回旋支的观察。CT 扫描层面应避开金属夹。大约在肺动脉分叉水平进行扫描。移植的短路血管可以从下向上观察,以时钟走向定位;右冠大约在9~11点,左前降支在 12~2 点;回旋支大约在 2~4 点;主动脉充盈同时,如两个相邻解剖层面显示移植血管时,判定其通畅程度比较有把握。

三、冠状动脉钙化

是诊断冠心病的一个重要指标,特别是高速与超高速 CT 能清晰地检出冠状动脉之钙化(图 8-3),并可做出定量分析;国内外研究资料表明,用冠状动脉的钙化来诊断冠状动脉粥样硬化是十分可靠的。明显的钙化提示患者的冠状动脉存在有意义的狭窄。故可用于诊断早期与亚临床的隐性冠心病;并可指导预防性治疗。CT 扫描可监测经治疗后钙化有否扩大或缩小,用以判断疗效与病变的进展情况。

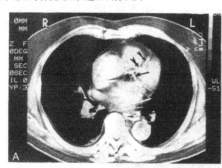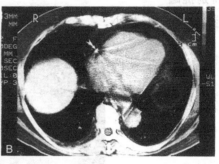

图 8-3　冠状动脉钙化

冠心病患者。A.显示左冠状动脉主干(▲),前降支(↑)与回旋支(↑)钙化;B.显示右冠状动脉钙化(↑)。

第二节　先天性心脏病

一、房间隔缺损

房间隔缺损(ASD)是成年人最常见的先天性心脏病(CHD),约占所有 CHD 的 20%,可单独发生或合并其他心血管畸形。分为原发孔型(房间隔下部)、继发孔型(房间隔中部)、下腔型、上腔型、冠状静脉窦型;继发孔型占 80%。血流经缺损处自左心房(LA)向右心房(RA)分流,右心扩大,而左心血流减少。临床表现取决于分流量大小,常见心悸、气短、活动受限,胸骨左缘第 2~3 肋间收缩期杂音及 P2 亢进。

(一)诊断要点

房间隔局部中断及 LA 与 RA 内对比剂流相连,RA 及右心室(RV)增大,肺动脉增粗,上下腔静脉增宽(图 8-4A、B)。

(二)特别提醒

CTA 可漏诊<5mm 的 ASD。

(三)分类

1.第二孔型缺损

该型最常见。缺损是由于第二间隔发育不良或第一间隔形成第二房间孔时吸收过多所致。它又分为以下 4 型:①中央型缺损(卵圆窝型):缺损位于卵圆窝,占二孔型的 67%～83.5%。②下腔型缺损(低位缺损):占二孔型的 9%～12%。③上腔型缺损(高位缺损、静脉窦缺损):较少见,占1.5%～5.3%。④混合型缺损:更少见,占 0.6%～3%。

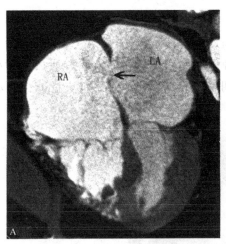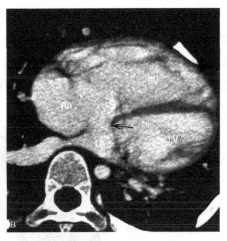

图 8-4 房间隔缺损(ASD)

A.女,65 岁。继发孔型 ASD。心脏 CTA 重组图。(LA)左心房与(RA)右心房之间见一较大缺损(黑箭)。B.女,6 岁。冠状静脉窦型 ASD。冠状静脉窦与 LA 间隔缺失(黑箭);LV.左心室;RV.右心室

2.心内膜垫缺损

又分为以下 3 型:①第一孔型缺损;②部分性房室共道;③完全性房室共道。

3.单心房

又名共心房、二室三腔心。第一、二房间隔完全未发育。X 线平片不能和房缺或心内膜垫缺损区别。

(四)病理生理

二孔型房缺大多数单发,少数在 1 岁内自发闭合。由于左房压力(1.07～1.33kPa)高于右房压力(0.53～1.07kPa),左心房血流可流入右心房,其分流量与缺损大小及两侧心房间的压力差成正比。右心房因血容量增加而增大。右心室、肺动脉血流量亦相应增加,可使右室肥厚、扩大。肺血管充血。肺循环血量高达正常的 2～4 倍。由于左房同时经间隔缺损和二尖瓣排血,负担无明显增加,因此不见增大。早期肺动脉压力正常或稍高。部分患者由于肺循环血量持续增加而发生肺小动脉功能性或最终致器质性狭窄并引起阻塞性肺动脉高压。直至产生双相或右往左分流,但相对少见。

房缺合并肺动脉高压不如室缺多,这是由于房缺所引起的肺毛细血管高压属于三尖瓣前分流。三尖瓣前分流取决于左、右心室舒张期容积差。胎儿出生后,左、右心室容积并不出现巨大差别,而是逐步缓慢增大,所以分流量亦是逐渐增加。这样肺血管床就有足够时间由胎儿型发育为成人型,能较好地耐受高流量状态,而不致早期出现肺动脉高压。

(五)临床表现

二孔型房缺,缺损小、分流量少者症状不明显,多于青少年期发现。常见症状有劳累后心

悸、气短、乏力等。缺损大、分流量大者可影响发育,后期发生肺动脉高压及心衰时可有发绀。胸骨左缘第2～3肋间可听到收缩期吹风样杂音。

(六)X线表现

第二孔型房缺,缺损小且分流量少者,心肺可无明显异常。典型表现为:①心脏呈二尖瓣型,多中度增大,以右心房和右心室增大为主,而以右心房最突出(图8-5);②左心房及左心室不大,心尖圆钝,位置较高;③肺动脉段隆凸,肺门血管粗大,搏动强烈,肺野内血管亦明显扩张,呈肺充血表现;④主动脉影相对细小而不明显,由于流向主动脉血流量减少和心脏左旋所致。

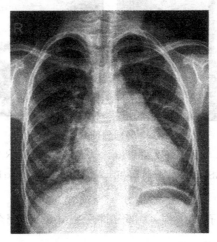

图 8-5 房间隔缺损

右房、右室增大,右心缘右房段增高,心尖圆隆上翘,肺动脉段隆突,主动脉结变小;肺呈充血表现

总之,主动脉弓变小、肺动脉段隆凸、肺门搏动增强,就其发生率及改变程度,在左往右分流的先心病中以本病多见且较显著。

(七)合并症

1.合并部分性肺静脉回流畸形

并不少见。功能性异常是肺静脉仍进入左心房,但与房缺部位很近,回流的血液就有一部分直接进入右心房内。解剖上的回流异常为一支或几支肺静脉直接进入右心房或某一支体静脉内,称之为肺静脉连接异常。以右侧肺静脉最多见。X线平片与一般房缺相似,并无特征。可见到肺上野内带有横条状静脉阴影。如果右肺静脉并成一支完全异常联接到下腔静脉,在右肺野下部可见弯曲弧状"土耳其军刀征"。

2.合并二尖瓣狭窄

亦称为鲁屯巴赫综合征。比较少见。二尖瓣狭窄可以是先天性的,但大多继发于风湿性病变。房缺都为二孔型。如果房缺较大,血液易通过缺损分流,左心房负荷不大,增大也不明显;如果房缺较小,而且二尖瓣狭窄较显著,左心房增大亦较显著。X线表现为:①心脏中等至重度增大,心影呈"二尖瓣型";②中度至重度肺充血,肺门血管影增粗;③不同程度的左心房增大。造影检查可确诊。

3.合并肺动脉狭窄

如以房缺为主,肺动脉狭窄轻,仍以左向右分流为特征。

二、室间隔缺损

室间隔缺损(VSD)是最常见的单发性先天性心脏病,50%合并其他心血管畸形,如法洛四联症等。分为膜部(70%～80%)、小梁部或称肌部、漏斗部,共 3 型。血流经缺损处自左向右分流,当肺循环压力增大,出现双向分流时称 Eisenmenger 综合征。典型体征为胸骨左缘第3～4 肋间收缩期杂音及震颤。

(一)诊断要点

室间隔连续性中断,LV 与 RV 增大、肺动脉及其肺内分支普遍增粗(图 8-6)。

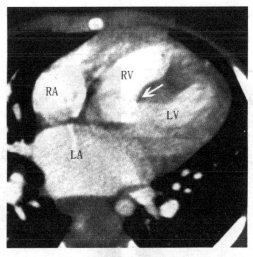

图 8-6　室间隔缺损(VSD)

男,1 岁。膜部 VSD。(LV)左心室与(RV)右心室之间宽大缺损(白箭);RA.右心房;LA.左心房

(二)特别提醒

CT 难以发现<3mm 的 VSD 与肌部的 VSD。

(三)病理生理

因参与膜部形成的组织来源有 3 部分及其发育过程较复杂,故膜部缺损较多见,且缺损较大,多为 1～3cm,称为高位室间隔缺损。发生于肌部的缺损较少且较小(约 0.5cm 左右),称低位室间隔缺损。

通常左室压力高于右室。当存在室间隔缺损时,血液自左室分流至右室。肌部的小缺损由于心脏收缩时室间隔亦随之收缩,因缺损变小,分流之血量更少,其血流动力改变轻微。发生于膜部较大的缺损,血液量自左心室分流入右心室,因而右心室、循环、左心房、左心室均增加,两心室容与负荷亦同时增加,遂发生肥大与扩张,心房因容量增加可轻度增大。肺血管充血,进而产生高流量性肺动脉高压,最终发展为阻塞性肺动脉高压,直至产生双相右向左分流。

（四）临床表现

室缺的临床表现取决于缺大小和分流量之多少。分流量少者，缺损径＜5mm，无心功能紊乱，心脏各房室无变，仅于胸骨左缘第3～4肋间听到响亮而粗糙的吹风样收缩期杂音并可扪及震颤，此所谓的罗杰（Roger）病。缺损较大者有劳累后心悸、气短、乏力，易患呼吸道感染；还可能影响发育。有肺动脉高压可出现发绀。

（五）X线表现

1.缺损小而分流量少者

①心肺无明显异常或仅肺血管纹理增多。②有时肺动脉段平直或隆突。心脏大小多正常或仅左室轻度增大。诊断主要依靠临床体征及彩色多普勒B超检查。

2.缺损在1cm以上者

①心脏呈二尖瓣型。多中度增大，以左、右室为显著，可有左房增大（图8-7）。②肺动脉段隆突及肺血增多显著。③主动脉弓多无明显改变。

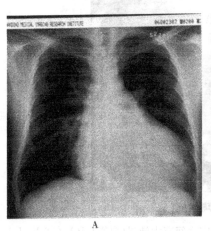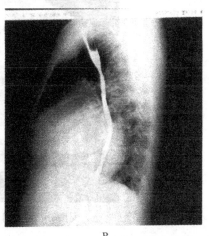

图8-7　室间隔缺损

左右室增大为主，心尖左移，肺动脉段隆突；肺血增多

3.在上述基础上合并肺动脉高压者

①肺周围血管纹理扭曲变细，肺动脉段与大分支扩张显著，严重者右下肺动脉呈截断征。②右心室增大显著，左心室增大反而不明显。心脏增大程度较未发生肺动脉高压前趋于缩小。③主动脉弓显示正常或缩小。

（六）合并症

1.伴有主动脉瓣脱垂（主动脉瓣关闭不全）

脱垂瓣叶以右冠瓣最多见。听诊除全收缩期杂音外，尚有早期吹风样舒张期杂音。其X线表现为：①心影呈主动脉型。左心室增大显著，右心室亦大，但不明显，可有右心房增大。②肺动脉段平直，肺充血，肺血增多与增大的心影不相称。③主动脉增宽、延展、搏动强。造影可确诊。

2.伴有动脉导管未闭

多以室缺为主。症状和室缺相似。胸骨左缘可闻及收缩期杂音,常伴有不同程度的舒张期杂音,典型的连续性杂音少见。其X线表现为:①心脏中度增大,左、右室都大,而以左心室为主;②肺动脉段突出及肺充血明显;③主动脉结大小不一定,无伸展延长;④有时可见漏斗征;⑤鉴别可结合临床杂音或主动脉造影。

3.伴有心房间隔缺损

不同于房室共道的联合缺损。临床及X线表现取决于缺损的大小。如房间隔缺损大而室间隔缺损小,表现为心房间隔缺损;反之亦然。X线检查很难区别。造影需分别作右心房及左心室造影。

三、动脉导管未闭

动脉导管未闭(PDA)为主动脉峡部与主肺动脉干之间的胚胎性通路未闭合所致(正常时应在出生后6个月至1年内闭合),仅次于ASD与VSD。分为漏斗型、管型及窗型,前者占80%。血流自主动脉向肺动脉分流,导致肺循环血流量增大及体循环血流量减小。临床表现包括活动后心悸、气短、易感染,胸骨左缘第2～3肋间连续性机器样杂音、震颤,并发症包括细菌性心内膜炎、脑脓肿、动脉导管瘤等。

(一)诊断要点

主动脉峡部与主肺动脉(MPA)之间各种形态的异常通道,MPA与右心室增大(图8-8)。

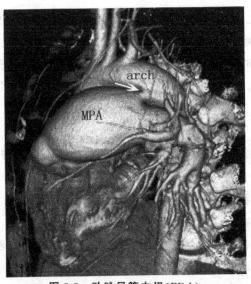

图8-8　动脉导管未闭(PDA)

女,21岁。心脏CTA VR图左面观。白色短箭示主动脉弓与主肺动脉(MPA)之间管状连接,MPA及左肺动脉明显增粗

(二)特别提醒

与主肺动脉间隔缺损鉴别为位置不同。

(三)病理生理

未闭导管根据其形态可分为 4 型：①管型；②漏斗型；③缺损型（导管极短）；④动脉瘤样，内可有血栓形成。以管型最多见，约占 80%。

由于主动脉压力高于肺动脉，血液连续地从主动脉经未闭的动脉导管进入肺动脉，出现左向右分流，肺循环及回流到左心房、左心室的血流量增加，引起肺充血及左心房、左心室增大。一般病例动脉导管口径不粗，分流量不大，因此肺充血及左心房、左心室增大都不显著。肺循环血量增加可导致肺小动脉功能性以至器质性损害形成肺动脉高压，引起右心室增大，直至发生双向或右向左分流。

(四)临床表现

取决于导管粗细及分流量大小。导管细小、分流量少者，可无症状。直径较大者出现反复呼吸道感染、发育障碍、心衰，继发肺动脉高压右向左分流，则出现下半身发绀。胸骨左缘第 1～2 肋间收缩期震颤，粗糙的连续性机器样杂音。发生双向或右向左分流时，听诊杂音减轻或单一的收缩期杂音。

(五)X 线表现

心脏及肺血管的表现，与导管粗细及分流量大小有密切关系。其 X 线表现如下。

1. 心脏大小及形态

①导管小时，心脏变化不显著，大小可以正常或仅见轻微左心室增大。②导管中等大小时，心脏呈梨形、轻到中度增大。增大以左心室为主，左心房可以增大，但常不显著。右心房、右心室不大。③巨大导管时，心脏增大显著，以左心室为主，可伴有右心室增大，左心房增大亦较显著。有逆向分流时，右心房亦可增大。总之，一般认为导管直径在 10mm 以上者，心脏都有明显增大。

2. 肺动脉和肺血管

肺动脉段隆凸及肺充血程度与导管粗细有关。肺门舞蹈征较房缺、室缺少见。

3. 主动脉改变

一般都认为自导管附着处以前都有增宽现象，并认为这是诊断的一个重要点。X 线片上能明确有增宽者仅 1/3 左右，有 1/3 大小正常，还有 1/3 小于正常。心血管造影亦证实并非所有病例主动脉宽于正常。有一部分虽然宽于正常，平片不能察觉，这与肺动脉膨出而上移，掩盖了部分主动脉有关。主动脉在导管附着处局限性膨出，形如漏斗，称漏斗征（图 8-9）。但常人由于动脉韧带的牵拉，亦可出现此类表现。

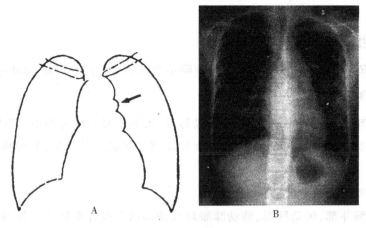

图 8-9　动脉导管未闭箭头所示为"漏斗征"

（六）鉴别诊断

主要应注意与房间隔缺损、室间隔缺损相鉴别。三者是最常见的先天性心脏病，其异同点如下。

1. 心脏形态

三者均可呈二尖瓣型增大，均可有右室增大，而右房增大仅见于房缺，左房、左室增大见于室缺和动脉导管未闭。

2. 肺动脉段突出

以房缺最著，其次为动脉导管未闭，再次之为室缺。肺动脉高压则以室缺最常见，其次为动脉导管未闭，再次之为房缺。

3. 主动脉改变

从理论上讲，房缺时主脉结缩小；室缺时主动脉弓多无改变，但并肺动脉高压时，亦缩小；动脉导管未闭则增宽，并可见漏斗征，但亦可较小。

实际工作中，三者的鉴别仅凭 X 线影像一定困难，可以相互混淆，结合临床听诊为重要。随着心脏 B 超的广泛开展，确定何种先心病已不是放射医师的主要任务。放射医师的主要任务在于观察心脏形态改变及程度、肺血改变的程度、有无阻塞性肺动脉高压，为临床治疗提供更多而直观的依据。

四、法洛四联症

法洛四联症（TOF）为最常见发绀性心血管畸形，包括高位 VSD、重度肺动脉狭窄、右心室（RV）肥大、主动脉增宽及右移骑跨于 VSD 上方，前两种畸形最重要。肺动脉狭窄可自 RV 流出道至左右肺动脉。25％合并右位主动脉弓。临床症状取决于右向左分流量大小，包括发绀、喜蹲踞、槌状指（趾）、脑脓肿等，胸骨左缘第 24 肋间收缩期杂音及震颤。

（一）诊断要点

清楚显示 VSD 部位及大小，精确测量肺动脉狭窄，根据主动脉窦与室间隔关系判断主动脉骑跨程度。

(二)特别提醒

McGoon 比值＝(左＋右肺动脉干直径)/降主动脉直径,评价 TOF 肺动脉发育。

(三)病理解剖

法洛四联症畸形的形成,是由于胚胎期动脉球"旋转不良"及"分割不均"所致的发育不良。主要畸形是肺动脉狭窄及室间隔缺损,右心室肥厚继发于肺动脉狭窄,主动脉骑跨主要是功能性上的改变。

1.肺动脉狭窄

可为右心室漏斗部、肺动脉瓣、肺动脉瓣环及肺动脉干或分支狭窄。我国以单纯漏斗部及漏斗部合并肺动脉瓣狭窄多见。单纯瓣膜型狭窄极少见。

2.室间隔缺损

大多位置较高。

3.主动脉大小及位置

主动脉多半比较粗大。增粗的主动脉自主动脉根部开始,直达左锁骨下动脉,可为肺动脉直径的 2～2.5 倍。少数主动脉直径略大于肺动脉或与之相等。肺动脉狭窄愈重,主动脉右移愈重。严重者几乎全部移向右室。

4.合并畸形

法洛四联症最多见的合并畸形是卵圆孔未闭或房缺,又称为法洛五联症。1/4 病例出现右位主动脉弓或(和)右位心等其他畸形。

(四)病理生理

由于室间隔缺损为非限制性,左右心室压力基本相等。右心室流出道狭窄程度的不同,心室水平可出现左向右、双向及右向左分流。肺动脉狭窄严重时出现明显的右向左分流,临床出现明显的发绀(青紫型法四)。

少数所谓轻型及无发绀型的四联症,是由于下列几个原因所致:①肺动脉狭窄程度很轻,室间隔缺损也很小,右心室压力常低于左心室压力或相仿,因此不出现右往左分流或仅在运动后才出现双向分流;②室间隔缺损较显著,而肺动脉狭窄程度较轻,右心室压力不高,出现左向右分流,与室缺相同;③肺动脉狭窄虽较显著,而室缺却很小,故右心室压力虽然很高而分流量却甚微,显不出明显发绀。

(五)临床表现

法洛四联症的患者发育较一般迟缓,除无发绀型外,都有不同程度发绀。一般发绀出现较早,在 1 岁以下出现发绀的占 70％,其中 1/2 于出生后即出现发绀。患儿在哭闹活动后加重,气急,喜蹲踞位。缺氧发作时,可出现呼吸困难、晕厥、抽搐和意识障碍,甚至突然死亡。患儿长期缺氧(6 个月以上),可有杵状指(趾)。胸骨左缘第 2～4 肋间喷射性粗糙收缩期杂音,伴有震颤。常见的并发症为脑血栓、脑脓肿及感染性心内膜炎。

（六）X 线表现

1.常见型

（1）心脏外形和大小：60％病例心腰部凹陷，心尖上翘，形如靴状（图 8-10）；40％病例心腰部平直或轻微隆起。大多数病例心脏大小在正常到轻度增大，少数呈中度增大，显著增大者很少见，心脏增大以右心室为主，少数有右心房增大。心脏大小与肺动脉狭窄程度成正比。

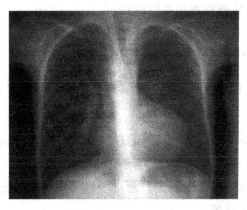

图 8-10　法洛四联症

心影呈典型的靴状，心腰凹陷，心尖显著圆隆上翘，主动脉增宽右移

（2）肺动脉段及肺门改变：肺动脉段凹陷是由于漏斗部狭窄及发育不良等原因所致。肺动脉段平直或微凸是由于此处有第三心室，以及肺动脉主干并不十分纤细所致。有的病例两侧肺门缩小，或有右侧小、左侧大不对称现象。

（3）肺血改变：肺纹理纤细、稀疏。有侧支循环形成者，其两肺内中带肺门附近有紊乱呈网状或喷洒之点状肺纹理。

（4）主动脉改变：增宽并右移，使纵隔增宽。1/4 病例有右位主动脉弓或主动脉弓反位（即右位心时主动脉右位）。

应注意认识到：法洛四联症、肺动脉闭锁、三尖瓣下移畸形，甚至严重的肺动脉狭窄均可有肺侧支循环形成。侧支循环的最常见来源是支气管动脉，其次还有胸主动脉、肋间动脉、内乳动脉及其肺动脉自身。

2.轻型

肺动脉狭窄程度轻，右心室压力增高不显著。

（1）半数心脏仍呈扁平状，但肺动脉段多平直或轻微凸出，心尖部仍圆钝而略翘起，主动脉弓宽大，两肺血管减少。

（2）另有半数心脏比较垂直，肺动脉段略隆突，心尖不翘起，主动脉弓大小近乎正常，肺血管减少。

总之，上述两类形态多由有轻到中度增大，仍以右心室增大为主，可伴右心房增大。

3.无发绀型

又称为不典型法洛四联症，始终不出现发绀。所以说，所谓不典型法洛四联症，并非依 X

线表现是否典型而论。这类心脏病多数肺动脉狭窄程度轻,室缺小,不出现右向左分流或仅在活动后有右向左分流,但分流量亦小,所以无肉眼可见的发绀。从胚胎发育看,其中大部分畸形的主要改变为室缺。由于右心室因血容量增加刺激流出道,使流出道肌肉肥厚,造成狭窄,故又称其为室间隔缺损伴肺动脉狭窄,不称为法洛四联症。所以法洛四联症的概念应予严格,应把主动脉右移骑跨作为诊断的必备条件。无发绀型法四的 X 线表现可类似肺动脉狭窄或室缺。平片不能确诊,需心导管检查和造影确诊。

五、先天性心包异常

先天性心包异常少见,它包括心包的部分缺损和缺如,囊肿,憩室和良性畸胎瘤等。

(一)心包缺损

大多数心包缺损是部分性的,完全性缺如只占9%,大约 70%的缺损在左侧,其中约 50%为完全缺如,另 1/2 病例,心包呈部分缺损,右侧部分缺损只占 4%,而膈心包缺损约占 17%。

大约 1/3 心包缺损的患者有其他先天异常,包括房隔缺损、动脉导管未闭、支气管囊肿、隔离肺、二尖瓣狭窄、法洛四联症等。

CT 扫描可显示心包缺损和可能合并的心血管畸形和异常。CT 可发现纤维心包的缺失,心脏与肺直接接触,当膈心包缺如是心包腹腔交通的组成部分时,CT 能显示腹腔脏器或脂肪疝入心包。

(二)心包囊肿和憩室

心包囊肿和憩室是少见的病变,大多数心包囊肿包含清亮的液体,CT 密度在 0~20Hu。常位于右侧心膈角(图 8-11A)。真性的心包囊肿包含心包各层,不与心包腔交通。CT 扫描显示心包囊肿是均质性的,多数为单房,呈圆形或椭圆形,有的带蒂,约 3~8cm 大小,壁薄,光滑(图 8-11B),偶尔心包囊肿壁可发生钙化。先天性心包憩室与心包囊肿相似,但与心包交通,并有壁层心包包绕,两者 CT 表现相似。

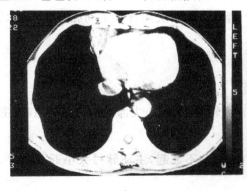
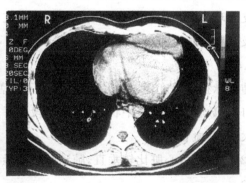

A   B

图 8-11 心包囊肿

A.于右心膈角处有一类圆形水样密度影,边缘光滑锐利。B. 另一病例心前缘与胸壁之间可见略呈新月形的水样密度影,约 6.2cm×2.2cm 大小,边缘光滑锐利

（三）肺动脉狭窄（PS）

肺动脉狭窄（PS）指右心室（RV）流出道至肺内肺动脉分支之间任何部位的狭窄，占先天性心脏病总数的第 4 位，分为漏斗部、肺动脉瓣（80%～90%）、主肺动脉、肺动脉分支狭窄，66%合并其他心血管畸形，以 ASD 及卵圆孔未闭最常见。临床表现为心悸、气短、头晕，重者可见发绀，典型体征为胸骨左缘第 23 肋间收缩期及震颤，P2 减弱。

1.诊断要点

CTA 显示狭窄部位和狭窄后主肺动脉（MPA）及左肺动脉扩张、RV 肥厚（图 8-12），肺动脉瓣增厚，RA 增大。

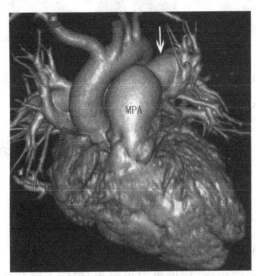

图 8-12 肺动脉狭窄（PS）
女,5 岁。VR 图。MPA 与左肺动脉（白箭）明显扩张

2.特别提醒

主要需与其他合并 PS 的疾病鉴别。

（四）大动脉转位（TGA）

大动脉转位（TGA）为左心室（LV）与肺动脉、右心室（RV）与主动脉连接，分为完全型与校正型两类。完全型 TGA 是仅次于法洛四联症的发绀型心血管畸形，常合并心内或心底分流，发绀及低氧血症显著。校正型 TGA 为心房-心室及心室-动脉连接均不相适应，升主动脉可为右位型或左位型，形态学的 RV 承担 LV 功能，最终引起心力衰竭及房室瓣关闭不全。

1.诊断要点

（1）完全型 TGA：心室-动脉连接不相适应＋VSD 或 PDA，PS（图 8-13A、B）。

（2）校正型 TGA：根据肌小梁形态判断 LV 与 RV，观察肺动脉、主动脉连接。

2.特别提醒

常并发多种畸形，如 PS、ASD、VSD。

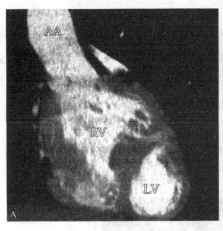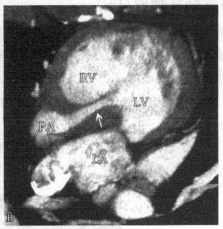

图 8-13   大动脉转位（TGA）

男，17 岁。A.斜冠状位 MIP 图，升主动脉（AA）起自右心室（RV），（LV）左心室；B.肺动脉（PA）起自于 LV，（LA）左心房，LV 与 RV 之间室间隔缺损（白箭）

第三节   心肌病与心包疾病

一、心肌病

（一）病因病理和临床表现

心肌病系原因不明的心肌疾病，按世界卫生组织/国际心脏病学联合会（WHO/ISFC）分类法，将心肌病分为扩张型、肥厚型和限制型三大类。心肌病临床常表现为胸闷、心悸、颈静脉怒张、肝大、腹水等。

（二）诊断要点

1.扩张型心肌病

表现为心脏舒张末期心室腔明显扩大，多以左心室为著，左心室呈气球样扩张为特征。

2.肥厚型心肌病

常表现心室肌肥厚，尤其是室间隔的不对称性肥厚。

3.限制型心肌病

表现为双心房扩大，腔静脉扩张，心内膜增厚。

（三）鉴别诊断

（1）扩张型心肌病主要应与合并有心室扩大的缺血性心肌病鉴别.如冠状动脉平扫阴性，室壁运动普遍减弱而无局限性变薄者，再结合临床及实验室检查，应可排除心肌缺血性改变。

（2）肥厚型心肌病应与高血压等病所致的心肌肥厚相鉴别，后者主要表现为左心室普遍肥厚，但程度较轻，室腔常有扩大，无充出道狭窄。

(3)限制型心肌病应与缩窄性心包炎鉴别,后者有心包增厚、钙化、缩窄僵硬表现。

(四)特别提示

CT 对心肌病的显示不如超声心动图和 MRI,但 CT 对心包增厚和钙化敏感性高,对鉴别限制型心肌病与缩窄性心包炎效果较好。

二、心包疾病

(一)心包积液

正常心包腔内包含大约 20～30mL 液体,当引流心脏的静脉或淋巴管阻塞均可导致心包积液,此时心包积液来自于脏层心包。

心包积液的密度随所含蛋白质、细胞和脂肪成分的量而变化,常见的浆液性心包积液的原因是充血性心力衰竭、低蛋白血症、胸部放射线损伤等。浆液血性积液通常由外伤,肿瘤和急性心梗及凝血机制障碍所致,乳糜性心包积液罕见,可由胸导管损伤造成,渗出性的积液见于心包感染和肿瘤。

CT 扫描很容易发现心包积液,少至 50mL 的液体即可检出。正常心包厚度在 CT 上测量上界为 4mm,如>4mm 为异常。仰卧位 CT 扫描时,少量的心包积液位于左室与右房之后外侧,较大量积液形成包围心脏带状水样密度影(图 8-14),这时的心包积液量在 200mL 以上。渗出液与血性积液密度较高,可为软组织密度。CT 难以区分良性还是恶性积液。

心包积液经常因为粘连而引起包裹,其好发部位位于背侧与右前外侧,如此粘连通常为以前手术或心包炎的后果。

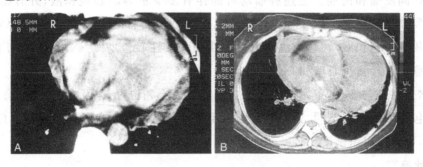

图 8-14　心包积液

A.左室与右房之后外侧新月形水样密度影为中等量心包积液;B.大量心包积液包绕心腔,左侧积液厚达 5.7cm,心脏向右侧移位。

(二)缩窄性心包炎

缩窄性心包炎是一种不太常见的心包疾患。病变的心包束缚了心腔的膨胀,引起两侧心室进行性舒张功能障碍,可由感染、尿毒症、类风湿关节炎、原发或转移性肿瘤,以及特发性的原因引起。在临床上,缩窄性心包炎与限制型心肌病两者鉴别困难;CT 则有较大帮助。缩窄性心包炎的主要 CT 征象是心包增厚,约在 0.5～2.0cm,呈弥散性,但可不均匀,也可呈局限性增厚,有些病例增厚的心包内可出现钙化(图 8-15A)。此外,因体静脉压力升高,上腔静脉和下腔静脉扩张(图 8-15B),肝大,胸腔积液。增强扫描可显示扩张的左右心房,成管状的左右心室,以及室间隔变直、肥厚。限制型心肌病可有上述征象,但无心包增厚与钙化。

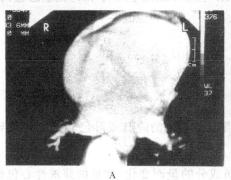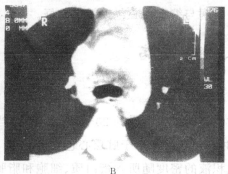

图 8-15　缩窄性心包炎(结核性)

A.心包右前部局限性增厚,密度明显高于软组织(有钙质沉积);B. 心底部层面示上腔静脉明显增粗。

心包增厚可见于其他一些原因,如放射线照射、外伤,但无血液动力学改变的 CT 征象。因此,如只有局部或弥散性的心包增厚,而无临床或 CT 体、肺静脉高压之征象不要轻易诊断为缩窄性心包炎。

(三)心包与心脏肿瘤

1.心包肿瘤

心包原发肿瘤非常少见,最常见的原发良性肿瘤有畸胎瘤、脂肪瘤、纤维瘤和血管瘤,恶性心包肿瘤包括间皮瘤和肉瘤。上述肿瘤均可能伴有多少不等的心包积液,并有结节状肿块。转移瘤比原发瘤更常见,乳腺癌、肺癌以及淋巴瘤占心包转移之 70% 以上。与原发肿瘤一样最常见的征象为心包积液,转移瘤也产生局限性和弥散性心包增厚。邻近心脏与心包的肺部病变包括肺癌可直接侵犯心壁和心包。

CT 能区分肿块与心包,显示与心肌有关的肿瘤大小和位置,以及合并的积液。

恶性心包积液的性质不同,则 CT 密度可不同,一般是渗出液,蛋白含量高,CT 值较高。如为血性的,可为软组织密度。

2.心脏肿瘤

心脏肿瘤可为原发或继发,原发肿瘤以黏液瘤最多见,约占全部原发肿瘤之 50%。其他的原发肿瘤有横纹肌瘤、纤维瘤、脂肪瘤、血管瘤、乳头状瘤、畸胎瘤和肉瘤。心脏黏液瘤 75% 位于左房,20% 在右房,其他约 5%。

转移瘤的发生率大约是原发肿瘤的 20~50 倍,但只有不到 10% 的患者在生前作出诊断,其中最多见的是血源播散到心脏的黑色素瘤、乳腺癌、淋巴瘤和肺癌。另一种播散到心肌的方式是通过心包直接侵犯或沿大血管侵入心腔。右侧心腔内转移见于软组织肉瘤、骨肉瘤、绒毛膜上皮样癌、黑色素瘤和类癌。

增强 CT 可良好地显示心腔内和邻近心脏的肿块,呈现为高密度的心腔血池内的充盈缺损,心壁的肿瘤除非引起心壁厚度与轮廓的改变,显示与心肌不同的增强表现,否则不能鉴别。

黏液瘤的 CT 特点是位于心房,附着在心房间隔上,并常带蒂。带蒂的肿瘤于 CT 动态扫描时可见其位置有变化。黏液瘤边界光整,多呈分叶状。有时因有囊变坏死,密度较血液低,于平扫时也能发现。房间隔的脂肪瘤或脂肪样变性显示为房间隔厚度增加,有时因房间隔内脂肪密度的组织使其扭曲变形。

心旁肿瘤与心壁肿瘤的鉴别在于前者心包线完整,无心包积液。但在心旁肿块相邻的心包线缺失时并不一定表示心包受累。因并非所有的人在 CT 上都能见到心包,而且于心脏左侧通常不能显示心包。

第四节　主动脉疾病

一、右位主动脉弓畸形

右位主动脉弓畸形是最常见的主动脉弓畸形,为左侧第 4 对动脉弓吸收、右侧动脉弓持续发育所致。一般无症状,可因迷走血管及动脉硬化压迫食管造成而出现吞咽困难症状。

(一)诊断要点

右位主动脉弓及右位降主动脉(图 8-16)、右位主动脉弓伴迷走左锁骨下动脉、右位主动脉弓伴左锁骨下动脉分离。

(二)特别提醒

主动脉弓其他畸形包括双主动脉弓、颈位主动脉弓、伴迷走右锁骨下动脉等。

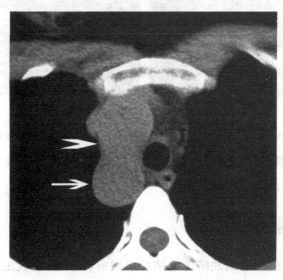

图 8-16　右位主动脉弓

女,48 岁。主动脉弓及降主动脉均位于右侧(白色燕尾箭头和白箭),心脏及肝位置正常(未列出)

二、主动脉缩窄与离断

主动脉缩窄是纤维组织增生所致主动脉先天性局限性狭窄,分为导管前型与导管后型,前者常伴其他心血管畸形。临床表现包括左心室后负荷增加、广泛侧支循环、高血压,以及上、下肢血压差增大等。主动脉离断为升主动脉与降主动脉之间无直接连接,根据位置分为 3 型,均伴动脉导管扩张及其他心血管畸形。表现为婴儿期呼吸困难、发绀等。

(一)诊断要点

1.主动脉缩窄

主动脉局部狭窄+胸腹部广泛侧支血管扩张(图 8-17A)。

2.主动脉离断

主动脉弓部分缺如、扩张的动脉导管连接主肺动脉(MPA)与降主动脉(DA)(图 8-17B)。

(二)特别提醒

主动脉离断与缩窄不同的是主动脉弓部分缺如及动脉导管扩张。

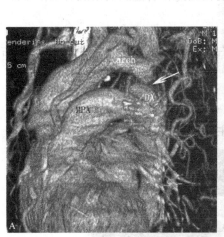
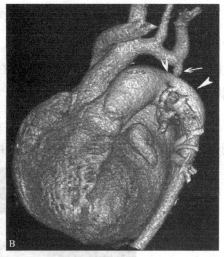

图 8-17 主动脉缩窄与离断

A.男,16 岁。主动脉缩窄。主动脉峡部明显狭窄(白色中短箭);arch.主动脉弓;DA.降主动脉;MPA.主肺动脉。B.女,15 岁。主动脉离断。主动脉弓(arch)细小,远端中断(白箭),降主动脉(白箭头)经动脉导管(白色燕尾箭头)与主肺动脉(MPA)连接

三、Marfan 综合征

Marfan 综合征是 FBN1 基因缺陷所致结缔组织病,75% 有家族史,特征性病变包括主动脉根部扩张、主动脉瓣病变、骨骼及肌肉异常,如蜘蛛指(趾)、晶状体脱位及高度近视,血管病变的基础是中层弹性纤维缺陷。

（一）诊断要点

升主动脉扩张自根窦部开始显著扩张,扩张段与正常段之间边界清楚(图8-18),主动脉瓣窦扩张,左心室增大,有或无主动脉夹层,主动脉瓣关闭不全。

（二）特别提醒

单纯主动脉瓣病变与本病不同的是升主动脉扩张较轻、扩张与正常段移行。

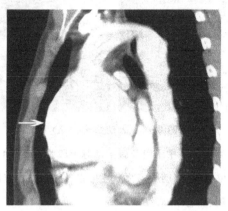

图 8-18　Marfan 综合征

男,26 岁。升主动脉蒜头状显著膨大(白箭)

四、大动脉炎

大动脉炎(TA)也称无脉症,是一种主要累及动脉中膜的全层性动脉炎,主要侵犯主动脉及其分支,也可涉及肺动脉与冠状动脉,动脉中层纤维组织增生、炎性细胞浸润、平滑肌断裂等,终致血管狭窄、闭塞、动脉瘤。好发于东亚,女性约为男性8倍,常在30岁前出现症状。临床表现包括发热、局部疼痛、肾性高血压、神经功能障碍、肢体无力、两上肢血压差增大[>10mmHg(1mmHg=0.133kPa)]、无脉、肠缺血等,红细胞沉降率及C反应蛋白升高。

（一）诊断要点

动脉管壁连续性及向心性增厚、密度增高及钙化,侧支血管扩张(图8-19A、B)。

（二）特别提醒

按部位分为头臂动脉型、腹主动脉肾动脉型、混合型3型。

五、主动脉撕裂

主动脉撕裂也称主动脉破裂,多见于主动脉腹侧、动脉韧带附着处(90%),为机动车伤及高处坠落伤,未完全破裂者可存活至就诊时。损伤机制为快速减速时动脉韧带牵拉主动脉峡部,造成主动脉破裂、出血及假性动脉瘤。表现为胸痛、吞咽困难、动脉搏动减弱等。

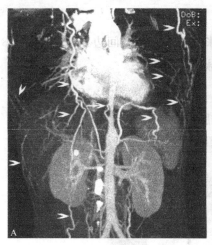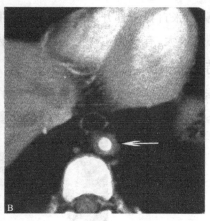

图 8-19　大动脉炎(TA)

女,9 岁。A.冠状位 MIP 图,胸主动脉中下段及腹主动脉上段弥散性、明显狭窄(白箭和 10 个白色燕尾箭头),肋间动脉、胸廓内动脉面、腹壁动脉、膈动脉等弥散性扩张、纡曲,与狭窄以远的腹主动脉吻合;B.轴位图,白色中箭示胸主动脉下管壁端环周、显著增厚

(一)诊断要点

1.平扫

主动脉周围(常为腹侧)局限性密度增高及脂肪间隙消失、纽扣状影。

2.CTA

动脉局部突出,与主动脉腔之间见撕裂内膜所致的充盈缺损(图 8-20A、B)。

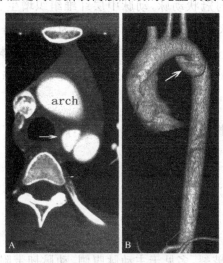

图 8-20　主动脉撕裂

男,23 岁。A、B.主动脉峡部腹内侧乳头状、宽基底突起(白箭),主动脉弓

(二)特别提醒

与主动脉夹层不同之处是特征性部位、无内膜瓣及真、假腔。

六、主动脉夹层

主动脉夹层(AD)是主动脉内膜破裂、血液进入动脉中层所致,也称夹层动脉瘤,是最重要的急性主动脉综合征。与退变、高血压、主动脉瓣畸形、主动脉缩窄、妊娠、Marfan综合征、复发性多软骨炎、巨细胞动脉炎、外伤等有关。临床表现以急性撕裂样胸背痛最常见,伴休克、呼吸困难等,多有高血压史。

(一)诊断要点

(1)CTA可清楚显示内膜瓣及真、假腔,假腔的特点是较大、强化较晚。

(2)入口最常位于主动脉瓣上方数厘米的右前壁,动脉韧带远侧次之,出口多位于胸主动脉、腹主动脉或髂动脉,入口呈漏斗状、尖端指向假腔(图8-21A、B)。

(二)特别提醒

包括 Standford 与 DeBakey 两种分型。

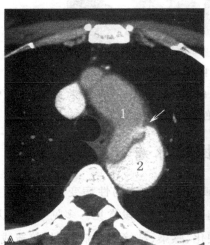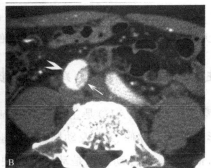

图 8-21 主动脉夹层(Stanford B型)

女,40岁。A.白色短箭示破(入)口,假腔(2)与真腔(1)间条状低密度为内膜瓣;B.病变向下直达右侧髂总动脉,分别显示较大的假腔(白色燕尾箭头)及较小的真腔(白箭)

七、主动脉壁内血肿

主动脉壁内存在与主动脉腔不相通的血肿,推测为壁内滋养血管破裂所致。可进展为主动脉夹层(AD)与动脉瘤。最常见于胸主动脉。分型与AD一致。临床表现与AD类似,以突发性胸背痛最常见。

(一)诊断要点

主动脉增粗,壁偏心性新月状增厚及密度增高(>3mm),亚急性及慢性期为等及低密度,内膜钙化内移(>5mm)(图8-22A)。管腔变窄,血肿不强化(图8-22B)。

（二）特别提醒

30％的 IMH 可进展为 AD 及动脉瘤。

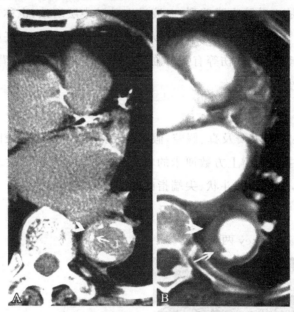

图 8-22　主动脉壁内血肿（IMH）

女，71 岁。A.胸主动脉下段偏心性管壁稍高密度（白色燕尾箭头），钙化内膜（白箭）内移，管腔（1）狭窄；B.管壁增厚处无强化，内见代表溃疡的乳头状突出（白色燕尾箭头和白箭）

八、主动脉穿透性溃疡与假性动脉瘤

主动脉穿透性溃疡（PAU）是主动脉斑块破裂所致的溃疡性病变，自内膜面向外深达外膜，进展时形成假性动脉瘤、AD 及动脉破裂，胸主动脉中下段常见。多见于老年人、高血压及动脉硬化者，似 AD。假性动脉瘤是动脉粥样硬化、感染、结缔组织病、创伤等造成主动脉管壁缓慢破裂、形成与主动脉腔相通瘤腔。表现为急性胸背区或腹区疼痛及压迫症状。

（一）诊断要点

1.PAU

主动脉腔对比剂呈蘑菇状或领扣状突出，局部管壁不规则增厚（图 8-23A）。

2.假性动脉瘤

主动脉旁肿块状或囊袋状等或稍高密度影，增强显示对比剂进入，廓清较缓慢，可见血栓及钙化（图 8-23B、C）。

（二）特别提醒

假性动脉瘤壁不规则、易形成血栓。

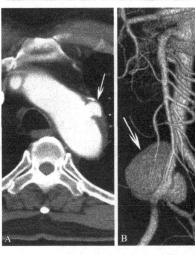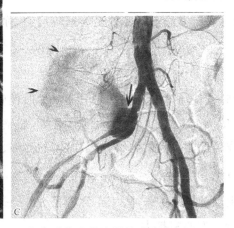

图 8-23　主动脉穿透性溃疡（PAU）与布氏菌病所致假性动脉瘤

A.男，65 岁；主动脉弓左侧壁领扣状对比剂充填影（白箭）。B、C.男，48 岁。假性动脉瘤。B.右髂总动脉囊袋状突出（白箭）；C.黑箭示右髂总动脉破口，2 个黑色燕尾箭头示充盈不均匀的囊袋影

九、主动脉粥样硬化

主动脉粥样硬化是一种以粥样斑块及纤维斑块形成为特征的全身性动脉疾病，以大、中型动脉受累为主。病理学特点为内膜脂纹、纤维斑块、粥样斑块，斑块可破裂、出血、血栓形成及造成血管狭窄或阻塞。中老年人多见，主要临床表现为各脏器缺血与梗死。

（一）诊断要点

主动脉走行迂曲、管壁增厚及斑块钙化，内壁毛糙、管腔狭窄、溃疡，斑块及血栓形成不规则管腔内充盈缺损（图 8-24）。

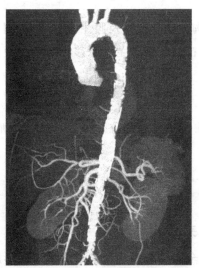

图 8-24　动脉粥样硬化

男，61 岁。主动脉全程、双侧髂动脉弥散性管壁钙化、管腔轮廓不规则

（二）特别提醒

大动脉炎与本病不同之处是管壁较均匀、弥散性增厚、内壁较光整。

十、主动脉真性动脉瘤

主动脉真性动脉瘤是指其局限性或弥散性管径扩张，腹主动脉最多见。病因包括动脉粥样硬化、Marfan 综合征、梅毒、大动脉炎等，瘤壁包括主动脉 3 层结构。临床表现以压迫症状最多见，或为偶然发现的肿物，破裂时剧烈疼痛、心脏压塞及死亡。

（一）诊断要点

（1）主动脉异常扩张，大于正常管径 30%～50%，管壁增厚、斑块及溃疡、钙化（图 8-25A、B）等，可合并左心室扩大。

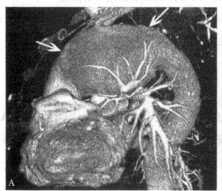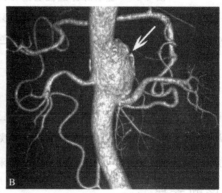

图 8-25　Ⅴ型主动脉真性动脉瘤

A.男，68 岁。主动脉弓囊状扩张（2 个白箭）。B.男，53 岁。腹主动脉中段囊状增粗（白箭），累及右侧肾动脉开口处

（2）按部位分 5 型：Ⅰ型，胸主动脉全程及腹主动脉上段；Ⅱ型，胸腹主动脉全程；Ⅲ型，胸主动脉中远段与腹腰段主动脉；Ⅳ型，胸腹主动脉移行段及腹腰段主动脉；Ⅴ型，仅累及腹主动脉，包括肾动脉。

（二）特别提醒

本病 CT 诊断不难，但应注明动脉瘤部位及范围、最大径、瘤颈情况、与主要分支的关系、有无并发症等。

十一、主动脉瘤

（一）病因病理和临床表现

主动脉瘤指局部主动脉壁全层均有病理性扩大或突出而形成的肿瘤。病因主要是动脉粥样硬化，其他还有主动脉炎、感染等。老年男性多见，大多无明显症状，常为影像学检查偶然发现。

（二）诊断要点

平扫可观察瘤壁钙化及大致确立主动脉瘤部位。增强可清楚显示主动脉瘤大小、部位及与周围脏器关系。表现：①主动脉管腔局部扩大，管腔直径＞4cm；②周围性钙化，动脉瘤的动脉内膜粥样钙化为周围性钙化；③附壁血栓形成；④主动脉瘤增大压迫推移气管、食管、上腔静脉等；⑤主动脉瘤渗漏或破入周围脏器。

（三）鉴别诊断

需与主动脉夹层、假性动脉瘤相鉴别。

（四）特别提示

本病最主要的并发症是主动脉瘤破裂。CTA血管造影可为临床提供动脉瘤大小、长度、瘤颈直径、角度等信息。诊断金标准是血管造影。

十二、主动脉夹层动脉瘤

（一）病因病理和临床表现

主动脉夹层动脉瘤由于动脉内膜局部撕裂，受强力的血液冲击，内膜剥离扩展，主动脉形成真假两腔。本病10％病例伴发高血压和动脉粥样硬化。根据夹层累及范围分为DeBakeyⅠ、Ⅱ、Ⅲ型。Ⅰ型，夹层起源于主动脉近端，伸展到主动脉弓及降主动脉。Ⅱ型，夹层起源于主动脉近端，仅累及升主动脉。Ⅲ型，夹层起自动脉韧带附近，仅累及降主动脉。最常见的症状是胸痛。

（二）诊断要点

平扫主要是了解有无钙化和主动脉扩张的大致范围。增强宜采用动态扫描。具体表现为：①内膜钙化内移；②两个增强密度的主动脉腔被一内膜瓣所分隔；③真假两腔的显示，增强后真假两腔同时显示，假腔造影剂排空比真腔稍延迟，真假两腔密度差异；④真腔受压变形；⑤血栓形成，多见于假腔内；⑥内膜破口显示；⑦升主动脉或降主动脉局限性或广泛性增宽；⑧主动脉夹层并发症是漏出或破裂造成心包、纵隔和胸腔积液或积血。

（三）鉴别诊断

需与主动脉瘤、假性动脉瘤、大动脉炎、主动脉硬化相鉴别，以上病变均无双腔影。

（四）特别提示

本病不治疗预后差，病死率高，因此早期诊断极为重要。CTA在诊断、术前评估中起重要作用。

十三、假性动脉瘤

（一）病因病理和临床表现

假性动脉瘤指动脉管壁被撕裂或穿破，血液自此破口流出而被主动脉邻近的组织包裹而形成血肿。主要为创伤和手术并发症,其他还有感染和动脉粥样硬化。病理表现为动脉血管破裂,在血管周围形成局限性纤维包裹性血肿,并且仍与受损母体血管相通。假性动脉瘤瘤壁主要由纤维组织构成。

(二)诊断要点

(1)平扫假性动脉瘤的瘤壁和瘤腔内常有斑块状或斑片状钙化。

(2)增强后,在主动脉腔显影后假性动脉瘤内开放的管腔开始显影。假性动脉瘤与主动脉之间有颈相连,增强和延迟扫描见假性动脉瘤显影和排空较主动脉迟。

(3)瘤腔内常有多量血栓存在。

(4)瘤壁钙化和强化。

(5)压迫纵隔邻近器官,如压迫气管、肺动脉等。

(三)鉴别诊断

同纵隔血肿、真性动脉瘤、夹层动脉瘤等鉴别。

(四)特别提示

外伤、手术是其主要致病因素,应密切联系临床病史。CTA 血管造影可为临床提供动脉瘤大小、长度、瘤颈直径、角度等信息。

第五节 大血管疾病

一、大动脉炎

多发性大动脉炎是一种原因不明的侵犯主动脉及其主要分支的慢性、进行性且常为闭塞性的非特异性炎症。本病多见于女性,男女之比为 1:3.2,发病年龄 3～79 岁,30 岁以内约占 89%。

(一)病因病理

本病是以中膜损害为主的非特异性全层动脉炎,主要侵犯胸、腹主动脉及其主要分支,通常为多发病灶。中膜的弹力纤维和平滑肌细胞损害为基础病变,继发内膜和外膜广泛纤维性增厚,造成动脉不同程度狭窄,继发血栓形成可引起血管闭塞。

(二)影像表现

1.X 线

(1)急性期常规 X 线摄片无明显异常。

(2)慢性期 X 线平片可正常或出现以下表现:①血管壁呈斑状或线条状钙化。②肋骨切迹。③升主动脉和主动脉结凸出,降主动脉轮廓不清。④肾动脉受累时可见一侧或双侧肾影缩小。⑤部分病例可出现心影增大和心衰表现。

2.动脉造影

(1)动脉狭窄、闭塞以及扩张,甚至可形成动脉瘤。可见到侧支血管形成。

(2)狭窄和阻塞的造影表现特点为管腔呈粗细不均或比较均匀、边缘较光滑的向心性狭窄或阻塞,狭窄动脉边缘可不规则或迂曲延长。局限性狭窄常出现狭窄后扩张。

(3)动脉的炎症亦可表现为管腔不规则或管壁增厚,而无明显狭窄。

(4)管腔的扩张和动脉瘤形成可有以下不同的造影表现:①轻度普遍性扩张,边缘不整。②梭形或囊状动脉瘤。③广泛迂曲扩张伴迂曲延长。

3.超声

(1)切面超声显示病变主动脉管壁回声明显增强,管腔不规则狭窄,表面不平整。

(2)完全闭塞者常显示腔内有不清晰的低回声。

(3)彩色及脉冲多普勒超声可显示狭窄区的多彩血流及湍流频谱,而完全闭塞局部无血流信号。

4.CT

因大动脉炎主要为狭窄、阻塞性病变,且常为多发并累及动脉分支,CT诊断限度较大。

5.MRI

(1)主动脉壁增厚、僵直。

(2)管腔向心性狭窄或阻塞。

(3)管腔扩张以及动脉瘤形成。

(三)鉴别诊断

本病需与下列病因所致的动脉病变相鉴别:动脉粥样硬化,纤维肌性结构不良,血栓闭塞性动脉炎,先天性主动脉缩窄。

X线平片只可作为该病的初步诊断,超声心动图有利于了解瓣膜情况,CT/CTA 和 MRI/MRA,可做出明确诊断,X线血管造影仅用于进行介入治疗时。

二、主动脉粥样硬化

主动脉粥样硬化是动脉硬化中常见而重要的类型,它是主动脉的一种非炎症性、退行性和增生性病变,导致管壁增厚变硬、失去弹性和管腔缩小。主动脉粥样硬化的特点是,受累动脉的内膜先后有多种病变复合存在,包括局部有脂质和复合糖类积聚、出血和血栓形成,纤维组织增生和钙质沉着,并有动脉中膜的逐渐退化和钙化。本病病因未完全明确,40 岁以上中老年人多见,但青壮年亦可患病,男女比例约为 2:1。

(一)影像表现

1.X 线

(1)主动脉阴影密度增加。

(2)主动脉扩张、伸展、迂曲。

（3）主动脉壁钙化，钙化呈线状、点状或斑痕状。最常见于主动脉弓降部，其次是降主动脉，而升主动脉少见。

（4）食管的改变：主动脉压迹增宽变深，中下段食管沿主动脉产生弯曲，在弯曲部前方与心影不连，其间可见透亮肺组织影。

（5）气管被主动脉弓推向右侧。

（6）心影一般正常。当病变累及主动脉瓣或伴高血压时，可有左心室增大。

2.动脉造影

显示病变主动脉管腔粗细不均，呈波浪状轮廓，并有不规则的扩张和扭曲。

3.CT

（1）平扫可见主动脉壁上环形、弧形、斑块状或点状钙化影，主动脉径线可轻度扩张，可有不同程度的扭曲。

（2）增强扫描显示主动脉腔内沿着血管壁分布的斑块状或环形低密度充盈缺损，为粥样斑块或血栓形成所致。

（3）血管闭塞时，增强扫描则血管内 CT 值无改变。

4.MRI

（1）主动脉壁的钙化呈现为弧形或环形的低信号边缘。

（2）主动脉轻度迂曲扩张，管腔粗细不均或呈串珠状改变。

（3）粥样斑块和血栓产生腔内不同的信号强度，可与腔内快速血流的无信号鉴别。

5.超声

（1）二维超声可显示动脉腔内的呈中强回声的斑块。

（2）脉冲多普勒可探及血流速度减慢（斑块前后）或增快（斑块所在）。

（3）彩色多普勒可见血流绕行。

三、夹层动脉瘤

所谓夹层动脉瘤，就是由各种病理因素导致主动脉内膜和中膜受损而变薄弱，在此基础上，高速高压的血流将薄弱的内膜和中膜撕开了一个裂口，使中膜发生分离，出现一个缝隙，高速高压的动脉血涌入其中，并不断向下冲击，使内中膜与外膜进一步剥离，缝隙不断扩张、膨大，并沿着主动脉壁向远、近端，尤其是远端扩展，可累及胸主动脉甚至整个主动脉的全程，以及它们发出的许多分支动脉。如果将原来的主动脉管腔称作真腔的话，中膜分离形成的腔隙便是假腔，而真、假腔之间的主动脉壁内中膜被称为"夹层"。因为假腔呈"瘤样"膨大，因此，该病便被命名为"夹层动脉瘤"。

（一）影像表现

1.X 线

（1）急性期：纵隔及主动脉弓阴影增宽，边界模糊，如有过去的胸片对比或追踪检查，在短期内主动脉弓阴影迅速增宽或逐渐加大可确诊。

（2）慢性期：上纵隔阴影增宽，主动脉广泛或局部膨出，有时可呈波浪状边缘，主动脉球增大升高可与胸骨柄重叠，主动脉弓和上部降主动脉之间切迹消失，在主动脉弓和降主动脉左侧可见比主动脉弓密度淡的带状阴影。

（3）气管、食管或腹部其他脏器受推压移位。

（4）心影增大，急性期心脏搏动减弱，慢性期心脏搏动增强。

（5）约 20％～25％ 的病例夹层动脉瘤破入左胸腔可显示左侧胸腔积液，积液量迅速增加。

2.动脉造影

（1）主动脉双腔形成，两者之间隔有一透明带（内膜片）。

（2）有时假腔内仅有少量甚或无造影剂充盈，仅见真腔显影，真腔受压、变形、狭窄。

（3）患侧肋间动脉细小或不显影。

（4）有时可以显示造影剂自主动脉"真腔"进入"假腔"的裂口所在。

（5）DSA 对 DeBakeyⅢ型夹层动脉瘤的诊断基本上可以代替主动脉造影。

3.CT

（1）主动脉瘤病变部位出现双管腔，即真假腔，真腔受压变形，动态扫描可显示假腔内血流速率缓慢。

（2）受累主动脉及主动脉弓增宽，升降主动脉宽度反常。

（3）主动脉腔内出现内膜片，CT 检出率＜50％。

（4）移位内膜的钙化斑与主动脉外壁分离，距离大于 5mm。

4.MRI

（1）显示内膜破口，显示率约为 33％。

（2）内膜片：除血栓闭塞性主动脉夹层外，MRI 均能显示剥离内膜片。

（3）双腔主动脉。

（4）假腔内可见附壁血栓，利用多回波扫描可区别慢血流与附壁血栓。

（5）主动脉分支受累。

5.超声

（1）主动脉腔内出现摆动内膜片，并清晰显示其真腔和伪腔。

（2）主动脉根部增宽，内径大于 4mm。

（3）主动脉壁增厚，前壁大于 16～21mm，后壁＞10～13mm。

（4）主动脉瓣运动正常。

（5）频谱多普勒于主动脉腔内可探及明显增高的收缩期血流，而于主动脉管壁内探及双向湍流信号。彩色多普勒于主动脉腔内见红蓝相间湍流信号，而于主动脉管壁内见反向血流信号。

四、腹主动脉瘤

腹主动脉管腔异常扩张或膨胀超过正常范围，形成腹主动脉瘤。腹主动脉瘤的病因几乎全是动脉粥样硬化（90%～95%），多见于老年人，发病年龄 65～80 岁。胸、腹主动脉瘤发病率之比为 10:1。腹主动脉瘤按其部位可分为肾动脉上型及肾动脉下型，而以肾动脉下型多见，约占 95%。一般无明显症状，但当动脉瘤压迫神经或破裂出血时，可产生剧烈腹痛、便秘和腹部胀气。查体时可扪及腹部搏动性包块。并闻及收缩期血管杂音。

（一）影像表现

1.X 线

（1）如动脉瘤有钙化，在后前位片上，于脊柱稍偏左侧可见线状或片状钙化影；在侧位片上，钙化位于脊柱前方。

（2）在条件较好的后前位卧位片或体层片于腹部中线或稍偏向左侧，可显示动脉瘤梭形或囊状软组织影及钙化影。

（3）动脉瘤可压迫侵蚀邻近椎体。

（4）胃、小肠、肾脏及输尿管可受压移位。

（5）腹主动脉瘤破裂进入后腹膜，可使同侧腰大肌影和肾影消失。

2.腹主动脉造影

（1）可直接显示腹主动脉瘤的形态、大小、位置及与肾动脉的关系。

（2）根据瘤腔充盈的形态范围及其与平片所见的软组织块阴影对比，可以了解附壁血栓、囊壁厚度及其范围。

（3）按造影是否穿越瘤囊范围，并进入其他结构，可以判定动脉瘤的穿通情况。

3.CT

（1）CT 诊断标准：腹主动脉在肾动脉开口以上大于或等于 4cm，在肾动脉开口以下大于或等于 3.5cm，或腹主动脉直径是病变处以上正常腹主动脉直径的 1.5 倍时，即可诊断腹主动脉瘤。

（2）腹主动脉瘤通常有瘤壁钙化及附壁血栓形成。平扫时，瘤内密度无明显差异，增强扫描，则可见主动脉开放管腔明显增强，而血栓则表现为血管腔内低密度充盈缺损，血栓内有钙化时，则在低密度影中有高密度影，而无强化表现。

（3）显示腹腔动脉、肠系膜上动脉、肾动脉及髂动脉狭窄或扩张，但对肾动脉开口的显示有一定限度。

（4）横断 CT 扫描不能观察腹主动脉瘤全貌，多平面重建可以弥补。

4.MRI

（1）MRI 可直接显示动脉瘤的大小、形状、范围、瘤壁厚度，与肾动脉的关系及髂总动脉的状态。

（2）动脉瘤壁由粥样斑块和血栓组成，其信号强度比较稳定。不随扫描序列的参数变化而发生明显改变。粥样斑块通常呈中等信号,纤维化总是呈低信号,陈旧血凝块信号更低,新鲜血栓在 T_1 及 T_2 像上多呈高信号,钙化无信号。

(3)横断面成像即可达诊断要求,而冠状位及矢状位能更好地显示腹主动脉瘤全貌及其与主动脉分支的关系,指导手术治疗。

5.超声

切面超声显像,可见局部血管腔囊状或梭形扩张,内径大于 4cm。附壁血栓表现为瘤腔内侧面呈实质性低中回声块,新鲜血栓为低回声,机化处回声较强。可显示瘤体与肾动脉、肠系膜上动脉及腹腔动脉的关系。频谱多普勒于狭窄处探及射流。彩色多普勒可见绕行血流。

(二)鉴别诊断

1.肾绞痛

腹痛、休克、腰背痛是腹主动脉瘤破裂最常见的表现,在休克症状缺如时,剧烈的腰痛、肾区明显叩击痛、镜下血尿等表现常易误诊为尿路结石、肾绞痛。

2.腹腔疾病

腹主动脉瘤破裂产生类似肠道出血及破裂、乙状结肠憩室炎、肠梗阻、胆囊炎、胆石症、胰腺炎等这些疾病的症状,可能与腹主动脉消化道瘘、瘤体内附壁血栓脱落、肠系膜下动脉急性缺血等因素有关。腹膜后肿物可能将腹主动脉向前方顶起,造成可疑腹主动脉瘤,需通过腹部CT检查鉴别。

3.其他

较少见的需进行鉴别诊断的疾病还包括急性心肌梗死、腹部钝性外伤等。

五、椎动脉与颈动脉瘤

椎动脉与颈动脉瘤是颈动脉与椎动脉局限性膨大,病因包括动脉粥样硬化、纤维肌发育不良、创伤及手术、动脉炎等,可为假性与真性动脉瘤。临床表现为颈区搏动性肿块、面部疼痛、一过性脑缺血、脑梗死、声嘶、吞咽困难、甚至蛛网膜下隙出血。

(一)诊断要点

(1)椎动脉或颈动脉囊状与梭形膨大或突出,假性动脉瘤形态常不规则,平扫为等或稍高密度,可伴瘤壁钙化。

(2)增强扫描及 CTA 显示瘤腔强化程度与动脉一致,边界清楚,血栓为充盈缺损(图 8-26A、B)。

(二)特别提醒

需多角度旋转观察瘤颈及载瘤动脉。

六、颈静脉血栓

颈静脉血栓(IJVT)与血栓性静脉炎为颈静脉内血栓,后者伴炎症,常有颈静脉插管史或高凝状态等,表现为触痛性肿块或索条,可有发热。

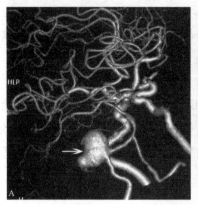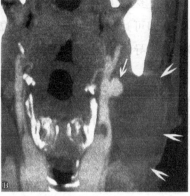

图 8-26　椎动脉瘤与颈动脉假性动脉瘤

A.女,67 岁。CTA 背面观。左椎动脉颅内段花生状突出影(白箭);B.男,39 岁。白塞病。冠状位 MIP 图。左颈动脉分叉部外后方囊袋状突出影(白箭),邻近不均匀低及中等密度混杂的囊状影(3 个白色燕尾箭头)代表血肿

(一)诊断要点

1.平扫

急性期局部软组织肿胀、颈内静脉增粗呈梭状与条状,周围脂肪间隙密度增高(图 8-27A),慢性期颈内静脉密度增高。

2.增强扫描

颈内静脉无对比剂充填(图 8-27B),壁增厚及强化,侧支血管显影。

(二)特别提醒

颈内静脉血栓+肌肉筋膜炎可诊断为血栓性静脉炎。

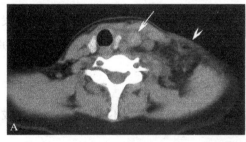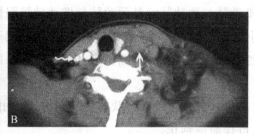

图 8-27　颈静脉血栓(IJVT)

女,31 岁。A.平扫,左颈内静脉增粗及密度增高(白箭),左颈后间隙、腋窝密度增高、多发索条影,局部皮肤增厚(白色燕尾箭头);B.增强扫描,左颈内静脉未见强化(白箭),右侧颈内静脉强化正常(白色波浪弯箭)

七、上腔静脉综合征

上腔静脉(SVC)综合征是各种疾病所致 SVC 梗阻或狭窄、面颈及胸区静脉回流障碍性疾病,恶性肿瘤(占 80%~95%)如肺癌最常见,其次为其他恶性肿瘤、纵隔炎、中心静脉置管或起搏器电极置入后所致血栓、SVC 外在压迫、手术、结核等。临床表现为面部、颈区、上肢、前

胸壁肿胀、发绀及静脉血管曲张、憋胀、头痛、呼吸困难、窒息与紧缩感等。

（一）诊断要点

SVC 狭窄、闭塞或充盈缺损，侧支血管扩张，如肋间静脉、半奇静脉、胸廓内静脉、胸腹壁静脉等扩张。同时显示造成 SVC 狭窄或梗阻的肿瘤或非肿瘤性病变。

（二）特别提醒

需注意各种病因之间的鉴别诊断。

八、锁骨下动脉窃血综合征

锁骨下动脉窃血综合征特点是锁骨下动脉（SCA）近端重度狭窄或闭塞，虹吸作用使病变侧上肢经对侧椎动脉逆行供血，致脑与病侧上肢缺血，左 SCA 最常见（80%），病因主要是动脉粥样硬化，其他导致 SCA 病变的因素也可引起本病。临床表现为眩晕、恶心、上肢无力、头痛及精神症状等，病侧上肢脉搏减弱、血压降低。

（一）诊断要点

SCA 近端重度狭窄、闭塞及斑块，而病变以远血管显示正常。

（二）特别提醒

电影 CTA 有助于显示血流动力学变化。

九、永存左上腔静脉

永存左上腔静脉（PLSVC）是最常见的腔静脉畸形，可能是左前主静脉未退化所致，可伴法洛四联症、房室间隔缺损、肺静脉异位引流、Ebstein 畸形等。PLSVC 汇入冠状静脉窦时不引起症状。但本病可合并心脏起搏及传导异常，可出现心律失常、甚至猝死。

（一）诊断要点

左颈静脉与左锁骨下静脉汇合、向下沿纵隔左缘垂直下行，于左肺门上方接受半奇静脉注入，90% 经冠状静脉窦回流，其他回流部位为左心房、左肺静脉，可伴右上腔静脉、左头臂静脉狭窄与闭锁。

（二）特别提醒

需与左上肺静脉异位连接及左上肋间静脉回流异常鉴别。

十、肺血管炎

多种血管炎可累及肺部，包括大动脉炎、巨细胞性动脉炎、韦格纳肉芽肿、小血管及显微镜下多血管炎、Churg-Strauss 综合征（CSS）。表现包括肺出血、咳嗽、气短等。

（一）诊断要点

1.大动脉炎

肺动脉高压、肺动脉分支狭窄与闭塞、肺灌注异常、侧支血管扩张、主动脉病变。

2.其他血管炎

肺实变、出血、心力衰竭、肺动脉瘤、胸腔积液及乳糜胸等。

（二）特别提醒

肺血管炎累及血管大小不同、表现各异。

十一、上肢动脉血栓

上肢动脉血栓好发部位依次为锁骨下动脉、腋动脉-肱动脉、桡动脉等，左侧较多见。病因包括动脉粥样硬化、左心系统血栓脱落及外伤、医源性损伤等。临床表现为上肢无力、患肢疼痛、皮肤苍白及发冷、网状青斑、感觉下降，动脉搏动减弱等。

（一）诊断要点

1.平扫

急性血栓平均密度为 CT 值 36HU（29～52HU），亚急性与慢性血栓的平均密度为 CT 值 53HU（46～84HU）。

2.CTA

急性血栓多为血管内不规则充盈缺损，而亚急性者局部管腔可完全闭塞、伴钙化及侧支循环形成。

（二）特别提醒

锁骨下动脉血栓可引起窃血综合征。

十二、下肢动脉粥样硬化

下肢动脉粥样硬化是下肢动脉最常见疾病。因血流动力学特点，主要累及动脉分叉部，包括股动脉、髂动脉、腘动脉、小腿动脉等处，下肢动脉各节段均可受侵。临床表现为肢体缺血症状，包括行走无力、间歇性跛行、发冷，重者出现溃疡、坏疽、局部感染。

（一）诊断要点

（1）下肢动脉管壁增厚、钙化、管腔狭窄或闭塞，血栓形成时为腔内充盈缺损。

（2）下肢动脉多发管腔不整，呈凹凸不平状、串珠状，多处管腔狭窄或闭塞，闭塞端形态各异，闭塞处可见不同程度侧支血管增粗及迂曲。

（二）特别提醒

主要需与血栓闭塞性脉管炎鉴别。

十三、血栓闭塞性脉管炎

血栓闭塞性脉管炎是一种累及中小动脉的非特异性炎性狭窄及梗阻性疾病，与吸烟密切相关，也称脉管炎或 Buerger 病，可能为免疫介导的动脉非坏死性全层性炎症，几乎均见于男性。临床表现为患肢疼痛、间歇性跛行、足背动脉搏动减弱至消失、足缺血及坏疽等。

（一）诊断要点

主要累及小腿动脉，如胫前动脉、腓动脉、胫后动脉、足底动脉等，也可侵犯股动脉，上肢动脉较少受侵，动脉局部闭塞或狭窄，闭塞周围见侧支循环显示，病变段与正常血管常边界截然，侧支循环呈迂曲螺旋状或弹簧状。

（二）特别提醒

本病特点为嗜烟史，无高血压等基础疾病。

十四、四肢动脉瘤

四肢动脉瘤为动脉壁薄弱或损伤后造成局部异常膨大或囊袋状突出，分真性与假性两类。为动脉粥样硬化、外伤或医源性损伤、感染、静脉吸毒等所致。好发部位包括腘动脉、股动脉，上肢动脉较少见。临床表现包括局部搏动性肿块，伴跳痛或触痛，以及神经压迫及肢体缺血症状。

（一）诊断要点

1.平扫

为局部软组织影，慢性血栓内见低密度影，瘤壁可见环形或弧形钙化密度。

2.CTA

未血栓化的瘤腔呈均匀及明显强化，动脉局部呈囊状、袋状、梭形或不规则扩张与膨出。

（二）特别提醒

CTA 清楚显示瘤体形态、瘤颈、载瘤动脉，假性动脉瘤形态不规则。

十五、Klippel-Trenaunay 综合征

Klippel-Trenunay 综合征（KTS）也称先天性下肢骨骼增长—软组织肥厚浅静脉曲张及血管瘤综合征或先天性下肢外侧静脉发育异常、血管骨肥大综合征、Parkes-Weber 综合征、Weber 综合征、肥大性血管扩张症、血管扩张性肥大症、骨肥大症、静脉曲张骨肥大、血管骨质增生症、皮肤脊髓血管瘤等。以下肢血管瘤并骨及软组织肥大为特征，少数病例累及上肢与躯干。发病机制可能为胚胎时期坐骨静脉系统为退化、而继续发育所致。任何年龄段均可发病，但多在出生时及出生不久出现症状，男性较多见，可有不规则显性遗传。临床特征包括单侧下肢骨骼与软组织肥大、臀区及下肢后外侧静脉曲张、皮肤斑痣及葡萄酒色血管瘤，可伴内脏肥大、脊柱裂、皮肤色素沉着、青光眼等眼部异常、脑膜血管病变等。患肢可并发静脉炎、重度水肿、溃疡，因动静脉瘘分流量较大时可致充血性心力衰竭。

（一）诊断要点

1.定位扫描及平扫

显示患侧下肢骨骼增粗及过长、皮质增厚、骨质疏松、骨骼弯曲、软组织较对侧增粗，皮下可见弯曲走行的软组织密度。

2.CTA

显示患侧下肢动脉增粗、静脉明显增多增粗及曲张，静脉病变包括动脉瘤样扩张、重复畸形、发育不良等，以小腿静脉最常见，其次为股静脉，少数累及髂静脉。

3.其他

肌肉及邻近皮肤增粗及增厚、皮下脂肪密度增高。

（二）特别提醒

（1）KTS 具有特征性影像学表现。

（2）累及脑膜者需与 Sturge-Weber 综合征鉴别，后者病变限于脑、软脑膜及面部。

参考文献

[1]何羿婷.强直性脊柱炎[M].北京:人民卫生出版社,2015.

[2]侯海斌.骨科常见病诊疗手册[M].北京:人民军医出版社,2014.

[3]曾炳芳.OTC 中国创伤骨科教程[M].上海:上海科学技术出版社,2015.

[4]公茂琪,蒋协远.创伤骨科[M].北京:中国医药科技出版社,2013.

[5]施密斯,麦基.创伤骨科手术技术[M].北京:北京大学医学出版社,2012.

[6]钟俊,彭昊,李皓桓.骨科康复技巧[M].北京:人民军医出版社,2013.

[7]张士杰,耿孟录,陈秀民,李永革.临床脊柱外科学[M].北京:科学技术文献出版社,2008.

[8]张铁良,刘兴炎,李继云.创伤骨科学[M].上海:第二军医大学也出版社,2009.

[9]朱汉章,柳百智.针刀临床诊断与治疗[M].北京:人民卫生出版社,2009.

[10]李晔雄.肿瘤放射治疗学[M].5 版.北京:中国协和医科大学出版社,2018.

[11]徐克,龚启勇,韩萍.医学影像学[M].8 版.北京:人民卫生出版社,2018.

[12]余建明,李真林.医学影像技术学[M].4 版.北京:科学出版社,2018.

[13]许乙凯,吴仁华.医学影像学[M].西安:西安交通大学出版社,2017.

[14]姜玉新,冉海涛.医学超声影像学[M].2 版.北京:人民卫生出版社,2016.

[15]林承光,翟福山.放射治疗技术学[M].北京:人民卫生出版社,2016.

[16]曹厚德.现代医学影像技术学[M].上海:上海科学技术出版社,2016.

[17]胡春洪,吴献华,范国华.放射影像诊断技能学[M].北京:人民卫生出版社,2016.

[18]金征宇,龚启勇.医学影像学[M].3 版.北京:人民卫生出版社,2015.

[19]章东.医学超声基础[M].北京:科学出版社,2014.

[20]郭启勇.介入放射学[M].4 版.北京:人民卫生出版社,2017.

[21]刘艳君,王学梅.超声读片指南[M].北京:化学工业出版社,2015.

[22]穆玉明.临床超声医学实践[M].北京:人民卫生出版社,2015.

[23]冯传汉.肩关节外科学[M].1 版.天津:天津科学技术出版社,2010.

[24]姜保国.创伤骨科手术学[M].北京:北京大学医学出版社,2004.